健康中国全科医学系列

全科医学实践

主 编 陈 力 师 伟 王莉荔

科 学 出 版 社

北 京

内 容 简 介

本书共 15 章，以全科医学工作的实际需求为依据，以“理论与实践统一”为导向，采取概念和方向、案例相结合的编写方法，对全科医学临床实践、健康服务管理、全科医疗的临床思维、全科医疗中循证医学及科研方法等进行详细介绍。在梳理全科医疗的基本理论、基本知识、基本技能的基础上，突出思想性、科学性、启发性和实用性。本书适用于各级全科医学服务人员参阅。

图书在版编目（CIP）数据

全科医学实践 / 陈力，师伟，王莉荔主编. —北京：科学出版社，2022.4
（健康中国全科医学系列）
ISBN 978-7-03-071683-5

Ⅰ.①全… Ⅱ.①陈… ②师… ③王… Ⅲ.①全科医学 Ⅳ.①R4

中国版本图书馆CIP数据核字（2022）第034805号

责任编辑：郝文娜 / 责任校对：张 娟
责任印制：赵 博 / 封面设计：吴朝洪

科 学 出 版 社 出版
北京东黄城根北街 16 号
邮政编码：100717
http://www.sciencep.com
保定市中画美凯印刷有限公司 印刷
科学出版社发行 各地新华书店经销
*
2022 年 4 月第 一 版 开本：787×1092 1/16
2022 年 4 月第一次印刷 印张：15
字数：343 000
定价：108.00 元
（如有印装质量问题，我社负责调换）

编者名单

主　编　陈　力　师　伟　王莉荔

副主编　王红梅　李　鹏　闫圣涛　王学栋　李　东　崔　翔　潘子杰

编　者（按姓氏笔画排序）

王　茜　王亚南　王红梅　王学栋　王莉荔　冯　聪　师　伟　刘　昕　刘亚华　李　东　李　鹏　李一德　杨　博　杨　震　陈　力　金　彪　赵　明　赵　祎　聂　颖　莫伟胜　殷　鹏　姬　涛　黄　赛　崔　翔　董　静　翟永志　潘子杰

前言

随着时代的发展、科学技术的创新，全科医学的形成已被世界医疗界公认为第二次医疗的改革，被称为最经济、最适宜的医学服务模式。1989 年首都医科大学成立了全科医师培训中心，这是我国第一个专业化的全科医师培训中心。1989 年和 1993 年，第一届和第二届国际全科医学学术会议先后在北京召开。中华医学会全科医学分会于 1993 年 11 月正式成立。1998 年原卫生部颁布全科医师职称使得全科医师在我国医疗体系中的地位得以确立。

全科医学近年来发展迅速。全科医学是整合了临床医学、康复医学、心理医学、人文社会等多学科内容于一体的综合性专业学科。全科医学的服务理念是以人为本，强调重视人的健康，作为一种新的医疗模式，全科医学面向个体、家庭与社区，为个人和家庭乃至社会提供保障。其专业领域涉及多系统疾病，将个体与群体健康照顾整体融合，提供持续性、防治保健、教育一体化的医疗。

随着全国老龄化人口的增加，我国全科医学面临着严峻的考验，如何为老人提供良好的保健、医护成为全科医学需要面对的问题。目前全科医学依然处于研究实践阶段。要持续健康发展全科医学，需要让全科医学深入到人们的生活中，真正成为人们生活中的一部分，这样人们就会信任全科医生。此外，良好的理论教育和专业认知是提升全科实践能力和服务水平的关键，切实的推进全科医学实践，在临床思维、医患沟通、健康管理、科研等方面推进科学论证、实践反馈，才能建设有中国特色的全科体系。确保全科医学正常的运行，才有助于全科医学的发展。

本书共 15 章，以全科医学工作的实际需求为依据，在梳理全科医疗的基本理论、基本知识、基本技能的基础上，突出思想性、科学性、启发性和实用性。以“理论与实践统一”为导向，采取概念和方向、案例相结合的编写方法，对全科医学临床实践、健康服务管理、全科医疗的临床思维、全科医疗中循证医学及科研方法等进行详细介绍，具有较强的实用性、针对性。

本书在编写过程中查阅了大量相关文献，在此表示感谢。由于水平所限，不当之处在所难免，敬请读者指正。

解放军总医院

陈　力　师　伟　王莉荔

目 录

第1章

概　述

全科医学又称家庭医学（general practice，family medicine），诞生于20世纪60年代的美国。是由通科医师发展而来，通科医疗（general practice，GP）是各国医疗界的主体，也可以称之为全科 / 家庭医学的原始形态，当时情况是80%左右有正式职业的医师都是通科医师，这些医师在社区开业，真诚地为患者提供周到细致的照顾，如经常出诊、详察病情、为患者家庭的所有成员提供医疗、亲密友善地与患者交谈，熟悉患者的家庭环境等。他们是社区民众亲密的朋友、照顾者和咨询者，在社会上备受尊敬。随着社会政治经济的不断发展、医疗照顾模式的转变，以及社会对医疗保健需求的不断增加，使得全科医学及全科医师制度悄然兴起。全科医师制度已在欧美各国实行多年，并收到了可观的成效。全科医学20世纪80年代后期引入中国内地，历经十几年的实践与研究，目前全科医学已引起我国卫生行政部门的高度重视和广大基层医疗工作者的极大兴趣。

1993年11月，中华医学会全科医学分会成立，标志着我国全科医学学科的诞生。在随后的几年中，我们继续得到了世界家庭医师组织（WONCA）的支持，此外，还得到来自美国、英国、澳大利亚、加拿大、以色列等多个国家和地区的全科医学专家的技术支持。

通过国内和国际间的学术交流与合作，学术界开始认识并研究全科医学的相关理论和服务模式。1996年，在政府部门的支持与推动下，全科医学的发展有了重大突破，在全国范围内开展了上百个全科医疗或社区卫生服务站的试点工作。有关全科医学的培训，也有了长足的进展，开展医学本科生的全科医学教育和在职、转岗培训工作。首都医科大学于2000年7月成为卫生部直属的第一个全科医学培训中心，并以此中心为核心建立了全国的培训网络，开展了大量的全科医学师资培训和全科医师骨干培训工作。此外，中华医学会全科医学分会与国家医学考试中心共同制定了全科医师任职资格和晋升条例。

第2章

全科医学

第一节　全科医学的定义

关于全科 / 家庭医学的定义，国内外至今尚未有统一的概念，不同的学者对其有着不同的界定。美国家庭医疗委员会（ABFP）在 1984 年对家庭医学的定义为："家庭医学是一种整合了生物医学、行为医学及社会科学的专科，其知识和技能的核心源于传统的开业医师和以家庭为范围的独特领域，而不是以患者的年龄、性别或器官系统的疾病来分科。家庭医学的训练，除了提供以家庭为单位的照顾外，还要对患者负起持续性健康照顾的责任，在医疗系统中担任提供协调，照顾患者的独特专业性角色。"澳大利亚皇家全科医师学会（RACGP）对全科医学的定义是："卫生保健系统的一个组成部分，它整合了目前的生物医学、心理学及社会学科于一体，为所有的人、家庭及社区提供基本的、连续的、综合的和协调的医疗保健服务。"也有学者给全科医学下了一个功能性的定义："全科医学是全科医师在为个人及其家庭提供连续性、综合性的医疗保健时所运用的知识和技能。它也包含经过医学研究发展起来的新知识，以满足现在及未来的需要。"世界家庭医师组织欧洲学会（WONCA Europe）对全科 / 家庭医学的定义是一门理论与实践相结合的学科，具有独特的教学、科研、循证与临床实践内容，并且以初级医疗卫生为主作为其服务特色。

我国在引入全科医学以后，结合了 ABFP 和 WONCA 欧洲学会等对全科医学的定义，目前使用最多的定义是："全科医学是一个面向社区与家庭，整合临床医学、预防医学、康复医学以及人文社会学科相关内容于一体的综合性医学专业学科，是一个临床二级学科；其范围涵盖了各种年龄、性别、各个器官系统以及各类健康问题 / 疾病"。其主旨是强调以人为中心、以家庭为单位、以整体健康的维护与促进为方向的长期负责照顾，并将个体与群体健康照顾融为一体。

第二节　全科医学的学科特点

全科医学具有独特的知识、技能与态度、价值观，其服务内容十分广泛，具有跨学科的综合知识体系，是一门独立的临床二级学科，其学科特点有以下几个方面。

1. *服务内容*　全科医学是一门综合性的临床专科。它不仅涉及临床内、外、妇、儿等专科的服务内容，而且还涉及心理学、行为科学、预防医学、医学哲学等学科领域的服务内容。与其他临床专科明显不同，学科范围横向发展，宽而浅，根据服务对象的健康需要与需求，将各专科相关知识、技能有机地融合为一体的特点，向患者提供综合性的服务。

2. *学科的知识体系*　全科医学是一门独立的临床二级学科，其知识体系包括以患者为中心、以家庭为单位、以社区为基础、以预防为导向的健康照顾，全科医学临床服务基本技能和服务工具等理论。同时，还包括临床诊疗中常见健康问题的诊断、处理与评价的方法和技术等。

3. *临床思维方法*　与传统经验医学的整体思维方法不同，需要以现代循证医学的成果来解释发生患者身上的局部和整体变化，具有科学的哲学方法的整体论。

综上所述，全科医学学科的特征可以概括为：①具有整体的医学观；②用系统理论和整体论的方法来理解和解决患者的健康问题，注重患者及其健康问题的背景和关系，采取整体性的社会生物心理服务模式来服务；③采取以人为本，以健康为中心，以家庭为单位，以社区为范围、以预防为导向的服务等独特的方法与技术为患者提供服务；④服务内容根据社区居民的健康需求为导向，讲究成本效益和成本效果；⑤强调团队合作。

第三节　全科医学与相关领域的关系

一、全科医学与社区医学

社区医学是以社区为立足点，协同流行病学、社会医学、统计学、人类学等方法和技术，对社区人群的公共卫生问题和社区卫生服务的组织管理进行全面而有针对性的研究，通过社区卫生服务达到改善人群的健康水平、促进社区健康等目的。

全科医学的研究内容和研究目标以个体医疗保健为主，同时又将个体和群体保健融为一体。为此，社区医学在群体目标上与全科医学是相同的。这样，全科医师就自然地成为社区医学任务的主要执行者。而在落实社区医学的过程中所获得的资源，以及全科医师在社区实践中所获得的自身训练，则为全科医学在社区中的实施奠定了坚实的基础。

二、全科医学与替代医学

在世界范围内，现代医学主流以外的其他类型的医疗方法依然存在，如我国的传统中医中药学、自然疗法等被人们广泛应用，称为替代医学。由于替代医学的广泛应用，全科医师应该，也必须了解其主要的类型、特点和疗效，同时应该看到替代医学的局限性，以便能够适应社区文化和群众的健康信念，并且有助于丰富全科医学理论和治疗手段。

三、全科医学与社区卫生服务

政府大力组建城市社区卫生服务体系作为卫生改革的重要举措，全科医学作为基层医疗保健体系新兴临床学科，必将在重新塑造医师形象，发展照顾医学，承担个体和群体的一、二、三级预防，推进卫生改革等方面发挥重要的作用。全科医师已成为发展社区卫生服务的核心力量，全科医疗代表了社区卫生服务发展的最佳服务模式。

四、全科医学与区域卫生规划

区域卫生规划是以提高一定区域内居民健康为中心，动员并合理配置该区域内的卫生资源的管理模式，根据经济发展、人口数量与结构，自然地理环境、居民主要卫生问题和不同的卫生服务需求等因素来统筹规划，力争通过符合成本效益原则的干预措施来协调发展战略，改善和提高区域内的综合卫生服务能力。要求做到“小病在社区，大病进医院”。因此，发展全科医学教育，培养全科医师是实施区域卫生计划的基础。

第3章

全科医疗

第一节　全科医疗的定义

全科医疗(general practice,GP)是将全科医学的基本理论应用于患者、家庭和社区照顾，主要工作由全科医师完成，以基层医疗的形式解决社区常见健康问题，它是整合了其他许多学科领域的知识和技能于一体的临床专业服务。

美国家庭医师学会（AAFP）对家庭医疗的定义是“一个对个人和家庭提供持续性和综合性卫生保健的医学专业，它是一个整合了生物医学、临床医学和行为科学的宽广专业。家庭医疗的范围涵盖了所有年龄、性别、每一种器官系统以及各类疾病实体”。

全科医疗中的“全”字，至少要包括五个方面的含义：①主动服务于社区的全体居民；②整合内、外、妇、儿等各种临床专科的服务；③开展生物 - 心理 - 社会服务模式的照顾；④兼顾个人、家庭；⑤社区防、治、保、康、教、计一体化服务。

第二节　全科医疗服务对象与范围

一、服务的对象

全科医疗服务主要特点是强调连续性、综合性的医疗照顾，包含人的整个生命周期，每一个生命周期的各个阶段的特定生理、心理与社会各个方面的健康危险因素与疾病。全科医疗服务的对象为社区中的全体人（健康人、患者），提供的是生理、心理与社会各个方面的服务同时也包括疾病诊断治疗、健康咨询、健康教育、预防与康复。

二、服务范围

1. 基层保健　全科医疗是一种以门诊为主体的第一线医疗照顾，即公众为解决其健康问题寻求医疗卫生服务时最先接触、最经常利用的医疗保健部门的专业服务，也称为首诊服务（first contact)。它能够以相对简便、便宜而有效的手段解决社区居民 90%左右的健康问题；根据需要安排患者方便而及时地进入其他级别或种类的医疗保健服务。

2. 以人为中心的照顾　在全科医疗服务中，医师必须把服务对象视为重要的合作伙伴，从“整体人”的生活质量的角度全面考虑其生理、心理、社会需求并加以解决；以个性化的服务调动患者的主动性，使之积极参与健康维护和疾病控制的过程，从而达到良好的服务效果。

3. 连续性服务　全科医疗是从生前到死后的全过程服务，其连续性可以理解为以下几个方面。

(1) 以人的生命周期（生命的各个阶段）提供照顾，包括从婚育咨询开始，经过孕期、产期、新生儿期、婴幼儿期、少儿期、青春期、中年期、老年期直至濒死期，都可覆盖在全科医疗服务之中。全科医师还要顾及其家属居丧期的保健，以及某些遗传危险因素的连续性关照问题。

(2) 以疾病为周期（健康—疾病—康复）的各个阶段提供照顾。全科医疗对其服务对象从健康促进、危险因素的监控和疾病的早、中、晚各期的长期管理负有一、二、三级预防的不间断责任。

(3) 无论何时何地，要根据患者需要事先或随时提供服务，全科医师对其都负有连续性责任。

4. 以家庭为单位的服务　家庭是全科医师的服务对象，又是其诊疗工作重要场所和可利用的有效资源。“以家庭为单位的照顾”显示出对于家庭与健康相互影响的格外重视。概括说来，主要涉及两方面的内容：①家庭的结构与功能会直接或间接影响家庭成员的健康，亦可受到家庭成员健康或疾病状况的影响；②家庭生活周期的不同阶段，发生的不同的事件和压力，若处理不当可对家庭成员造成健康损害。因此，全科医师要善于了解并评价家庭结构、功能与周期，通过适当的干预使之及时化解，还要善于动员家庭资源以协助对疾病的诊断，慢病管理。

5. 协调性服务（coordinated care）　为实现对服务对象的全方位、全过程服务，全科医师应成为协调人，成为动员各级各类资源服务于患者及其家庭的枢纽。掌握各级各类专科医疗的信息和转、会诊专家的名单，需要时可为患者提供全过程，必要时可为患者联系有效的社区支持。

6. 可及性服务（accessible care）　全科医疗是可及的、方便的基层医疗照顾，它应体现出地理上的接近、使用上的方便、关系上的亲切、结果上的有效以及价格上的便宜等一系列使服务对象易于利用的特点。任何地区建立全科医疗试点时，应在地点上、服务内容上、服务时间上、服务质量上、人员结构素质上，以及服务价格与收费方式上考虑当地民众的可及性，使绝大部分民众特别是基层百姓感受到这种服务是属于其自身可以并值得充分利用的服务。事实上，由于医患双方的亲近与熟悉，全科医师在诊疗中可以大大减少不必要的问询与辅助检查，从而获得比一般专科医疗更好的成本效益。

7. 综合性服务（comprehensive care）　这一特征是全科医学的“全方位”或“立体性”的体现：①就服务对象而言，不分年龄、性别和患者类型；②就服务内容而言，包括医疗、预防、康复和健康促进；③就服务层面而言，涉及生理、心理和社会文化各个方面；④就服务范围而言，涵盖个人、家庭与社区，要照顾社区中所有的单位、家庭与个人，无论其在种族、社会文化背景、经济情况和居住环境等方面有何不同；⑤就服务手段而言，可利用对服务对象有利的各种方式，包括现代医学、传统医学或替代医学（alternative medicine）。因此，又被称为一体化服务（integrated care）。

8. 以社区为基础的服务（community-oriented primary care） 服务于社区是全科医疗的基本宗旨。全科医疗是立足于社区的卫生服务，其主要实施地点不是在医院病房，而是在社区卫生服务的场所，包括社区卫生服务中心、社区卫生服务站（诊所）、护理院、托老所、养老院、临终关怀院、患者家庭或单位等地方。

全科医疗以社区为基础的服务特征可以概括为全科医师在社区人群健康状况的大背景下，以患者个体化诊疗为主，同时关注社区人群的整体健康。也就是全科医师作为一个临床医师要具有群体照顾的观念。

要真正实施以社区为基础的健康照顾，还应掌握社区卫生服务的相关技术和知识。

9. 以预防为导向的服务（prevention-oriented care） 全科医疗着眼于服务对象整体健康的维护与促进，即在人健康时、由健康向疾病转化过程中以及疾病发生早期（或无症状时）就主动提供关注，因此其服务对象除了患者之外还包括高危人群与健康人群；这也是它有别于一般临床医疗的最突出特点之一。全科医疗注重并实施从生到死的“生命周期保健”，即根据其服务对象不同的生命周期中可能存在的危险因素和健康问题，提供一、二、三级预防。

10. 三级预防 三级预防属于综合性预防保健，涉及预防、医疗、康复、心理、行为、社会等多个领域，需要多学科协同分担完成。在三级预防的多项任务中，全科医师主要承担患者教育和咨询、个案发现、筛查和周期性健康检查，乃至后期患者的生命质量评价和改善等临床预防工作。由于全科医师接受过以临床医学为中心的一体化服务训练，能够作为学术核心，胜任对服务对象进行长期跟踪式三级预防的组织者。

11. 团队合作的工作方式（team work） 全科医疗服务的综合性、持续性和协调性等特征，仅靠全科医师孤军奋战不可能实现。在各国的全科医疗服务中都存在着团队工作模式，即以全科医师为核心，有大批辅助人员配合，一起对服务对象提供立体网络式健康照顾。在基层医疗与各级各类医疗保健网络之间，存在着双向转诊和继续医学教育的合作关系；在基层医疗本身，则存在着以全科医师为核心的社区卫生服务工作网络，由社区护士、公卫护士、康复医师、营养医师、心理医师、口腔医师、其他专科医师、中医师、理疗师、接诊员、社会工作者、护工人员等与全科医师配合，围绕全面改善个体与群体健康状况和生命质量的目标共同工作。

第三节 全科医疗与专科医疗的区别与联系

一、全科医疗与专科医疗的区别

1. 从服务宗旨与责任上比较 专科医疗与全科医疗对健康与疾病发展的不同。专科医疗负责疾病的诊治，对人体生命与疾病本质的深入研究来认识、对抗疾病。专科医师类似于“医学科学家”，其工作遵循“科学”的模式，其责任局限于医学科学认识与实践的范围，其最高价值是科学性，充分体现了医学的科学性方面。由于专科医疗强调根除或治愈疾病，可将其称之为治愈医学（cure medicine）。

全科医疗负责健康、疾病早期乃至经专科诊疗后无法治愈的各种病患的长期照顾，其宗旨关注的中心是人而不是病，无论其服务对象有无生物医学上的疾病或患者（有症状或不适），全科医疗都要为其提供令人满意的照顾。全科医师类似于“医学服务者”与“管理者”，其工作遵循“照顾”的模式，医疗服务对照顾的注重，可称为照顾医学（care medicine）。

2. 从服务内容与方式上比较　专科医疗处于卫生服务系统的上层，其所处理的多为少数患者生物医学上的重病或疑难问题，其方式为各个不同专科的高新技术，现代医学中日新月异的高科技诊疗手段。专科医师是运用越来越复杂而精密的仪器装置救治患者的技术权威，而患者是“听凭医师处置”的高技术手段的被动受体。

全科医疗处于卫生服务系统的基础部分，处理的多为常见健康问题，并干预各种无法被专科医疗治愈的慢性疾病及其导致的功能性问题。由于这些问题往往涉及服务对象的生活方式、社会角色与健康信念，全科医师手中没有包医百病的“万灵药”，其服务方式是通过团队合作进行“一体化”的全方位管理（这种管理的依据既包括现代医学各学科的新成果，又有多年积累的实践经验，还包括各种行之有效的传统医学手段；近年来通过流行病学研究有逐渐将这些经验或手段规范化的趋势）。在全科医疗服务团队中，患者（个体或群体）应是医护人员得力的合作伙伴，是社区及家庭健康管理目标制定与实施的积极主体之一（表 3-1）。

表 3-1　全科医疗与专科医疗的区别

特性	全科医疗	专科医疗
服务人口	较少而稳定（1 ∶ 2500 左右）	大而流动性强 [1/（5～50）万]
照顾范围	宽（生物、心理、社会功能）	窄（某系统 / 器官 / 细胞）
疾病类型	常见问题	疑难重症
技术	基本技术，不昂贵	高新技术，昂贵
方法	综合	分科
责任	持续性	间断性
服务内容	医防保康教计一体化	医疗为主
态度 / 宗旨	以健康为中心，全面管理；以人为中心，患者主动参与	以疾病为中心，救死扶伤；以医师为中心，患者被动服从

二、全科医疗与专科医疗的联系

推行全科医疗服务后，可以改变不同等级医疗机构各自为政的状况，根据患者的需要，组织家庭、社区和医院之间的系统服务。全科医疗和专科医疗间通过“双向转诊”以及信息共享，来保证服务对象获得最有效、方便、及时与适当的服务；同时，可以加强全科医师和专科医师在信息收集、病情监测、疾病系统管理和行为指导、新技术适宜利用、医学研究开展等各方面的积极合作，从而全面改善医疗服务质量与提高医疗服务效率。

第四节　全科医疗服务管理

一、基本概念

1. 全科医疗服务管理的定义　全科医疗服务管理是运用现代管理科学的基本原理和原则，研究全科医疗服务的规律和特点，探讨全科医疗服务管理的理论、方法和技术，通过行政的、经济的、法律的和教育的手段，对全科医疗服务活动进行有效控制；对全科医疗服务的资源进行合理配置、有效利用和科学管理，调动全科医疗服务人员的积极性，保证和促进全科医疗服务质量，为社区居民提供优质、高效、全面、综合和连续性的全科医疗服务，最大限度地满足社区居民的医疗卫生服务需求。

从管理角度来讲，全科医疗服务管理是指对全科医疗服务系统活动全过程所进行的组织、计划、协调和控制，使其服务系统始终处于良好状态，并对变化着的社区客观环境有较强的适应性，达到最佳的医疗服务效率，取得最好的医疗效果。

2. 全科医疗服务管理的性质　全科医疗服务管理是实施全科医疗服务的根本保证和重要手段，全科医疗服务管理既是一门科学，又是一门艺术。全科医疗服务管理既具有学科的综合性与交叉性，又具有技术与管理的双重性，还具有实践性与社会性等特性。

(1) 学科的综合性与交叉性：全科医疗服务管理是一门涉及多领域、多学科综合交叉的科学。其中包括临床医学、预防医学、全科医学、社会医学、管理学和相关人文科学等。从而要求从事全科医疗服务管理的工作人员，必须了解和掌握这些学科的有关理论、方法和技术等，并综合应用于全科医疗服务管理之中。

(2) 技术与管理的双重属性：全科医疗服务既是一项专业性很强的技术工作，又是一项社会性很强的管理工作。因而既具有技术性，又具有管理属性。如常见病和多发病的诊断、治疗和预防、社区诊断与干预等技术是全科医疗服务的基础；如全科医疗服务管理活动属于管理学范畴，其管理工作的计划、组织协调和控制等活动，是全科医疗服务管理的主要职能。因此，要求全科医疗服务管理工作者不但要熟悉全科医疗服务的相关技术，又要掌握和应用科学的管理方法。

(3) 全科医疗服务管理的实践性：全科医疗服务是一个复杂的系统，又是社区卫生服务的子系统。全科医疗服务管理者必须运用系统论的思想和系统分析的方法指导全科医疗服务的实践，解决和处理社区全科医疗工作中的实际问题。全科医疗服务管理十分注重人的因素和团队作用，非常重视与人的沟通和交流，并在实践中要求管理者能及时、准确地收集、整理、传递、储存、反馈、分析和使用全科医疗服务的管理信息，用科学的方法预测未来，对意外事件进行前瞻性控制，创造性地开展全科医疗服务工作。

（4）全科医疗服务管理的广泛性：全科医疗服务管理涉及学科多、内容广，范围大，是一项复杂的社会系统工程。它包括组织管理、人力资源管理、业务技术管理、质量管理、物资设备管理、经营管理、科研教学管理和信息管理等。全科医疗服务管理者既要协调社区卫生服务机构内部的关系，又要协调社会各方面的关系。因此，全科医疗服务管理人员必须具备丰富的管理学知识和广博的社会人文科学知识。

3. 全科医疗服务管理的作用

（1）全科医疗服务管理是完成社区卫生服务任务的根本保证：社区卫生服务中心（站）的基本任务是开展全科医疗，提供基本医疗服务，即治病救人，诊治社区居民的常见病和多发病，提高社区居民的健康水平。然而，完成社区卫生服务任务必须通过全科医疗服务管理来保证。因此，全科医疗服务管理者特别是社区卫生服务中心（站）的领导，应该把注意力和主要精力放在全科医疗服务管理工作上，不仅要直接指挥，而且要亲自参加管理实践。

（2）全科医疗服务管理是社区卫生服务管理的重要环节：社区卫生服务管理是综合性管理，如组织管理、人力资源管理、物资设备管理、经济管理、技术管理、质量管理和医疗管理等，都相互联系、相互制约、相互支持，构成社区卫生服务管理的整体系统，并按照一定规律发挥自身的效能。在这个系统中，全科医疗服务管理是影响整个社区卫生服务管理水平的重要环节。这是全科医疗服务活动在整个社区卫生服务中心（站）所处的地位决定的。全科医疗服务系统是直接运行的系统，全科医疗工作是社区卫生服务的中心工作，社区卫生服务中心（站）的其他各项工作都要服从于和服务于全科医疗工作，保障全科医疗工作的顺利开展，其他各项工作的管理也都要根据全科医疗服务管理工作进行协调。如果全科医疗服务管理目标不明确，组织不健全，计划不周密，活动不协调，就会使全科医疗服务工作处于无序状态；就会违背全科医疗服务的规律，更谈不上质量和效率。因此，全科医疗服务管理者要充分认识到全科医疗服务管理的重要作用，紧紧抓住这个中心环节，开拓创新，使全科医疗服务乃至社区卫生服务都得到全面发展。

二、全科医疗服务管理的范围

全科医疗服务管理主要包括质量管理、经营管理、人力资源管理、信息管理和支持系统的管理等，大致分为技术管理和服务质量管理两大类。全科医疗服务由院内和院外两部分组成。这两部分相互联系，密不可分，构成了全科医疗服务管理的整体，是区别于专科医疗服务基本特征，也体现了全科医疗服务的连续性特点，尤其是院外全科医疗服务充分体现了以社区为范围、以家庭为单位、以人为中心的社区卫生服务特色。

1. 全科医疗院内服务的管理　院内服务是指社区卫生服务中心（站）内的全科医疗服务活动。其诊疗程序大体可分为门诊、急诊、住院、康复、离院等几个阶段（其中全科医疗门诊服务流程见图 3-1）。

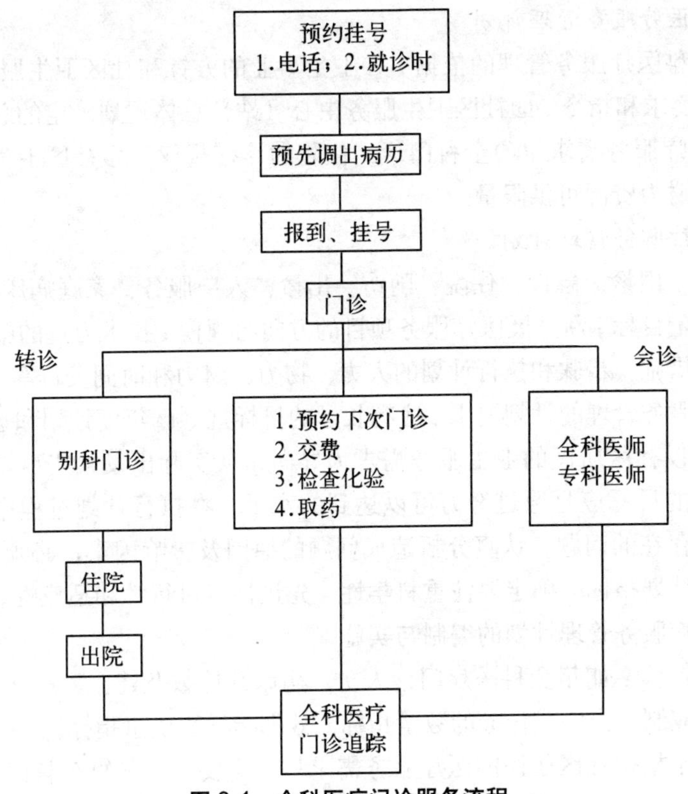

图3-1 全科医疗门诊服务流程

全科门诊是全科诊疗活动的第一线，进行一般的或初期的全科诊疗工作，解决社区居民的常见病和多发病的诊疗问题，是社区卫生服务中心（站）治疗活动的中心环节。

急诊是诊疗和抢救急危重症的首诊患者，含院内和院外抢救两部分。

住院是对各种较为复杂、疑难病症（包括急、慢性）的患者进行全面系统的诊疗，是社区卫生服务中心（站）诊疗活动的重要环节。

康复，是针对恢复期患者或上级医院转来患者的诊疗和康复治疗活动。

全科医疗不是个体或单项的技术实践活动，而是一项全面、系统、连续、协调的医疗服务，即全科医疗服务系统结构与功能的整体发挥作用的过程。所谓全科医疗服务系统的结构是指组成这个有机整体的各个部分、要素、成分相互结合的方式或构成的形式，以及要素之间形成的相互关系。

2. 全科医疗院外服务管理　院外的全科医疗服务，是指深入社区、家庭的全科医疗活动，包括出诊、随访、入户服务、家庭病床、社区居民健康检查、疾病普查、慢性病管理、妇幼保健、老年保健、健康咨询等。对这些服务活动的计划、组织、协调和控制，都是全科医疗服务管理的主要范围。

三、全科医疗服务管理的内容

全科医疗服务管理的内容主要包括制订管理计划，合理地组织全科医疗技术力量，制订各项诊疗规章制度，做好诊疗活动中的协调工作，检查和评价诊疗效果。

1. 制订全科医疗服务管理计划

（1）制订全科医疗服务管理的依据：①卫生事业的方针和社区卫生服务的有关政策与规定；②上级的要求和指令；③社区卫生服务中心（站）总体规划确定的总目标和总任务；④社区居民的医疗服务需求；⑤全科门诊、住院的诊疗规律；⑥社区卫生服务中心（站）的人力、物力和财力资源可供限量。

（2）全科医疗服务管理计划

①基本内容：门诊、急诊、住院、随访、出诊、入户服务、家庭病床的全科医疗工作数量、效率及质量目标；新开展医疗服务项目的方向与规模；技术力量的配备和团队组合；完成计划的主要措施、步骤和执行计划的人力、物力、财力和时间安排等。

②全科医疗服务管理的计划要求：应有长远的目标规划、年度计划和近期的执行计划。制订计划一定要以社区居民的卫生服务需求为导向，从实际出发，实事求是，重点突出，任务具体，提出的目标应是通过努力可以达到的水平。在执行计划过程中，要注重监督、检查，及时发现存在的问题，认真分析造成问题的原因及影响因素，必须及时对原计划进行调整和修订。计划指标的确定要注重科学性、先进性、可行性和适应性。

（3）全科医疗服务管理计划的编制与实施

①制订任务目标：如年全科医疗门诊人次、病床开放数及建立家庭病床数等。任务目标确定之后，还应制订出完成任务的数量指标、效率指标和质量指标。

②需求预测：根据社区居民的医疗服务需求量和需要量，测算全科门诊病床、技术人员的需求量等。

③供需平衡分析：对需求量与可供服务的条件和数量进行平衡分析，最后确定计划目标。目标计划审定后就应认真组织实施，并进行监督、检查和效果评价。

2. 合理组织技术力量　全科医疗主要是以团队组合方式提供服务，因此合理组织医疗技术人员十分重要，技术人员的配备和组织包括社区卫生服务中心、站和科室完成规定任务所需人员数量及其工作时间等的合理组织调配。

3. 制订各项诊疗规章制度　全科医疗服务规章制度是一定的指令和法规性质，是从事全科医疗服务活动人员遵循的规范，是使各项全科医疗活动纳入常规运行的保障。其中包括以责任制为中心的全科医疗服务管理制度、全科医疗各级岗位职责、各科诊疗常规、各项技术操作规范等。

在制订社区卫生服务所必需的规章制度时应注意几点：①不可与上级制定颁布的规章制度违背和抵触；②要能成为上级颁布规章制度的补充并使其具体化；③严格遵循全科医疗服务活动规律和管理原则；④全科医疗诊疗常规和技术操作规范应标准化；⑤有利于提高全科医疗技术水平、质量水平、服务水平和管理水平；⑥要形成有效的管理运行机制，包括激励机制、约束机制和竞争机制等。

4. 全科医疗服务活动中的协调　协调是全科医疗服务管理的一项重要职能，是保障全科医疗活动适应外界环境变化的手段，也是目标计划缺陷的补充。主要是协调与调整全科医疗服务结构与功能之间的辩证统一关系，全科医疗服务中各部分、各要素、各成分等诸因素之间的关系，该系统与其他系统之间的关系等。

协调的目的是使全科医疗服务系统的各项活动处于良好状态，维持常规惯性运行，发挥其最佳效能。协调是一种随机性调度，不可任意频繁地运用。但由于全科医疗服务活动客观环境和条件的多变性及难以预测性，在全科医疗服务管理实践中，可充分运用和发挥协调职能的作用，来保障全科医疗服务工作的顺利进行。尤其是全科医疗服务是一项综合性、连续性、协调性和长期免费式的服务，并且以团队组合方式提供服务，所以协调工作更为重要。

全科医疗服务活动中的协调内容是多方面、多层次、多环节的：①根据社区居民医疗需求调整全科医疗服务的目标和方向；②随着医疗任务量的扩大需要对全科医疗人员进行全面调整和组合；③医疗技术发展新项目的开发，要求对业务科室再行调整，并加强科室间、部门间的协作；④为社区居民提供全科医疗服务，尚需协调社区卫生服务中心以外有关部门的关系；⑤为完成某项临时任务，需进行人力、物力的应急性调配；⑥人际关系的沟通与协调等。

四、全科医疗服务质量管理

1. *全科医疗服务质量管理* 全科医疗服务质量管理是指按照医疗质量的结构或形成规律，对所有影响服务质量的因素和环节进行计划、组织、协调、控制，以保证和提高医疗服务质量的管理。全科医疗质量管理是一项涉及社区卫生服务中心各部门、各科室和全体工作人员的综合性管理工作，而不仅仅是涉及临床医疗科室和医、护人员的所谓的或狭义的医疗质量管理。

2. *全科医疗服务质量管理三级结构* 全科医疗服务质量管理三级结构，是指提供全科医疗服务的基础质量、环节质量和终末质量。

(1) 基础质量：在全科医疗服务工作中，有关质量的七大要素是全科医疗服务质量管理的基础，是医疗质量要素和影响医疗质量的基本因素。

①人员：人员质量是影响医疗质量的决定因素。人员要素包括医院领导、管理人员、卫生技术人员、后勤职工个人的德、才素质和身体素质，以及各级各类人员的编配、结构和组合状况。第一线医务人员的服务质量与业务水平往往对医疗质量起决定作用。

②医疗技术：包括医学理论、医学实践经验、操作方法和技巧、技术结构、条件、水平、医疗服务项目和业务功能。

③物资：包括药品、试剂、消毒物品、医疗器械、消耗材料和生活资料等，这些物质的质量、数量、供应和配备，都是保证医疗质量的物质条件。

④仪器设备：包括每台设备的质量、各类设备的配套水平和利用水平。随着科学技术的发展，先进的仪器设备对提高医疗质量越来越起着重要作用。它已成为影响医疗质量较为关键的要素之一。

⑤时间：如何利用时间，则是影响医疗质量的重要因素。是工作时间的安排和利用。主要是及时性、适时性和准时性。尤其是在抢救危重患者时，要分秒必争，因为时间就是生命。

⑥环境：包括建筑设施、空间利用等环境质量，以及布局、结构、面积等。

⑦信息：数据、情报、资料准确性、可靠性。

(2) 环节质量：保证提高医疗质量的主要措施，环节质量就是七大要素通过组织管理所形成的各项工作质量。环节质量也可称之为工序和技术流程或服务流程的工作质量。医疗质量产生于各环节的医疗工作中。因此，每个环节的质量如何，直接影响到医疗质量的好坏。

(3) 终末质量：医疗终末质量是反映整个医疗过程终结时医疗质量。医疗终末质量首先是病例终末质量，即每例患者最后医疗质量的优劣程度；以病例终末质量为基础，可形成按月、季、年计算的统计质量，即反映医疗终末质量的各项医疗指标。医疗终末质量虽然是对医疗质量形成后的评价，但它可将信息反馈于临床，对下一循环的医疗活动有指导意义。

五、服务质量管理体系

构成全科医疗服务质量管理体系主要包括方法体系、标准体系、组织体系和保证体系四个方面。

1. *质量管理方法体系* 质量管理方法：①质量指标体系及统计、分析、评价方法；②质量检查方法，质量要因分析；③质量管理图法；④质量控制技术；⑤质量计划、实施管理方法；⑥质量管理诊断系统（近两年提出的新方法）；⑦质量保证累进工作法等；⑧其他，作为方法体系，还应包括一系列相应的制度和管理手段。

2. *质量标准体系* 建立不同的质量管理方法需要制定不同的质量标准。任何一种质量管理的标准都必须是配套的质量标准体系，包括指标体系和全部技术标准。这些标准必须与质量管理方法相适应，以便实施。否则，质量管理就会流于形式，甚至成为虚设的质量管理。一定的质量管理方法与其相适应的质量标准结合起来，就成为一定的质量管理方式。

3. *质量管理的组织体系* 全科医疗质量管理必须从组织上落实。不论是以原有业务系统进行质量管理，还是建立质量管理的组织结构，都必须由一定的组织系统进行有效的管理。

(1) 全科医疗质量自主管理：全科医疗质量管理专职人员的主要职责是检查、监督医护工作各项规章制度和技术操作规程的执行情况。对病历书写、临床检诊、治疗护理、抢救等技术质量进行质量把关，负责疑难病例、死亡病例讨论等工作的记录，医疗质量的评比工作，定期向科室质量管理组汇报工作。

(2) 全科医疗科室和部门质量管理小组：全科医疗科室和部门质量管理小组负责研究、制订全科医疗科室部门质量管理的各项规章制度，修订各项质量标准。负责教育、监督、检查各项与质量有关的规章制度执行情况，发现问题，及时纠正。定期汇总质量管理有关资料，进行分析研究，并负有随时向中心质量管理委员会汇报质量管理工作情况的职责。

(3) 社区卫生服务中心质量管理组织：中心质量管理委员会下设质量管理办公室作为常务机构，负责医疗质量的日常工作。该办公室可由中心办公室、医务科、护理部各派一名负责人员作为骨干参加，另聘请 2 ～ 3 名专职人员组成。其主要任务：①负责制订中心质量管理规划；②组织领导中心的质量检查和评比工作；③负责监督各科室、各部门的质量管理工作；④负责调查分析中心发生的医疗缺陷和护理缺陷的原因。有权判定医疗缺陷的性质。

4. 质量保证体系　建立全科医疗质量保证体系，要强调各全科医疗科室、各部门及各项工作环节对质量保证负责；要明确构成质量保证体系的几个主要组成部分。

医疗质量保证体系由以下三个系统构成。

(1) 质量保证的软件系统：①质量教育和思想保证；②质量组织保证；③管理职能保证，其内容有质量管理人员的专业知识结构、质量管理功能、质量管理职权、质量标准化、质量信息管理。

(2) 质量保证的硬件系统：①专业质量保证；②医院感染控制保证；③安全保证，包括医疗事故、差错的有效控制等。

(3) 质量保证信息系统：质量信息及质量评价也是质量保证体系的重要组成部分。因为没有全面、准确、及时、可靠的质量信息，便不可能进行有效的质量控制，各层次的质量也就失去了可靠的保证。

六、服务质量的控制与评价

1. 全科医疗质量控制宜采用三级网络结构

(1) 科室医疗质量控制：全科医疗科室、部门实行三级质量控制，医师三级查房制，住院医师书写汇报病历，主治医师提出诊疗意见，科主任主持重大抢救，制订疑难疾病的治疗方案。三级查房制体现了上级医师对下级医师质量的检查控制。

护理工作由护士长（护师）、护士、护理员或实习护士构成三级检查制。护士长负责病区晨会交班质量，床位交班质量，跟班检查护士工作质量，晚间参加护士长轮流值班查房，及时检查了解护理工作质量，有重点地实施质量控制。

医技部门也实行主任、技师、技士三级质量控制，根据实际情况，设立医疗秘书，协助科主任拟好控制质量的措施，设有科护士长的可由科护士长协助护理部主任把好质量关。

(2) 全科医疗质量控制的职能部门：社区卫生服务中心医务科与护理部是医疗质量控制的职能部门。主要工作职责是根据医疗质量计划与标准，组织实施整个中心全科医疗质量检查控制。每日通过各科室的日报表进行日常医疗质量检查控制。组织临床科室之间、临床科室与医技科室之间、医疗科室与后勤部门的科室间质量检查控制。

(3) 中心领导对医疗质量的全面检查控制：提高中心医疗质量是中心领导的责任，具体由分管医疗的中心领导侧重抓中心医疗质量的检查控制工作。专职中心主任要定期或不定期召开中心职能部门负责人的会议，全面了解中心的医疗质量，检查全院各项规章制度执行情况，发现执行过程中存在的问题，及时在医院管理委员会专题会上讨论并研究改进措施。

2. 质量控制点与标准化方法

(1) 全科医疗控制点：病历书写质量控制点，在医疗工作中，病历书写要求整洁，项目齐全，内容准确。每部分可列出若干小项目，按百分制形式，定期由专职人员进行打分评比。

(2) 质量标准化方法:质量标准化是质量管理方法的核心,也是质量管理的基础和依据,而且其本身也是质量管理的基本方法。

①质量标准：中心质量标准大致可分为两类，即工作质量标准和医疗质量判定评价标准。工作质量标准是对每项工作的内容要求、程序要求和质量要求，以保证工作质量，从而保证医疗质量。

②医疗质量标准评价法：一种是按照规定的医疗质量标准，抽查住院记录，检查质量是否符合标准，给予分析评价；另一种是标准记分评审法，一般采用百分或千分制，对医院及各科室的各项工作制订合格标准，按规定分数，定期进行检查评价的方法。

3. 全科医疗服务质量评价　全科医疗服务质量评价是一个比较复杂的问题。完整的医疗质量评价应包括四个方面的内容：①医疗质量基本保证条件的评价；②医疗行为过程质量评价；③医疗终末质量的评价；④对医疗质量满意度的评价，即社会效益的评价。

七、全科医疗人力资源培训

1. 正规化培训　正规化培训是在国家承认专业学历的学校完成培训和教育。学校教育是按照卫生服务需求制订的社区定向培训模式进行的。高等医学院校全科医学知识教育：在高等院校医学专业中设立全科医学相关的必修课和选修课，使医学生了解全科医学思想、内容及全科医师的工作任务和方式，培养未来的全科医师或者为专科医师与全科医师的沟通和协作打下基础。

2. 继续医学教育

(1) 毕业后全科医学教育是全科医学教育体系的核心，要以全科医师规范化培训为重点，使高等院校医学专业本科学生毕业后，经过规范化的全科医学培训，取得全科医师规范化培训合格证书，获得全科医学主治医师任聘资格，优秀者可按有关规定申请专业学位。从长远看，我国全科医师将主要通过毕业后全科医师规范化培训进行培养。

(2) 全科医师继续教育，有中级或以上专业技术职务的全科医师，按卫健委有关规定，采取多种形式，开展以学习新知识、新理论、新方法和新技术为主要内容的继续医学教育，使其适应医学科学的发展，不断提高技术水平和服务质量。

3. 岗位培训　建立国家和省、市二级全科医师培训网络，在充分利用现有教育资源的基础上，选择有条件的高等医学院校或培训中心，逐步建立起以国家级培训中心为龙头，省级培训中心为骨干，临床及社区培训基地为基础的全科医师培训网络。国家级培训中心主要负责培训各省骨干师资和管理人员，省级培训中心负责全省的培训工作。全科医师临床培训基地主要设在二级甲等或县级以上医院，社区培训基地主要设在一级医院或社区卫生服务中心和区级预防保健机构。

(1) 医师岗位培训：从事或即将从事全科医疗服务工作的执业医师，采取脱产或半脱产的方式进行全科医师岗位培训，经省（自治区、直辖市）统一组织考试合格，获得全科医师岗位培训合格证书。现阶段应把在职人员转型培训作为重点，以适应开展全科医疗服务工作的迫切需求。

（2）管理人员培训：从事全科医学教育管理和社区卫生服务管理的人员进行管理学、社区卫生服务和全科医学等相关知识培训，提高管理水平，促进社区卫生服务的健康发展。

（3）卫生技术人员全科医学知识培训：社区工作的执业护士等其他卫生技术人员，进行全科医学知识和技能的培训，充分发挥团队作用，提高社区卫生服务的质量和水平。

八、全科医疗服务信息管理

1. 信息管理的定义　全科医疗生服务信息管理是对全科医疗服务过程中可用的数据、信息和知识资源进行有效的开发。为了实现共同目标，信息应该从这些资源里寻找最大的效益。

2. 全科医疗生服务信息管理的目的

（1）保证社区卫生服务机构所需要的所有数据和将信息实际而有效地采集上来。

（2）将采集的数据处理成社区卫生服务组织机构开发或确定目标时的有用信息。

（3）以及时、足够和准确的信息为基础，通过允许采取的行动来支持决策。

（4）不断改进信息的质量，增加知识内容，减少不相干的描述。

（5）随着技术培训和合适工具的供应，使社区卫生机构各部门能有效地利用信息以及用信息描述知识。

（6）通过使用适当的技术，改进医护人员和卫生管理者接近知识的方法。

（7）由于工作人员能够共享知识并向专业同事，以及其他方面工作的同事、外界专家、其他机构，甚至以前的同事学习，所以能获得更好地共享回忆。

第4章

全科医师

第一节 全科医师的定义

全科医师又称全科 / 家庭医师（general practitioner/family physician）或家庭医师（family doctor），是执行全科医疗服务的提供者。全科医师的定义可概括为是对个人、家庭和社区卫生服务中心提供优质、方便、经济有效的、一体化的基层医疗保健服务，进行生命、健康与疾病的全过程、全方位负责式管理的医师。其服务涵盖不同的性别、年龄的对象及其所涉及的生理、心理、社会各层面的健康问题；应能在所有与健康相关的事务上，为每个服务对象当好健康代理人。

英国皇家全科医学院对全科医师的定义是："在患者家里、诊所或医院里向个人和家庭提供人性化、基层、连续性医疗服务的医师。他承担对自己的患者所陈述的任何问题做出初步决定的责任，在适当的时候请专科医师会诊。为了共同的目的，他通常与其他全科医师以团队形式一起工作，并得到医疗辅助人员、适宜的行政人员和必要设备的支持。其诊断由生物、心理、社会方面组成，并为了促进患者健康而对其进行教育性、预防性和治疗性的干预"。

AAFP 对家庭医师的定义是："家庭医师是经过家庭医疗这种范围宽广的医学专业教育训练的医师。家庭医师具有独特的态度、技能和知识，使其具有资格向家庭的每个成员提供持续性与综合性的医疗照顾、健康维持和预防服务，无论其性别、年龄或健康问题类型是生物医学的、行为的或社会的。这些专科医师由于其背景与家庭的相互作用，最具资格服务于每一例患者，并作为所有健康相关事务的组织者，包括适当地利用顾问医师、卫生服务以及社区资源"。

第二节 全科医师的角色与工作任务

一个合格的全科医师应能胜任社区常见病、多发病的医疗，急、危、重患者的院前急救，适宜的会诊和转诊与出院后管理，社区健康人群与高危人群的健康管理（包括疾病预防筛查与咨询），社区慢性病患者的系统管理，根据需要提供家庭病床及其他家庭服务，社区重点人群保健（包括老年人、妇女、儿童、残疾人等），人群与个人健康教育，基本的精神卫生服务（包括初步的心理咨询与治疗），医疗与伤残的社区康复，计划生育技术指导，社区卫生服务信息系统的建立与管理，通过团队合作执行家庭护理、卫生防疫、社区初级卫生保健任务等。

一、全科医师的角色

1. *首诊医师*　全科医师往往是患者第一次接触到的医师，所以说全科医师是首诊医师。如果在健康保险系统中建立了首诊和转诊制度，则患者必须首先到全科医师这里就诊，全科医师则是法定的首诊医师，是患者进入医疗保险的“门户”。作为首诊医师，全科医师必须有获取有效资料的能力，同时，还必须清楚在所获取的资料中有哪些可用、通过哪些途径可以解决患者的问题、如何有效帮助患者和利用卫生资源等。

2. *健康和利益维护者*　全科医师是个人及其家庭的朋友，如果不能成为个人及其家庭的朋友，就无法得到他们的信任和支持，也就无法了解个人及其家庭成员的健康问题，最终就无法有效帮助个人及其家庭成员解决与健康相关的问题。由于已经成为个人及其家庭的朋友，便自然就成为个人及其家庭的“健康守护神”和利益的维护者。

3. *保健系统的协调者*　全科医师是医疗保健系统的协调者。专科医师只是对患者的部分问题或存在某个部位病患问题负责，并不能为一个完整的个体健康需要负责。全科医师知道患者需要什么样的服务，所服务范围广泛包括医疗服务、公共卫生服务、家庭服务、社区服务等许多方面，全科医师需要协调多方面的关系，动员各种资源，为患者提供整体性的服务。是协调医疗保健服务者。

4. *健康保险系统的最佳“守门人”*　作为“守门人”，全科医师：①要用最少的资源解决尽量多的健康问题，即要把多数的社区常见健康问题解决在社区，只把少量的疑难问题转诊给其他的专科医师，以便合理地使用卫生资源，降低医疗费用。②加强预防保健服务，防患于未然，防患于早期，尽量减少疾病的发生，控制疾病的发展，改善疾病的进程和预后，改善治疗效果，最终提高卫生资源的使用效率。③控制患者的就医行为，准确鉴别患者的健康问题，避免不适当的和重复的就医，检查、治疗和用药，促进各类各级医疗单位的合作。全科医师的服务理念之一就是把有问题的人转变成为解决问题的人，充分发挥个人和家庭的主观能动性，提高他们的自我保健能力从而达到节约资源的目的。

5. *有效的管理者*　全科医师生活在社区中，是个人和家庭的朋友，并且拥有广泛的社会资源。因此，最有条件在社区中针对慢性病患者实施系统化、规范化、连续性和综合性的管理计划，在有效维护个人和人群健康的同时，节省了大量的卫生资源。

二、全科医师的工作任务

1. *对患者与家庭*

（1）负责常见健康问题的诊治和全方位、全过程管理。

（2）负责健康的全面维护，促进健康生活方式的形成；定期进行适宜的健康检查，早期发现并干预危险因素；作为患者与家庭的医疗代言人对外交往，维护患者的利益。

(3) 提供健康与疾病的咨询服务。

(4) 对服务对象随时进行深入细致的健康教育。

(5) 卫生服务协调者：当患者需要时，负责为其提供协调性服务。

2. 对医疗保健与保险体系

(1) 为医疗保健与保险公司"守门人"。

(2) 作为团队管理与教育者，在日常医疗保健工作中管理人、财、物，协调好人际关系，保证服务质量和学术水平。

3. 对社会

(1) 参与社区和家庭中的各项活动，与社区和家庭建立亲密无间的人际关系，推动健康的社区环境与家庭环境的建立和维护。

(2) 动员组织社区各方面积极因素，协助建立与管理社区健康网络，利用各种场合做好健康促进、疾病预防和全面健康管理工作；建立与管理社区健康信息网络，运用各类形式的健康档案资料做好疾病监测和统计工作。

第三节　全科医师的素质

1. 强烈的人文情感　以人为中心的照顾，要求全科医师必须具有对人类和社会生活的热爱与持久兴趣，具有服务于社区人群并与人相互交流、相互理解的强烈愿望和需求。其对患者的高度同情心和责任感，是无条件的、全方位的、不求回报的。与纯科学或纯技术行业的要求不同，这种人格是当好一个全科医师的基本前提。

2. 出色的管理能力　全科医师工作中处处涉及患者管理、家庭与社区健康管理，乃至社区卫生服务团队管理等。因此，全科医师必须有自信心、自控力和决断力，敢于并善于独立承担责任、控制局面。在集体环境中要具有协调意识、合作精神和足够的灵活性、包容性，从而成为团队的核心，与内外各方面保持良好的人际关系；同时，能随时平衡个人生活与工作的关系，以保障自己的身心健康与服务质量。

3. 执着的科学精神　由于全科医师工作相对独立，容易导致知识陈旧或技术的不适当运用。为了保持与改善基层医疗质量，科学态度和自我发展能力是全科医师的关键素质之一。全科医师必须能够严谨地对待业务工作，注重接受新业务、新知识的学习，并将其结合于日常服务实践中。

第四节　全科医师与其他专科医师的区别

全科医师与其他专科医师的区别见表 4-1。

表 4-1　全科医师与其他专科医师的区别

项目	全科医师	其他专科医师
所接受的训练	同时接受立足于社区的全科医学专门训练	接受立足于医院病房的教学训练
服务模式	以生物 - 心理 - 社会医学模式为基础	以生物医学模式为基础
医患关系	医患关系亲密、连续	医患关系疏远、间断
照顾重点	注重于人、伦理生命的质量和患者的需要	注重于疾病、病理、诊断和诊疗
服务对象	不仅为就诊的患者服务，也为未就诊的患者和健康的人服务	只为就诊的患者服务
服务的主动性	主动为社区全体居民服务	在医院里被动地坐等患者
服务内容	注重预防、保健、治疗、康复、健康教育等一体化服务，对医疗的全过程负责	注重疾病的治疗，只对医疗的某些方面负责
服务的连续性	提供连续的、整体化服务	提供片段的、专科化服务
服务的单位	个人、家庭、社区兼顾	只为个人服务
所处理问题的特点	以处理早期未分化的疾病为主	以处理高度分化的疾病为主
诊疗手段与目标	以物理学检查为主，以满足患者的需要为目标，以维护患者的最佳利益为准则	依赖高级的仪器设备，以诊断和治疗疾病为目标，注重个人的研究兴趣

注：其他专科医师是指经过住院医师训练的，在综合性医院各临床专科工作的医师，是深层次上的专科医师

第五节　国内外全科医学教育概况

一、国外全科医学教育概况

1. 国外全科医学教育的目标　全科医学教育在国外起步较早，多数国家都建立了国家级的全科医师规范化培训项目，并有严格的导师带教制度与考核制度，形成了较为完整的教育与培训体系。国外全科医学教育主要有三种形式，包括本科生教育、毕业后教育和继续教育。其教育培训计划在不同国家和地区并不完全一致，但框架基本相同。全科医学教育培训的总目标兼顾了医德、医术和医业三个方面，其特定教学目标由以下五个方面组成。

（1）与应诊相关的目标（各种有关知识技能态度）。

（2）与服务的具体情境相关的目标（考虑个人的社区环境和卫生服务提供的习惯、服务体系的利用、符合成本效益原则等）。

（3）与服务的组织相关的目标（连续性协调性医疗的组织、与其他医务人员的合作等）。

（4）与职业价值观和性质相关的目标（态度、价值观、责任等）。

（5）与业务发展相关的目标（形成终身学习的观念、自我评价和质量保证、适当的教

学和研究、医学信息的批判性评价、把研究结果用于服务等）。国际全科医学教育发展的经验显示，任何教育目标的实现都离不开政府的支持和医疗界的配合，此经验对我国有很好的启示。

2. 医学本科生的全科 / 家庭医学教育　在美国、加拿大、英国等国家，几乎所有的医学院校都设有各种形式的全科医学教学部门，并开设全科医学的课程。全科医学的教学在医学院中的开展，带动了全科医学住院医师训练项目的进一步发展和实施，从而也使得进入社区执业的全科医师人数的增加。

医学本科生全科医学教育的目标，并不是培养一位合格的全科医师，而是让所有的医学生都了解家庭医学的思想、观念、原则及其核心知识与技能；培养他们对家庭医学的兴趣，希望他们毕业后能选择家庭医学作为自己的终身职业；启发医学生训练长期自我学习和自我发展的能力。因此，即使医学生毕业后选择其他专科的住院医师训练项目，家庭医学也仍然是一门有益的课程。

在医学生中开展全科医学教育的形式分为必修课程和选修课程，不同国家或地区开设的阶段不同，但多数国家是在临床实习后期开设，教学的方式多选择在全科 / 家庭医疗诊所见习或实习，如此学生们可以实际体会到全科医学这一学科的真正内涵。

3. 全科 / 家庭医学住院医师培训　建立全科医学住院医师训练项目的目的，是造就出能在国家卫生服务系统中独立提供基本医疗服务、具有合格的知识、技能和态度的合格的全科 / 家庭医师。该项目多由大学的全科 / 家庭医学系负责组织实施。训练场所包括能够训练临床诊疗技能的大型综合性医院和能够训练全科医学诊疗思维的社区全科医疗诊所。本阶段教育是全科医学教育的重点，整个训练计划持续 3 ～ 6 年：①医院各科轮转，一般占总学时的 2/3；②社区全科医疗诊所实习，一般在医院实习后安排，也可与医院轮转有所重叠，占总学时的 1/3；③长期穿插性小组讨论或学习，它贯穿在整个住院医师训练项目的过程中，通常每周 1 ～ 2 个半天，地点多在社区诊所，主持学习的老师多以全科医师为主，并辅以其他学科的教师共同带教。在训练项目的各阶段都有相应的要求，学习结束、达到要求并通过专科学会考试者，可获得毕业证书与全科医师专科学会会员资格。

4. 全科医师的继续教育　全科医师为了自我发展成长及担负起照顾居民健康的责任，都应把继续教育作为其终身学习的主要方式，要获得家庭医疗专科医师资格证书，则必须通过严格的考试，而且家庭医师的专业资格必须每 6 年认定一次。获得新的资格认定时需要家庭医师在这 6 年期间修满至少 300 个学时的被认可的继续教育学分，并通过严格的笔试和病历审查。对专业资格重新认定的目的是保持家庭医师的学术水平和先进性。英国全科医师的平均继续教育时间为每年 1 周。

家庭医师的继续医学教育一般是由全科医师学会负责组织实施，形式各异。活动的内容包括参加国内、国际的学术会议、参加各种集训课程、参加各种专题讲座、参加科研项目、参与住院医师的带教、参加大学举办的各种学习班、参加学会出版刊物上的继续医学教育课程和自测试题答卷等。

在全科医师的住院医师培训中，行为科学、人文社会科学的内容大大超过了专科医师；

流行病学观点与方法也得到突出的强调。某些特定专业，如老年医学、精神医学、急诊医学、临床营养学、运动医学、皮肤科学、康复医学、替代医学等，由于其在社区卫生服务中的重要作用，而成为广大全科医师热门的选修科目。

5. 专业会员资格训练、学位教育　美国家庭医生学会（AAFP）将专业会员资格训练、学位教育定位于住院医师训练和继续教育之间的一种特殊专业化教育，其目的是培养学员特殊的专业能力，以利于从事特殊医疗照顾或成为称职的家庭医学教师。训练内容各国不一，但以老年医学、运动医学、科学研究项目设计及实施、师资的基本技能培训等最为多见。

此训练项目的时限多为 1 ～ 2 年，经费多来自大学、政府或基金会的支持。参加的学员多为有志成为家庭医学教师的全科 / 家庭医师。有的国家在学员完成训练项目合格后，发给家庭及社区医学硕士学位证书。

二、我国全科医学教育概况

我国内地医学界首次正式接触全科 / 家庭医学的概念，是在 1986 年在英国伦敦举办的 WONCA（世界家庭医生学会）亚太地区会议上。全科教育培训自 1989 年起进行试点，经历了十余年的艰苦探索；从全国范围来看，我国开展全科医学教育的主要形式包括医学本科生的全科医学教育、毕业后全科医学教育（住院医师培训）、全科医师岗位培训、各种短期的全科医学培训、全科医师继续医学教育等。

1. 医学本科生的全科医学教育　目前我国已经有近 20 所高等医学院校开设了全科医学课程，多数院校已将全科医学列为必修课或选修课。教学目标多定位于传授家庭医学的知识、态度和技能；培养学生对全科医疗的职业兴趣，为毕业后接受全科医学规范化培训奠定基础；认识全科医学这一新学科的特点，使毕业后从事其他专科的学生也能够很好地与全科医师沟通和业务上合作。教学内容主要以全科医学的基本理论为主，教学方式包括理论教学与临床见习或实践。

2. 毕业后全科医学教育　毕业后全科医学教育是指医学生完成高等医学院校的本科教育后，接受的研究生教育或全科医师规范化培训，这是我国全科医学教育体系的核心。

1999 年，卫生部科教司制定了《全科医师规范化培训大纲（试行）》，培训时限为 48 个月。此大纲的出台标志着我国毕业后全科医学教育项目的建立。全科医师规范化培训的培训目标，是培养合格的全科医师，使其具有高尚的职业道德，能以人为中心、以维护和促进健康为目标，向个人、家庭与社区提供医疗、预防、保健、康复、健康教育和计划生育技术指导六位一体的基层卫生服务，达到全科主治医师任职资格标准，成为社区卫生服务团队的学科骨干。培训内容包括 3 个月的全科医学理论学习、约 33 个月的医院各科轮转、12 个月的社区实践。在医院轮转期间，每周安排 1 ～ 2 个半天集中学习，内容为全科医学相关问题与各学科新进展，培训方式包括讲座、教学研讨会、案例讨论与科研等。此外，每周可安排半天或 1 天到社区基地参与社区卫生服务。

3. 全科医师岗位培训　全科医师岗位培训是指对已经获得执业医师资格、即将或已经开始从事全科医疗服务的医师所进行的全科医学教育。特别是对长期在基层工作的医师进行全科医学培训，使其在较短时间内获得全科医学的知识与技能，满足社区卫生服务的需求，这是解决我国社区卫生服务人才不足的有效途径，也是当前全科医师培训工作的重点。

岗位培训的目标，使学员掌握全科医学的基本理论、基础知识和基本技能，提高防治社区常见疾病和解决社区健康问题的能力，具有高尚的职业道德，运用生物 - 心理 - 社会医学模式，以维护和促进健康为目标，向个人、家庭、社区提供融医疗、预防、保健等为一体的基层卫生服务，达到全科医师的岗位要求。

在培训方法上，可采取脱产、半脱产或业余学习的方式；教学方法采取以授课为主，适当结合案例讨论和社区教学实习；目前我国岗位培训的学时为 600 ～ 620。

4. 全科医师继续教育　继续医学教育是毕业后，以学习新理论、新知识、新技术和新方法为主的一种终身性教育。其目的是通过全科医师在执业期间不断地接受新理论、新知识、新技术和新方法，以保持其专业水平的先进性和服务的高水平。根据国家卫生部规定，医学继续教育活动采取学分制，把每一次参加学习进行学分记录，作为卫生专业技术人员（以下简称卫技人员）业绩考核、聘任及晋升专业技术职务的条件之一。医学继续教育的形式有多种形式，如学术讲座、专题研讨会、学术会议、短期培训班、自学、进修、撰写论文和专著等。在规定时间内完成规定的学分即被认为完成继续教育。

第5章

全科医疗中的临床思维

第一节 哲学思维

哲学是关于世界观的学问，是关于自然、社会和思维知识的概括和总结，是一种特殊的意识形态，是系统化、理论化的世界观。哲学与医学的关系，是一般和个别的关系，在人类的认识过程中，医学和哲学的关系是十分紧密的。尤其全科医学是一门以哲学为理论基础的新兴学科。

一、全科医学哲学思维的发展

我国的传统医学是全科医学重要的思想基础，其中古代天人合一的思想、整体观念和辨证论治等都是全科医学哲学思维的典型代表。无论古代医学、近代医学或现代医学，无不折射出哲学思想的渊源。

1. *古代医学与朴素唯物主义* 祖国医学突出表现在阴阳五行学说上。阴阳五行学说在战国时期就形成了，是研究事物对立统一和相互联系、相互转化的学说，是一种朴素唯物主义和自发的辩证法，在两千多年以前就被运用到中医学中，用来说明人体的结构、生理功能和疾病发生发展的规律，并用以指导疾病的诊断和治疗，经过反复理论与实践的结合，便形成了中医学的基本理论。

《内经》认为，事物的阴阳两个方面是既对立又统一的。这种统一性表现在：①“孤阴不生，孤阳不长”，就是说阴阳是相互依存的；②“阳中有阴，阴中有阳”，两者相互包含，相互渗透；③“阳生阴长，阳杀阴藏”，即互相滋生或削弱；“重阴必阳，重阳必阴”，即“阳极反阴”。同时还揭示了对立面互相依存和消长转化的规律。

古代五行学说中的“五行”，是指构成宇宙的五类最基本，最常见的物质，就是木、火、土、金、水。我国古代医学认为，人体是由各种组织器官构成的有机统一体。这些组织器官，无论在生理还是在疾病过程中，都是相互联系、相互影响的。

2. *近代医学与形而上学唯物主义* 形而上学唯物主义是新兴资产阶级世界观，产生于16～18世纪，它坚持物质第一性、意识第二性的原则，其特点是片面、孤立、静止地看问题，否认事物内部的矛盾性。但它较古代朴素唯物主义大大前进了一步，是当时自然科学发展的必要条件。

近代医学之所以能够兴起，在思想上是借助于形而上学唯物论的指导和帮助。它提倡科学，反对迷信，提倡个性，反对神圣；它冲破了宗教神学的信条和束缚，为自然科学和医学的发展奠定了基础。当然，形而上学唯物主义，一方面给医学以积极的影响，促进了近代医学的发展；另一方面也给予消极的影响，使人们对于生命活动中的整体与局部、形态与功能、运动与平衡等相互联系的诸多方面，在认识过程中人为地割裂了。

3. 现代医学与辩证唯物主义　19 世纪末 20 世纪初，医学发展进入到了现代医学的阶段。一方面向微观的深度发展，从细胞水平、亚细胞水平发展到分子水平，甚至量子水平，并向精细的分科方向发展，出现了分子解剖学、分子生理学、分子病理学、分子药理学、分子免疫学、分子遗传学等分子医学；另一方面又朝着宏观的方向前进，从机体水平作更高一级综合，从机体水平向群体水平，以至生态水平发展，出现由多学科相互渗透的边缘学科。现代医学的发展更加注重其理论性，且趋向于辩证的综合，如果没有理论的指导和科学的思维，仅靠经验的方法是不能向前发展的。现代医学的新进展、新特点和新趋势要求我们把分析和综合、局部和整体结合起来进行研究，不仅要研究人体一个个器官或一个个病变，而且要研究人体各个器官的相互联系及其变化发展的过程，对疾病的研究也是如此。

总而言之，当代医学科学的发展，日益显示出医学固有的辩证性质，即整体的、层次的、动态的性质，要求全科医学工作者在实践（全科医学科研、医学教育和医疗实践）中，进一步自觉地运用辩证唯物主义的世界观和方法论来指导，以期获得更大的成绩。

二、全科医学辩证法研究的对象与内容

1. 全科医学辩证法的研究对象　全科医学辩证法是关于医学科学发展一般规律的科学。是在总结医学科学成就的基础上，用辩证法探讨全科医学发展和全科医学理论思维活动，探讨在正常和异常条件下人体生命过程最一般规律的科学；辩证认识、疾病诊治、预防和维护人体健康；是把全科医学作为一种社会历史现象来认识的全科医学科学观。

（1）全科医学辩证法主要通过对医学科学思想发展史的研究，来探讨全科医学和哲学的相互影响，阐明不同的世界观和方法论对医学发展的作用，它是从总体上、哲学上来研究全科医学发展规律的。

（2）全科医学辩证法不仅要总结过去的医学理论和医学发展规律，而且要研究当代医学发展的趋势和特点，提出预见性的见解，为国家政府机关制定全科医学科学和社区卫生服务的发展规划与政策提供理论基础。

2. 全科医学辩证法研究的主要内容　全科医学辩证法应包括以下三方面的内容。

（1）作为自然现象的全科医学辩证法，主要论述生命发展的辩证过程与生命观，人体发展过程与人体观，疾病发展的辩证过程与疾病观，诊治疾病的辩证过程与诊断观及治疗观，预防医学的发展过程与预防观。

（2）作为认识现象的全科医学辩证法，即全科医学研究的方法，在唯物辩证法、认识论和逻辑学相统一原理的指导下，论述全科医学科学中获得感性材料的传统研究方法，如动物实验、科学设计、临床观察、群体调查、数理统计方法，其次研究全科医学科研工作

的逻辑思维方法在全科医学中的应用；再有研究全科医学发展中的新方法，如自控诊断、动物模拟等方法，以及控制论、信息论、系统论的方法在全科医学中的应用。

(3) 作为社会历史现象的全科医学辩证法，即全科医学科学观，它体现了主观辩证法和客观辩证法的统一。论述全科医学科学的性质和作用，全科医学发展与科学技术，全科医学科学的层次结构和分类，全科医学科学中各相关内容的辩证分析和预测。

3. 哲学思维在全科医疗中的作用　全科医学哲学思维的目的是树立科学的世界观和方法论，掌握全科医学自身的规律，用以指导全科医疗实践，以提高疾病诊治、预防工作的水平，促进全科医学科学事业的发展，保护人民的身心健康，更好地为人民服务，为社会主义经济建设服务。

任何一个科学都是对客观规律的反映和总结。一种学说、一种观点，要成为科学，就必须掌握或占有丰富的材料，并对这些材料进行科学的分析和说明，指出其内在联系和规律，上升为科学理论，这种理论能够预见未来，能够在具备同样条件的情况下，得到重复和再现。

唯物辩证法不仅可以帮助全科医疗工作者树立起正确的世界观，而且对于指导其全科医疗实践，提高医疗水平，制订科学的诊疗方案，掌握科学的诊疗方法，都将起到重要的作用，帮助全科医师认识疾病的发生、发展和转归的客观规律，提出预防和控制疾病的对策与措施。

第二节　临床诊断思维的要素与规律和特点

全科临床诊断思维，是全科医师运用已有的医学理论和经验对于疾病的认识过程。全科临床思维要素和规律与其他学科中常有的思维要素、规律和方法既有共性，又有其自身的特点，研究这些对于提高全科医师临床诊断水平有重要作用。全科医疗临床思维是以哲学为基础的，也可称之为全科临床哲理，即指全科医师在临床实践中探索现实的原则和行为的本质，是临床活动的理念与价值取向。

一、临床诊断思维的要素

1. 思维客体　思维的对象是指致病的客体，包括生物客体（如致病微生物），理化客体（如天然环境、人造环境的理化因素），实物客体（如车祸、工伤）和社会客体（如社会政治、经济、文化因素等），以及患病客体，它包括患者的身体素质、心理状态和遗传因素等。

2. 思维主体　全科临床诊断思维的主体，主要是指全科医师，同时也包含患者。全科临床诊断治疗质量的高低，在很大程度上取决于全科医疗人员的素质水平，包括全科医师的业务素质、心理素质、思想素质和身体素质等。

3. 思维工具　全科临床思维工具包括理论工具、实践经验和技术手段。

(1) 理论工具：主要是指方法论，可分为哲学方法论、科学方法论和医学方法论，是搜集、分析和加工全科临床资料的指导方法，它对全科临床思维具有方法论的指导意义。

(2) 实践经验：是全科医师长期积累的知识，它对全科临床思维有着直接的实现意义，全科医师凭借自己在医疗实践中积累的丰富经验，对社区常见疾病可以凭直觉地做出诊断。

(3) 技术手段：主要是指观察、实验、检测的仪器设备，它们可延伸人的感官，辅助人的思维，特别是先进的、现代化的检诊仪器、设备的运用，大大提高了全科医师临床诊断思维的效率。

二、临床诊断思维的基本规律

全科医疗临床诊断思维的基本规律，是指全科医师在临床思维活动中，一种内在本质联系的趋势。全科医师在临床思维活动中，一定要注重和强调逻辑性与非逻辑性的辩证统一，抽象思维与形象思维的辩证统一，经验思维与理论思维的辩证统一。

1. *逻辑性与非逻辑性的辩证统一*　全科医师在临床思维过程中既要有专业理论知识和丰富经验的非逻辑直觉判断，还要有严密的逻辑推理。既要有常规的模式，又要有非常规的模式，它是常规与非常规、逻辑与非逻辑的辩证统一。

全科医师在疾病诊治中除了运用医学基本概念、理论、范围进行逻辑判断，还应有“意会知识”、感觉体验和“思辨猜测”推理等能力。另一方面在患者思维表现，患者除了如实陈述病情之外，还可能由于社会、心理、情感、价值或隐私等因素的影响，部分地隐瞒或遗漏病因、病情，从而使临床诊断不仅要逻辑推理的决定，而且受到伦理道德、社会经济、心理、情感等多方面的因素的制约。逻辑思维与非逻辑思维在每一位全科医师的头脑中都同时存在，并在临床思维中互相渗透，辩证统一。

2. *抽象思维与形象思维的辩证统一*　抽象思维，一般可分为两大形式：感性思维、形象思维。①感性思维是运用概念进行判断推理，它的特点是对感性实体（或表象）的抽象概括而形成概念，然后在概念的基础上，运用“三段论”法进行判断和推理，最后获得对事物的本质认识；②形象思维虽然也要经过对感性形象，但它在抽象过程中不抛弃客观事物的具体性和形象性，保持在“内心视觉”中并利用这些形象的联系，推论事物的本质。临床上应用形象思维来分析综合感官的映象，可以为全科医师鉴别疾病的本质和规律提供依据。如临床上使用的脑电图、心电图、B 超、造影、透视等，都是为疾病诊断提供形象思维的资料。通过分析综合景象的内在联系，推论出疾病的大体解剖的改变；比较分析影像的特异性，达到鉴别诊断的目的；根据影像的发展变化，进行疾病诊断推理，预测疾病的预后和转归。

3. *经验思维与理论思维的辩证统一*　全科临床诊断思维的层次，可分为经验思维和理论思维，这两个层次既有区别又有联系。①经验思维是全科临床诊断思维的初级阶段、初级形式，主要是凭借医学经验的方法来思维，是全科临床思维的基础；②理论思维是全科临床思维的高级阶段、高级形式。主要是凭借全科医师科学抽象的方法来思维，是在经验思维的层次上发展起来的，具有比较普遍的意义。

经验思维在全科临床医学中占有特殊的地位，古代医学就称之为经验医学。经验思维仍占有极为重要的地位。它是全科医师一种比较熟悉而又经常使用的思维形式，全科医师凭借个人的经验思维方法，可对疾病做出正确的判断和推理，形成正确的诊断和治疗方案。

实际上，全科医师在临床思维中，既有经验思维又有理论思维，在经验层次的思维中有理论指导，并逐渐向理论层次过渡飞跃；逐渐地把两者有机地结合起来，融为一体。

三、临床诊断思维的特点

1. 对象的复杂性　全科临床诊断思维和认识的对象是个体的人。人体自身的结构与功能、健康与疾病的认识远远没有充分，而且人与人之间的个体差异也远远不是其他有机体所能比拟的。不仅如此，人类的疾病也是复杂多变的，就是相同的疾病也会出现不同的症状和体征。因此，全科医师对疾病的认识也是一个极其复杂而又曲折的过程。

全科临床思维的对象是活生生的人，是有头脑、有思维、有心理和行为活动的人。他们不同于自然界的客体，自然界的客体是被动的，不具有主观能动性。而临床认识的对象，具有思维能力，在很多情况下，会有意无意地参与临床思维。但人们发生疾病时，患者只要在意识清醒的状态下，总是要对自己所患疾病进行臆测、想象、判断、推理。因此，患者的主诉、症状（病史）等虽说是临床认识的感性材料，但全部是通过患者理性加工后才反映出来的。有些患者甚至会进行“自我诊断”，可以为临床医师提供素材，并且对临床诊断具有重要的价值。然而，患者的思维也具有另一方面的作用，有时也会干扰全科医师的思维判断。因此，全科医师在临床思维和诊治过程中，既要充分发挥患者思维的能动作用，又要排除他对临床思维和诊断的干扰。总之，在临床诊断中，全科医师要充分认识对象的特点及其主观能动性，使自己的思维尽量符合患者的客观表现，主观和客观一致，才能做出正确的诊断。

2. 时间的急迫性　全科临床诊断思维的另一个重要特点，就是时间观念很强，在多数情况下，时间是非常紧迫的，尤其对危急重症患者，时间就是生命，全科医师必须在很短的时间内做出诊断，减轻急症给患者带来的极大痛苦，及时抢救危及生命的患者，这就要求全科医师在最短的时间内对疾病做出较为正确的诊断和及时合理的治疗。同样，还要求全科医师具有迅速把握疾病整体特征的能力和抓住疾病关键性特征的能力。尤其是在社区院前急救过程中，必须争分夺秒。

急症的诊断要求全科医师迅速地找到最简便的诊断思路，这条思维只有经验思维才能成为其向导。因为经验思维是借助于头脑中已有的各种疾病的模式，对它进行各个相似的分析，确诊其从属程度，并将这种程度进行叠加，通过分析综合找到归宿。全科医师头脑中疾病模式越多，大脑就越能够习惯地、迅速地启动思路，按照熟知的模式反映事物的本质。

直觉思维作为一种认识事物的特殊思维形式，具有爆发性和突破性的特点，它可以在短时间内，甚至在瞬间内将平时所获得和储存的许多信息综合集成为一个整体，并且从整体上而不是在细节上把握事物的发展，这是一种经过浓缩了的综合判断，没有必要进行严格的逻辑证明，就能得出结论，这正是对全科医师处理急症患者的要求。直觉思维必须具有丰富的临床经验，是长期临床实践的积累。因此，急症工作宜由知识广博、经验丰富、年资较高的全科医师担任。

3. 诊断的概然性　全科临床诊断思维的特点之一，就是诊断的概然性。概然性是相对实然性而言的，属逻辑判断范畴。概然性判断是针对事物可能性的判断，这种判断暂时还不确定，是相对的，不是绝对的，可能是这样，也可能不是这样。但是，可能性并不是毫无根据的、抽象的和没有现实意义的可能性，而是有根据、有现实意义的可能性，随着事物的发展和条件变化有可能变为现实。

概然性并不等于随意性、不确定性。全科临床诊断是以事实为根据的，对于疾病发生发展的认识是确定的，但又有不确定性，如在临床诊断思维过程中，初步印象的提出，对治疗前景以及预后等情况的预测，都是概然性和近似性的推断。其中有些判断推理是以经验为基础的直觉思维形式。所谓直觉判断的思维形式，是指全科医师一见到患者或观察到患者的表情、神志，当即断定患者患有某种疾病。这种判断是以从前的知识和经验为依据的，它为正确的诊断提供了可能性，但这种可能性是否符合现实性，还有待今后的临床实践来检验。所以，这种诊断思维是概然性的。造成临床思维的概然性因素很多，有的因为患者处于发病的初期症状不明显，有的由于患者个体的特殊性，超越了疾病正常的发生和发展规律；有的因为资料不完备，这些都是造成诊断思维的概然性的客观因素；也有的是因为医师的知识不足、经验不够或是粗心大意、观察不细、检查不周、综合不当等，这些是造成诊断思维概然性的主观因素。

正确认识临床诊断的概然性，对于提高全科医师的正确诊断率，防止误诊有着重要的意义。一名全科医师如果真正懂得诊断的概然性，就会在诊断中自觉地克服主观主义，养成谦虚谨慎、尊重事实、一切从实际出发和实事求是的工作作风，从而使全科医师的临床诊断建立在更加客观、科学、可靠和有效的基础之上。

第三节　全科医学观与临床诊疗思维

一、全科医学社会观

所谓全科医学观，就是人们对于全科医学的总的看法和根本观点。所谓全科医学社会观，就是人们用什么样的社会观点、历史观点来看待全科医学的产生、发展及其性质、功能和作用等问题。树立科学的全科医学观、全科医学社会观，研究全科医学的本质属性、职能结构和发展规律，探讨其发生、发展的社会背景和历史背景，对于全科医师的临床诊疗思维具有重要的作用。

1. 医学的本质和属性与全科医学社会观　医学的性质，主要属于自然科学的范畴，但同时又具有社会科学的性质，所以说医学是自然科学和社会科学两大学科相结合的科学。医学同其他科学相比，有其自身的特殊性，它所研究的对象是人而不是物。人具有双重属性，一是自然属性，二是社会属性。医学尤其是全科医学不仅要考虑人的自然属性，而且还要考虑人的社会属性或社会本质，研究社会因素对人体健康的影响及其规律。致病和治病不仅有自然因素，同时还有社会因素，如社会、社区、家庭、工作、学习、恋爱、婚姻、荣誉、理想、前途，以及喜、怒、哀、乐等因素，都会直接或间接地影响人的健康。医学的目的是社会性的。这种社会性的目的不仅是治疗疾病，使某个机体康复。它的目的是使人不仅没有疾病，而且在心理和社会上处于良好状态，也就是通过调整，使人适应他所生存的环境，作为一个有用的社会成员。其最终目的仍然是社会的。因此，全科医师必须运用全科医学社会观来研究、分析和解决社区居民的健康问题和卫生问题。

2. *医学的社会职能与全科医学社会观*　医学的职能，主要是维护和增进人类的健康，保护社会劳动力；提高人口质量，控制人口数量。人口是社会物质生活条件的必要因素，一定数量和质量的人口，是社会生活和人类历史发展的前提与出发点。人口的数量、质量和构成，虽然不是社会状况和社会变革的决定因素，但它对人类社会生活和社会发展有着重大的影响，起着促进或延缓的作用。

全科医学的发展不能脱离社会生产实践、临床观察和科学实验，同时也不能脱离一定的社会、政治、历史条件。全科医学的发展与政治、经济、文化、社会制度等诸多方面有着密切的联系，并受到这些方面的促进或制约。

二、全科医学发展观

现代医学发展的一个重要趋势是向微观深入、向宏观扩展。所谓向微观深入，就是向亚细胞、分子直至量子层次深入，也是向生命活动和疾病过程的内在机制深入。所谓向宏观扩展，就是转变医学模式，把医学与人文科学、社会科学和其他学科紧密结合起来，从整体角度、社会角度、生态角度认识和处理健康与疾病问题。全科医学的产生，就是现代医学向宏观扩展的必然趋势。

1. *宏观扩展趋势*　现代医学随着对生命本质的探索，一方面向亚细胞、分子以至量子水平深入，另一方面则向超机体系统，即人群、生态等水平趋向宏观扩展，是指向机体、人群、生态环境方向发展，而且包括医学与社会学日益　紧密结合的趋势。由于生态科学、环境科学、行为科学的兴起和发展，医学研究从器官、个体水平，上升到群体水平乃至生态系统水平，对生命活动和疾病过程进行综合研究，把人作为一个与自然环境和社会环境密切联系、相互作用的整体，也可以说是进入到“生态医学”的新时代。

现代医学向宏观扩展，不仅表现在向生态环境渗透，而且还表现在对社会因素、心理致病和治疗的研究，从生物的、心理的、社会的水平来综合考察人类的健康和疾病，并采取综合的措施来防病、治病，增进人类的健康。对医学问题的认识由单纯生物学的观点扩大到了心理学、行为学、社会学、人类学等学科的范畴。现代医学向宏观扩展，还表现为临床与基础科学的统一，医学与其他的自然科学、社会科学的统一。如日益增多的边缘学科的出现，沟通了不同学科之间的联系，出现了综合学科。由于“老三论”和“新三论”在医学中的运用，在医学领域派生出了一大批新兴学科。

2. *生态医学模型趋势*　生态医学模式把人作为包括自然环境和社会环境在内的生态系统的组成部分，从生物的、心理的、社会的水平和从自然生态与社会生态的层面来综合考察人类的健康和疾病，并采取综合的措施，才能更好地实现防病、治病，增进人类健康，达到与然生态和社会生态和谐适应的目的。由于系统论的发展，对于医学中一系列的有关事物被综合起来，找出它们的内在联系，探讨整体水平的功能系统。从而有可能通过不同的组织层次，如分子、细胞、组织、器官、系统、机体、人、家庭、社会和生态，来认识生命健康与疾病，体现了“生态医学模式”是医学发展的必然趋势。

生态医学模式：①健康观念，是人的精神心理状态与生存环境（含自然生态和社会生态）的和谐适应（良性互动）。②对疾病的认识，是一种健康不良状态，本质是人的身体和精神心理状态与生存环境的适应失谐，如艾滋病。③思考的范围，是人的身体和精神心理状态与生存环境的依存关系。④医学思想，是优化生存环境，辅以防治（绝非否定防治，而是从更高意义上理解和突出防治）。⑤医学手段，是协调性的平衡（在与生存环境的平衡中实现身心平衡）。⑥从对医本质的认识，医学最高境界是创造良好的生存环境，实现人类最佳生存状态。一切医学手段必须以此为导向，为此服务。⑦对死亡的态度，是以实现"健康死亡"（即古人讲的"形与神俱而终其天年度百年乃去"的无疾而终）为终极目的，不排除特殊情况下的"安乐死"。⑧伦理本位，是大生态本位（将人类与生存环境作为共体来考虑道德价值的取向）。⑨医德标准，是有利于人类生存环境的优化与改善（以此统驭前两者，而不是排除前两者）。⑩对应于古人的认识，是上医医国（可将"国"引申为人类赖以生存的整个自然和社会环境的泛指）。

三、医学生命观

医学科学和生命科学是相互联系，密切相关的。医学生命观，是指人们对生命的起源和本质的总的观点和看法。要树立正确的医学生命观，必须首先树立辩证唯物主义的自然观。随着医学科学和社会科学技术的发展，生命科学已经成为是当代科学的前沿，21世纪将是生命科学的世纪。

有学者认为，生命系统是最典型的自组织性系统，自组织是生命发生、发展和消亡的基本规律。所谓自组织，是系统在特定的内外条件下，从混沌到有序，从有序程度低到有序程度高，并稳定在一定有序程度上的自我完善过程。生命区别于非生命的根本特征是自我更新、自我复制、自我调节。①自我更新是生物体的物质、能量代谢，即为生命的全部自组织活动提供物质、能量基础，是生命自组织活动的首要表现；②自我复制是生物的繁殖，是遗传和变异的统一过程，是已有的生命信息的保存、传递、变异过程；③自我调节包括对内环境各种关系的调节和外环境之间相互关系的调节，以保证在变化的内外条件下正常地进行新陈代谢和生长繁殖。生命系统之所以从非生命的世界中产生并发展起来，就在于能够把非生命的条件组织起来，形成生命现象。

生与死是永恒的哲学命题，生老病死是自然规律。众所周知，包括人类在内的生物是由细胞组成的，我们每一个人都是由受精卵发育而成的。受精卵分裂逐步形成大量的功能不同的细胞，发育成大脑、躯干、四肢等。在发育过程中，细胞不但要恰当地诞生，而且也要恰当地死亡。细胞的诞生固然重要，但细胞的死亡也非常必要。从胚胎、新生儿、婴儿、儿童到青少年，在这一系列人体发育成熟之前的阶段，总体来说细胞诞生得多，死亡得少，所以身体才发育。发育成熟后，人体内细胞的诞生和死亡处于一个动态平衡阶段。

貌似复杂的人体内，细胞的诞生和死亡长期处于一个动态平衡阶段，一个成年人体内每天都有上万亿细胞诞生，同时又有上万亿细胞"程序性死亡"。这种细胞死亡又称为"细胞凋亡"，每个凋亡的细胞几乎都有新生的细胞来取代，这样组织与器官才能维持原状，机体才能平衡，生命才能延续。一旦细胞的这种生与死失去平衡，人体就会产生疾病。人类在探索生命活动的过程中，提出了各种各样的学说，而辩证唯物主义生命观对指导有关生命问题的研究，最终揭开生命之谜有重要意义。

四、医学人体观

人体是以哲学自然观为指导，以人体生理解剖学为基础，所形成的一种对人体产生、结构、功能、运动等的一种观点，是对人体生命活动总的看法和观点。辩证唯物主义人体观认为，人体是相互联系的有机统一体；人体是矛盾运动着的统一体；人体与环境是相互作用、相互影响、相互依存的统一体。

1. 人体与自然环境的统一　所谓环境，就是指人类生存和发展的空间状态，是自然条件、生物群落和人类社会交织在一起的复杂生态系统。环境包括社会环境和自然环境。人是自然界生物进化的最高产物，既是自然界的实体，又是社会的实体。人体周围的一定环境条件是人体正常生命活动的必需的最基本的条件。环境抚育着人类，人类适应并改造着环境。

2. 人体与社会环境的统一　所谓社会环境，包括社会生产力、生产关系及社会政治、经济条件、劳动条件、卫生条件、居住条件、生活方式，以及文化、教育、家庭结交等多种社会联系。人具有双重属性，即自然属性和社会属性。人的社会属性对其自然属性有一定的影响、制约与控制作用。人的心理、意识、思想还有社会内容，是社会存在的反映，由人们的经济地位、政治地位和其他社会关系决定的。社会经济、政治、思想因素对人体的生物学运动有很大影响。社会经济状况、生产发展水平、人们收入多寡制约着人们的营养状况、饮食习惯、生活环境、居住条件，因而对人体健康产生相应影响；社会因素作用于物理、化学、生物等致病因子，使其与人体隔离或接触，可有益或有害于人体健康；社会因素影响人们的心理活动，再通过神经 - 精神 - 免疫的内分泌机制，提高或降低机体免疫力，有益或有害于人体健康。

第四节　全科医学的诊疗观

一、全科医疗的诊断观

诊断是医师通过对人体健康状态的诊察和对疾病所提出的概括性判断。人们对疾病诊断所持的态度及其总的看法称之为诊断观。诊断疾病的过程，就是医师正确地认识疾病的过程，也是有效地治疗疾病的前提。

1. 临床诊断思维的步骤　临床诊断思维主要是从思维规律和思维方法的角度来研究正确诊断疾病的规律。在临床上要做出正确的诊断大致要经过三个步骤：①深入调查研究，全面搜集材料；②综合分析，做出诊断；③反复验证，不断深化。全科医师通过对患者进行病史采集、体格检查和必要的实验室检查，掌握第一手材料，经过分析、综合、类比、判断、推理的思维活动，做出对于疾病本质的、理性的、抽象的判断，得出对于疾病诊断的理性认识，继而根据诊断采取相应的治疗措施，观察病程发展与治疗效果，反过来验证原来的诊断，进一步肯定或修改甚至完全否定原来的诊断，如此多次反复，使全科医师对疾病的认识逐步深化。这是一个从感性到理性、从理论到实践，即实践—认识—再实践—再认识的过程。

(1) 深入调查研究和全面搜集材料：对病情的调查研究，主要包括病史的采集、体格检查、实验室检查三个方面，其中最重要的是病史的采集。

①病史的采集：病史是患者就医的直接原因，也是诊断的重要依据。采集病史是一个分析、综合、归纳、演绎的过程。采集病史时，应力求客观，避免主观，注意临床资料的真实性和完整性。所谓真实性，是指诊察所获得的资料符合客观实际，准确无误，不能是虚假的、歪曲事实的资料；所谓完整性，是要求搜集的资料不仅真实可靠，而且全面准确，没有遗漏重要的线索和有价值的资料。

②体格检查：体格检查是采集病史的继续，与采集病史相比较，体格检查获得的资料，能够比较客观地反映病情，并可以补充病史资料的不足。体格检查还可以印证采集病史获得的资料。但是，体格检查也有其局限性，它仅能反映患者就诊时的体征，即疾病的静态特征，而不能反映疾病的发展进程和动态表现。

③实验室检查：随着科学技术的迅猛发展，实验室检查方法的不断改进，仪器设备的不断更新，实验室检查越来越成为临床诊断的重要手段。各种常规检查和特殊检查，对初步印象的验证和临床诊断的形成具有极大的帮助，并且深化了医师的认识水平，增添了临床思维的新线索。

(2) 综合分析和做出诊断：采集病史、体格检查、实验室检查能够搜集到许多临床资料，这些资料都是反映疾病现象的，还不是疾病本质的。诊断疾病的过程就是要通过这些现象去发现疾病的本质。作为全科医师，在搜集到大量感性资料后，一般采用下列思维方式进行综合分析，做出诊断。

①顺向思维：是全科医师处理一般较为典型的疾病的常用方法，是以患者的典型病史和体征及某些辅助检查为依据，直接做出诊断，如有人饮食失常，就可能会立即出现腹痛、腹泻、呕吐等症状。

②逆向思维：根据患者的病史及体征的某些特点，提出可能是某一范围内的某些疾病，然后根据进一步检查或辅助检查，否定其中的大部分，筛选某种或某几种疾病，该思维方式常用于疑难病症的诊断。

③肯定之否定：是为了排除某些疑诊而采用的一种思维方式。

④否定之否定：是在诊断初步成立之后，为了进一步证实其确定性，而采用的一种方式。也就是说假定诊断不成立，其病史及体征以其他疾病解释均不能成立，证明原诊断成立。

⑤差异法：在临床思维中，无论采用何种思维方式，都必须以差异法为基础。就是从临床思维的起始到终结，都必须注意不同疾病的差异，不同患者的特点，抓住其特殊性进行综合分析，做出正确的诊断。

(3) 反复验证和不断深化：在采集病史、体格检查和实验室检查基础上，全科医师掌握了大量临床资料，再经过综合分析等思维过程就形成了初步诊断。这种诊断尽管已经有了比较充分的依据，但其正确性还没有经过验证。尽管症状和体征是做出诊断的客观依据，但诊断结论是经过医师的头脑加工、分析之后做出的，带有一定主观性。因为临床诊断是医师对患者病情的一种认识，属主观范畴。无论诊断的依据如何充分，医师的分析如何客观；无论是比较明确的诊断，还是假设性的拟诊，还有待于临床实践的不断检验。一个正确的诊断，一般需要经过从感性认识到理性认识，再从理性认识到医疗实践的多次反复才能产生出来。

2. 临床诊断的基本原则

（1）整体性原则：整体性原则是指全科医师在临床诊断过程中，坚持从普遍联系的观点出发，把人体看成是一个有机联系的整体，这不仅是诊断观的要求，也是医学科学自身发展规律的要求。全科医师在诊断过程中要坚持整体性的原则，就必须做到：牢固树立事物是相互联系的观点；处理好局部和整体性的关系。①全科医师要从整体联系中识别局部变化的实际意义；②要全面地揭示局部变化在复杂的整体运动中的因果联系，认清局部变化的实际地位；③要从整体联系中预见到局部变化的发展。我国医学是以整体观念为指导的典型代表，如中医诊断就是全面运用望、闻、问、切四诊，把证与病、病与患者、患者与周围环境看作是一个统一的整体，结合致病的内外因素，从整体观念出发。①考虑的是人与自然的关系。认为人体的生理、病理活动，一般是随着四时气候的变化而相应改变的；②中医诊断疾病时，特别是强调人体的整体观念，处处考虑到体表与脏腑的联系。正因为有了这种联系，人们就可以从体表现象探知脏腑病症的本质。

（2）具体性原则：把疾病与特定的时间、地点、条件联系起来，放到历史发展过程中，放到与其他事物的联系中加以观察和研究，这是对具体性原则的最好贯彻。现代医学发展的趋势之一，就是疾病的分类、分型系统越来越庞大，越来越细，各种疾病的差异性，同一种疾病的多样性等，都要求全科医师必须采取具体问题具体分析的思维原则。

（3）动态性原则：就是要求全科医师必须用发展、变化的观点看待患者、看待疾病，人体作为一个有联系的整体，时刻都处在运动变化之中，人体生命活动中各方面相互联系的特性，只有在运动中才能显示出来。全科医师的思维应该是辩证的、开放的，为了患者的康复，只要有必要，应随时修改原来的诊断和调整治疗方案，因为临床思维不是一次完成的，而是一个反复观察、反复思考、反复验证、反复改进的动态过程。

（4）安全性原则：是指全科医师在诊断时，要从抢救和保障患者生命安全，有利于患者身体康复出发，以人为本，以患者为中心，一切为患者着想，向患者负责，尽可能选择最优诊断。

3. 临床诊断的辩证范畴

（1）现象与本质：现象和本质是疾病的不同方面。要认识疾病，首先就应该把现象和本质区分开，千万不能把现象当本质。现象是事物在矛盾运动中所显露出的各种外表形态，可以被人们的感觉器官所感觉，它是表面的、个别的、片面的东西，如疾病过程中的某些症状、体征和各种检查结果等；本质则是疾病的根本性质，是疾病内在联系，是由它自身所包含的特殊矛盾构成的，是比较深刻、比较稳定的方面，它不能被我们的感官所感知，只有通过对临床资料进行分析综合，才能认清疾病本质。

现象和本质大体是一致的，在疾病过程中，疾病的现象和本质也大体相统一，疾病现象总是反映着疾病的本质，其本质也必然通过现象表现出来，人们可以运用临床思维透过病变的各种现象去认识其本质。

疾病过程中，患者的临床表现（现象）一般是和本质相一致、相统一的，但本质和现象又有区别。①本质是由内在矛盾规定的事物性质，它表明事物的全体和这一事物与另一事物的内部联系；②现象只说明事物的外部联系，仅反映事物的某一侧面。在临床实践中，我们经常碰到疾病过程中现象与本质不一致的情况。如疾病发展中的轻型、早期、亚型，特殊类型等，其现象和本质就不完全一致，对这类疾病如不被充分认识常导致误诊。

在复杂繁多的临床现象中，有时还出现假象。假象是现象的一种，它以虚假、歪曲、颠倒的形式表现本质。如冠心病心绞痛，可出现短阵性咽痛或上腹痛，又无局部体征，应考虑不典型心绞痛，及时做心电图检查可以证实。

我们必须用联系的观点、整体的观点、发展的观点透过扑朔迷离的假象，深入疾病的本质，找出现象的根据，才能正确诊断疾病，避免误诊。

(2) 原发病与继发病：疾病的发生、发展和转归是一个过程，不能孤立、静止地观察和分析。这就要求全科医师在临床诊断时，既要考虑到继发病，又要考虑到原发病；既要注意病史，又要注意既往史。

对比较复杂的病例要进行深入的分析思考，由表及里和去伪存真地综合分析，不能只满足于一般的印象诊断，要把继发病和原发病联系起来思考，才能提高临床诊断的准确率。

(3) 病理生理与社会心理：疾病是个人在躯体、社会、心理方面处于不完满的状态，因此必须从这三个方面去寻找病因。如不孕症和性功能障碍就有很大部分与心理因素有关。由于现代医学的发展，要求扩大疾病诊断范围，不仅需要病理解剖学诊断，还要有病因学诊断、病理生理学诊断、病理心理学诊断。而且还要求一种包括病变部位、病变性质、病因、功能损害情况、患者整体的生物、心理、社会状态等各个方面内容的完全而具体的诊断。既重视病理、生理因素，又重视社会心理因素，这是现代临床诊断学的发展趋势，也是医学模式转变的客观要求。

(4) 本专科疾病和其他专科的疾病：要考虑其他专科疾病，甚至多优先考虑其他专科的疾病，以免误诊。因为在一般情况下，一个专科医师对自己本专科的疾病是熟悉的，不易忽略。

二、全科医学的治疗观

治疗患者，就是全科医师根据诊断，对患者施以药物、手术治疗等措施，并配合休息、锻炼等方法，使病情得到控制、好转或痊愈。所谓治疗观，就是指全科医师如果能按照唯物辩证法的原则，以全面、联系、发展的观点看待治疗的作用，就是正确的治疗观，就能使患者早日治愈。

1. 临床治疗的基本原则

(1) 整体性原则：所谓整体性原则，就是临床医师在治疗过程中，必须从人体是一个有机联系的统一体这个观念出发，在使用药物、进行手术治疗时都必须在整体观念和全局思想的指导下，给予通盘考虑，全面衡量，正确处理好整体和局部的关系。局部治疗必须服从整体治疗，整体治疗也必须兼顾局部治疗，防止“头痛医头，脚痛医脚”的形而上学的治疗方法。

整体治疗是指药物作用于全身或是改善全身各种器官的功能和代谢或是增强整个身体的抗病能力或是药物虽在局部器官发挥作用，但该器官功能的加强，能够改善全身的代谢状况。

医学中的整体观念贯穿于医学理论与实践的各个方面，指导着临床治疗的全过程。我国医学早已积累了许多宝贵经验，并有众多的文献记载。诸如阴阳、脏象、气血、津液、经络等学说，以及在此基础上确立起来的辨证施治，都是以整体观念为指导的。如肝病从肾治、肺病从脾治、脾病从肾治、眼病从肝治、耳病从肾治、上病从下治、下病从上治等。

局部变化往往以整体变化为前提，只有从整体观念出发，才能解决治病的根本任务，才能既治标又治本，使病理状态恢复到生理状态。从整体观念出发，在一定意义上，就是在疾病治疗中，要着眼于全局，只有抓住全局性的东西，才能有效地战胜疾病。

整体治疗是主要的，全身状态良好，往往使局部病灶的治疗收到事半功倍的效果。但是，忽视局部对整体的影响也是不对的。所谓局部治疗是指药物治疗措施仅仅作用于病灶的局部。这种治疗虽然也会对全身产生影响，但其影响只是轻微的、间接的、次要的，这种治疗同全身治疗比较，具有明显的局部性质。

（2）针对性原则：唯物辩证法认为，世界上万事万物千差万别，各有其特殊本质。所谓针对性原则，就是指对疾病要进行具体分析，按其发生的时间、地点，以及患者的性别、年龄和体质的不同，给予区别对待，做到对因治疗，对症治疗。

坚持针对性原则，首先要做到对因治疗。所谓对因治疗，就是针对引起疾病的病因所采取的治疗措施。疾病是一定因素造成的结果。对因治疗一直是人类所向往的理想的治疗方法。全科医师要做到对因治疗，必须首先弄清病因，病因搞清楚，才能有的放矢。

坚持针对性原则，就是对症治疗。所谓对症治疗就是针对疾病的临床症状所采取的治疗措施。

（3）主次性原则：所谓主次性原则，实际就是指主要矛盾和次要矛盾这一哲学原理在治疗中的运用。全科医师在治疗疾病过程中，必须识别病变的主要矛盾和矛盾的主要方面，针对病变的性质，分清主次、先后、轻重、缓急，围绕着解决主要矛盾，集中力量，突出重点，恰当采取治疗措施，达到救死扶伤的目的。这就是我们说的治疗中主次性原则。

2. *治疗中的辩证范畴*

（1）治病与致病：治病与致病是对立的统一。治病的目的，是在于疾病痊愈，使患者恢复健康。但在临床治疗中却往往具有二重性，既能治病，同时又能致病。只有懂得治病与致病的关系，懂得治病的二重性，全科医师在治疗过程中才能自觉地制订最佳治疗方案，选择最优治疗方法，以尽量减少致病因素。因治病而导致的疾病称为医源性疾病或医院感染。治病和任何事物都一样，无不具有两重性，不可能只有利而无害，关键是对治病和致病（利与弊）要给予正确权衡，既要看到治病的必要性，又要看到治疗时可能带来的不良后果，但也不能因噎废食。

（2）治标与治本：祖国医学理论中的"标本治则"是唯物辩证法本质与现象这一范畴的体现。所谓"标"，一般是指疾病的外部表现形式，属于现象方面的东西；所谓"本"，一般指疾病的内在联系，属于本质的方面的东西。认为人体为"本"，疾病为"标"；以正为"本"，以邪为"标"。疾病的发生、发展，是人体与疾病，正气与邪气斗争的结果。

在病因与症状的关系中，认为病因为"本"，症状为"标"。因为现象是由本质决定的，症状是在病因的基础上产生的。病因是疾病的本质，症状是疾病的外部表现。在原发病与继发病的关系中，原发病为本，继发病为标。因为原发病可以导致人体内部气血脏器的变化，新病往往是在这些缺陷的基础上发生的。

（3）可治与不可治：从长远来看，从战略上看，从发展来看，从整个人类的认识能力上看，是不存在不治之症的，一切疾病都是可治的。不治之症与可治之症是辩证的，可以转化的，就每个个体来说，任何可治之症都有治愈的因素。任何不治之症也存在着可治的因素。癌症在治疗的某个阶段，也可出现一定转机的趋势。

（4）特效疗法与一般疗法：特效疗法是相对于一般疗法而言的，是指特定的治疗方法和药物对于相应的疾病有特殊的效果和作用，也就是说有时间短、疗效好、见效快的特点。而一般疗法则称之为支持疗法。它的功效不在于针对特异病因，而在于能够迅速改善全身状况，维持组织器官正常的功能活动，为特效疗法创造条件。在临床治疗过程中，特效疗法与一般疗法是相辅相成的，要视患者病情发展的需要而灵活运用的。

3. *辨证论治* 辨证论治是中医的诊断治疗学的主体，是中医基本理论阴阳五行、脏腑经络、病因病机、治则方药等知识在临床实践中的综合具体运用。通过辨证论治，以达到认识疾病和治疗疾病的目的。

辨证是认识、诊断疾病的过程。通过四诊，即望、闻、问、切，以及实验检查等手段，搜集病史、主客观症状、体征及其他临床资料，然后以八纲辨证等基本理论来分析、综合、推理，辨清疾病的原因、性质、部位、正邪状态等，从而揭示出疾病的本质，判断属何症。

论治是根据辨证结果确定治疗原则制订治疗方案和给予恰当治疗的过程。

辨证和论治是密切相关密不可分的两个阶段。辨证是论治的依据，论治是辨证的目的，治疗效果是检验辨证论治是否正确的客观标准。

辨证论治的特点：强调从整体上分析机体对疾病的反应，既重视病邪的消长，更重视正气的强弱；既注意到某症的共同规律，更注意具体患者的个体差异；论治要求原则性与灵活性相结合，如标本兼治、同病异治、异病同治，因时、因地、因人制宜等，使治疗个体化，更具针对性。

总之，全科医学的诊疗观是以辩证唯物主义为指导，以生态医学模式为目标，以人为本，与时俱进，遵循科学的思维方式和思维原则，用全面、联系、发展的观点来认识、分析、解决疾病的诊断和治疗问题，对患者既要做出生物诊断，又要做出心理和社会诊断；既要做出生物治疗，又要做出心理和社会治疗。

第6章

以人为中心的照顾

第一节　照顾的原则

一、关注患者与关注疾病同等重要

【病例 1】 患者男，40 岁，工人，因“头晕 1 周”求助于全科医师。体格检查发现血压 180/110mmHg（1mmHg=0.133kPa）。5 年前被诊断为原发性高血压，先后就诊多家大医院，间断地服用降压药治疗，可是血压一直不稳定。

全科医师在与患者的谈话中了解到，患者所在的工厂效益不好，患者的妻子没有工作，儿子正在读中学，经济负担很重。而以往专科医师给患者开的药大部分价格比较贵，无力负担长期用药的费用，所以血压一旦降下来就停药。患者对高血压并发症有所了解，如卒中及心力衰竭等，因此思想负担很重。谈话中，全科医师还发现患者虽然知道高血压饮食应低盐，但由于其家人不理解低盐对病情的好处，因此无法解决低盐饮食问题。这些发现使全科医师意识到，由于患者及其家庭成员缺乏高血压和关于其治疗方面的知识，虽然患者自己很想把血压控制住，但是不能达到很好效果，所以针对家庭进行健康教育，提供一种安全、有效又价廉的治疗方案，才能真正解决患者的治疗问题。全科医师针对本例患者做如下方案。

1. 健康指导　就高血压问题用通俗易懂的语言对患者进行教育，指出的治疗方案包括体育锻炼、减轻精神负担、限制食盐的摄入等非药物和药物治疗，强调治疗过程中连续用药的重要性。同时邀请患者的妻子来到诊所，对她进行有关高血压知识的讲解，使她能够把这些知识应用到家庭的饮食调节中。强调做到这些就能够防止高血压的并发症的发生，以减少患者对高血压的恐惧。

2. 制订治疗方案　根据患者具体情况，制订了具体治疗方案，选择了一种降压稳定、价格较便宜的降压药。

3. 启动慢病管理程序　预约复诊的时间，跟踪患者疗效。

【病例分析】 通过这个例子我们可以发现，专科医师似乎只关注“高血压”，局限于生理疾病，强调症状、体征和实验室检查的客观意义，忽视了患者的家庭情况、社会背景，个人意愿、心理状态等因素，这就是只见“病”不见“人”的专科医疗模式的缺陷，导致治疗措施收效甚微。全科医师关注患者“人”的整体情况，没有把目光仅“盯”在患者的血压上，首先了解“人”的侧面，仅仅一字之差，治疗结果是完全不同的。

二、从医学模式的转变看患者与疾病

1. *古代医学的整体观* 患者和疾病是两个完全不同而又密切相关的概念，是医师职责的中心。患者是疾病的载体,但患者除了有疾病的生物学特征外,还具有人的心理和社会学特征。在全科医疗中我们强调以患者为中心，而不是以疾病为中心。事实上，这一基本原则并不是全科医学所特有的，也不完全是现代医学的产物，纵观医学发展史，无论西方还是东方，古代的医师对患者都注意全面观察，包括他们的出身、籍贯、经历、体质状况、人格特征、生活方式、家庭与社会环境、职业与经济情况等。古希腊的医圣希波克拉底曾说过：“了解你的患者是什么样的人比了解他们患了什么病要重要得多”。我国的传统医学更是注重对人的整体观察，强调辨证施治。同一病情，患者的体质强弱不同、年龄不同，甚至南方人与北方人都不同，可有不同的治疗方法。整体观是中医理论基础和临床实践的指导思想，整体观认为人体是一个多层次的整体，构成人体的各个组成部分之间在结构上是不可分割的，在功能上是相互协同的，在病理上是相互影响的。人生活在自然和社会环境中，人体的生理功能和病理变化必然受到自然环境、社会条件和精神因素的影响。整体观是古代的唯物论和辩证法思想在中医学中的体现，要求人们在观察、分析、认识和处理有关生命、健康和疾病等问题时，注重人体自身、人与周围环境之间存在的统一性、完整性和关联性。

2. *生物医学模式对医学发展的影响* 以疾病为中心的生物医学模式把人作为生物体进行解剖分析，力图寻求每一种疾病特定的生理、病理变化，研究相应的生物学治疗方法，因此疾病是这一模式的关注中心。该模式以数百年来的生物科学的重大发展为基础，并与现代科学技术相结合，发展出各种高科技的诊断、治疗和预防手段，在很长的历史时期对于防治疾病、维护人类健康做出了巨大的贡献。

生物医学模式下的医师任务就是发现问题并进行治疗以“修复损坏的部分”。这种将健康和疾病机械化的认识导致将医学按疾病或各器官系统进行分组，就好像修车场的修理工将各部件组合在一起一样。从机械的角度来定义人体器官的功能是生物医学模式的一个显著特点。在医学院校中，用解剖学和组织学了解身体的结构，用生物化学来了解身体的化学组成，生理学来了解身体各部分的功能。生物医学模式还包括病理学和病理生理学，来解释发生疾病时身体的正常结构和功能如何发生改变。生物医学模式还可以降解，即通过将机体分解为最小的部件，然后观察理解机体在各个微小系统中的运作功能，从而理解机体是如何工作的，以及疾病是如何对机体产生影响的。

然而，在医学发展的进程中，生物医学模式凸显了它的诸多不足，最大的问题就是昂贵的卫生照顾系统。在这种模式下,做出“真正正确”的诊断往往需要进行过多的冗长试验，而这些试验未必能促进对患者照顾的效果。在科学技术得到了极大发展的今天，每家医院都尽力获取最新的技术，因为他们认为最新的也必然是最好的。然而有些技术并没有确实的证据，证明它们被广泛使用时能够延长生命或者是减少痛苦。生物医学模式也没有充分理解患者的行为同疾病的关系，如尽管生物医学模式宣称吸烟会增加患肺癌的危险性，但它却没有成功的方法来改变患者的吸烟行为；尽管生物医学模式指出胰岛素与糖尿病的关系，但它并不能指导如何能提高患者对复杂的胰岛素控制的依从性。生物医学模式还使健康照顾失去了个性，过分强调精确的诊断和治疗，常使患者对卫生照顾系统有一种流水线的感觉。再者，生物医学模式注重对患者个体的治疗，而忽视人群的疾病预防。生物医学模式已不再完全适应公众对健康的需求，在 21 世纪的今天，人们需要一种人性化的，能使人的健康得到全面照顾的医学模式。

3. 生物 - 心理 - 社会医学模式对医学发展的影响　生物 - 心理 - 社会医学模式是从以疾病为中心转到以患者为中心的理论基础。在 20 世纪中期以前，疾病谱由影响人类健康的各种传染病和营养不良性或感染性疾病转向了慢性非传染性疾病，心理问题、生活压力、不良生活方式导致的行为疾病，成为影响人类健康的突出问题。人们越来越认识到仅以解剖学、生理学、生物化学、微生物学等生物科学，以及器官、组织、细胞、细胞器和生物大分子的改变来解释疾病、防治疾病已经远远不够了。

就人体自身来说，各器官系统虽然有各自的功能但相互之间密不可分，互相协调一致，共同组成一个整体的人。如果某一部分出现问题，必将影响其他部分和整个系统的功能。躯体和精神也是一个整体，由于人们各自的生理特点，对疾病的不同易患性，当外界刺激引发情绪变化，导致神经功能紊乱、内分泌失调时，就可能引起易患性疾病的发生，这就是人们常说的身心疾病。如原发性高血压、支气管哮喘、消化性溃疡、月经紊乱、偏头痛等。另一方面，精神问题也常以躯体化症状表现出来。一个常诉头痛的患者，就可能是由于工作压力太大，一个月经不调的妇女很可是夫妻关系紧张等造成的。因此，必须把人作为包括自然环境和社会环境在内的生态系统的组成部分，从生物的、心理的、社会的水平来综合考察人类的健康和疾病，并采取综合的措施来防治疾病，增进人类健康。

生物 - 心理 - 社会医学模式促进了全科医学的发展，但生物 - 心理 - 社会医学模式并非只用于描述基层保健或是以社区为基础的医疗工作，全科医学只是生物心理社会医学模式的广泛内涵之一，这种模式也是精神病学、儿科学、普内科学、老年病学和女性健康的中心。

生物 - 心理 - 社会医学模式的优点：①生物医学模式的延伸而不是替代。这种新的模式是建立在生物医学模式成功的基础之上。②强调了健康与疾病同人的关系。重视疾病对患者生活的影响及心理社会问题对于患者的健康的影响。还消除了许多生物医学模式下的身心双重病。③使人类对于健康和疾病的理解不再绝对，不再认为疾病纯粹基于生物医学功能的混乱。医学模式的转换要求医师全面地关注患者生物的、心理的、社会的各个层面的问题。要求整合生物医学、行为科学和社会科学等方面的研究成果，用三维或多维的思维方式去观察和解决人类健康问题。

全科医学是用这种思想指导临床实践的学科：如 38 岁的男性患者因“反复发作性头痛近 1 年，加重 1d”而就诊。患者自述 1 年来经常没有明显诱因感到头痛，疼痛为钝痛，位于双侧颞部，可持续数小时，休息后症状可以缓解。同时还经常感觉疲乏无力。患者没认为这是很严重的疾病，但很影响工作。患者职业是销售员，与老板矛盾很大；妻子职业是工人，结婚 18 年，夫妻关系一直不好；有一个女儿，15 岁，正在上中学，有吸烟史 20 年，约 50 支 / 天；饮白酒 1kg/d 或啤酒 2 瓶 / 次。查体心、肺、腹部及神经系统未发现异常。全科医师的诊断：①紧张性头痛；②吸烟者；③酗酒者；④工作压力承受者；⑤夫妻关系紧张。

根据生物 - 心理 - 社会医学模式，全科医师给予镇痛药对症治疗，同时根据患者紧张性头痛考虑病因是否与工作压力大、夫妻关系不好、家庭不和睦有关系，其原因是什么？酗酒是否是夫妻关系不合的原因？酗酒会影响工作，是否造成和老板之间矛盾的根源？一名合格的全科医师要能够完整、立体的看待问题，在扎实地掌握了关于疾病的医学知识的基础上，不是孤立地将患者看作是某个“疾病”载体，而是首先视患者为一个有思想、有情感的整体的人，用真诚的爱心去照顾每一位患者，解除其躯体的痛苦与不适，关注其心理问题和家庭社会问题，满足其精神需要。

三、理解患者的角色与角色行为的意义和影响

1. *患者角色*　患者角色是指从常态的社会人群中分离出来的、处于病患状态中、有求医行为和治疗行为的社会角色。生、老、病、死是一种自然规律，患病是人们一生中必然会经历的一种普遍现象，是一种生存状态的正常表现。处于患病状态的人的行为表现与健康人表现有所差别，因为他们扮演了一种患者角色。认为“患者”是一个生物学概念，即有病的人，这种看法是肤浅的、不符合事实的。因为几乎从每一个人身上都可以找到某些在生物学上称为“疾病”或“异常”的情况，但通常这些人并不被称为“患者”；如一个正常产妇需要住院分娩，虽然她所经历的可能只是一种生理过程，并无疾病或异常，可她是需要医护人员照顾的“患者”；如一个“诈病者”，因为某种原因装病，到医院来看病甚至住院，尽管他不存在生物学意义上的疾病，仍被统计为“患者”。因此，在社会生活和卫生统计中，是否将一个人看成患者，其主要依据是他有无就医行为。虽然有某些患者来寻求医疗帮助，但并非所有患病的人都成为患者，也并非所有的患者都必定是患病的。

一名全科医师，重要的是理解患者角色的意义和病患的合理性。有的患重病的人由于失去了正常的生活感受或不能完全发挥其躯体功能，他们会感受到某种程度的与社会的疏离或心理与躯体的分离。患者表现为常躲避他人，不愿意追求正常的社会关系。而慢性疾病患者，特别是有躯体残疾者面临更多的问题，如活动范围变小、身体形象变坏、受到社会歧视等。他们不仅面对医学方面的问题，还要面对社会、经济乃至人生价值方面的调整，这些对于患者都是巨大的挑战。对于慢性疾病患者来说，他们的主要生活目标不仅是能够活下去或控制住病情，而且要尽可能地像正常人那样生活。如果疾病将伴随终身，就要用毕生的时间来控制疾病、稳定病情及解决残障问题。在这种情况下，其所承担的患者角色将是永久性的。全科医师理解了患者角色对每一例具体的患者的意义，就会在工作中有针对性地提供以人为中心的医疗服务。

2. *患病体验*　患病体验是指患者经历某种疾病时的主观感受。要理解患者的患病体验似乎是一件非常困难的事情，因为没有一本医学教材能提供这方面的资料，某些医师也常用“没有时间去听患者诉说”作为借口而忽略患者的患病体验，也有的医师因为找不到疾

病的客观依据而否定患者的患病体验。这是生物医学“只关心疾病不关心人”的一种表现，医师的兴趣放在能客观测量到的疾病上，而不关注“看不见、摸不着”的患者的患病体验上。一个眼科医师肯定很清楚“黄斑变性”的含义，他却可能不会理解逐渐变盲、逐渐与自己看见的世界告别的体验。如果不了解患者的患病体验，那么对患者的理解就是不完整的，因为患者更多的时刻是被一种特殊的患病体验困扰着，这是患者作为一个人所经历的最重要的疾患过程。

很长时间以来，医学被直接定义为一种关于疾病的知识。医师和患者在对疾病的理解上往往很难达成一致，对医师来说，疾病只是一种疾病概念而已，而对患者来说，疾病是个人生活中经历的一种深刻的体验。所以，在让患者了解疾病知识的同时，医师自己也应该了解患者的患病体验，只有这样，医患之间才能达成默契和理解。医师了解患者患病体验的途径就是用心去倾听和用心去感受。

由于每个人的生活经历和背景都不一样，所以每例患者都有自己独特的患病体验。当然，患病体验作为一种相似的生活经历也有一些明确不变和普遍的特征。

(1) 一般的患病体验

①精神与躯体正在分离的体验：一个健康的人认为他的躯体理所当然应该是完整的，平常意识到的都是精神中的“我”在活动着，而躯体的活动大多是无意识的，这时的“我”就是躯体，精神和躯体是统一的，活动的“我”主宰着生活。如我们在写作时，并没有清楚地意识到自己的手在协调地运动着，而只意识到“我”在思考着。我们也不会因为能看见阳光、能爬上高山、能为事业而拼搏感到意外。然而，当一个人患病后，哪怕只是他的手或足受到一点点外伤，也会对躯体强加给自己的限制非常敏感，原来无意识的躯体活动现在已很清楚地意识到，精神中的“我”已很难控制躯体的活动，“我”与躯体似乎已不再是同一的了，“我”正与躯体逐渐分离。患病体验与疾病的严重性并不一定成正相关，患病体验虽然以客观的躯体功能障碍为基础，但却仍然是一种纯主观的感受。一个医师不能因为无法找到躯体功能障碍的证据，而盲目否认疾病的存在，那样的做法会使医师不顾及患者的痛苦体验，无法为其提供以人为中心的服务。

②患者的感觉与所生存的世界逐渐隔离：如黄斑变性的患者会有正逐渐与能看得见的世界告别的体验。这种与世界失去联系的感觉可使患者产生失去独立和失去控制自身能力的感受，最后产生一种深刻的悲痛感；这时，患者体验到孤独、依赖、悲哀、愤怒、内疚和自责。愤怒可以投射到医师或其家人身上，认为医师没有尽心尽责，水平太差，延误了诊断和治疗或认为其家人没有为他的健康负责，没有尽力照顾他。由于许多慢性疾病都可以在不知不觉中加重，早期诊断又比较困难，因此医师在与慢性病患者交往时，常会遇到指责和敌意。另外，当患者感觉到是自己的错误行为或可以避免的因素直接导致了一种疾病的发生，自己应该对健康问题负责时，这种愤怒便指向内部。如果患者得的是性病、艾滋病等，那么在隔离感之上又会增添一种被抛弃感和羞耻感。

③恐惧和焦虑：这是患者常有的体验，与疾病的严重性无关。恐惧和焦虑有合理的，也有不合理的。合理的恐惧主要来自严重的疾患，而不合理的恐惧和焦虑与患者对疾病的错误理解有关。患者常无法确定自己到底恐惧什么或担心什么，癌症患者可能对死亡后的

虚无和不确定性充满恐惧，也可能对死亡前的疼痛和痛苦充满恐惧，还可能对家庭的未来充满了恐惧。

④对健康充满羡慕感：失去健康的人大多对健康充满了羡慕感。许多患者会说：等我的病好了，我将如何如何地珍惜健康。这对医师来说是一个实施健康教育的最好时机。多数戒烟者都不是在健康的时候戒掉的，而是在经历健康问题的痛苦折磨后才下决心戒掉。因此，与疾病治疗相结合的健康教育和预防措施常能取得理想的效果。

⑤疾病可以损害理性的本能：由于患病，最讲理的人也可能变成不讲理的人，甚至坚强的唯物主义者也会变得十分迷信，患者还会产生许多幼稚的想法，一旦患者的理性判断能力受到损害，医师就要慎重决定是否应该把做出治疗决定的主动权交给患者自己。

⑥容易被激惹：由于疾病对患者的“自我”造成了威胁，人格破裂、失去自主、失去控制以及失去信心，使患者很容易被激惹。患者感觉到烦躁不安，无法集中注意力，无法保持内心的平静，难以接受混乱不堪的现实。这种易激惹的状况也使维持医患关系的平衡变得十分困难。全科医师应该理解患者的易激惹性，以尊重和开导平息患者的怒气并积极地寻求办法解除患者的疾病造成的痛苦，同时鼓励患者用自己的力量去维持内心的平静。

⑦失去时间变化的感觉：由于躯体的自然节律，吃、睡、休息、工作等都被打乱了，患者往往会产生失去未来感，时间是缓慢流动的或凝固的，这会延长患者体验痛苦的时间。

⑧拒绝接受症状：许多症状并非一过性的，患者必须带着这种症状生活一段时间甚至终身。拒绝接受症状会增加患者对症状的敏感性，把过多的注意力集中在症状上，不利于适应带着症状的生活，而一旦接受症状后，紧张也就解除了，患者便进入一个良性适应的循环状态。

(2) 疼痛和痛苦：一例肺部患恶性肿瘤已广泛转移的中年男性患者问医师，是否能向他保证在死亡前不遭受痛苦。医师不得不告诉他，没有人能做这种保证，医师可以保证及时缓解他的疼痛，却无法保证他不经受痛苦，因为疼痛并不等同于痛苦，造成痛苦的原因是多方面的。医师只能承诺，对他的痛苦保持敏感并表示关心和同情，在他经受痛苦的时候，医师将陪伴着他，给他及其家庭尽可能多的支持和帮助。

痛苦是一种非常个体化的体验，它只是疾病的一个方面，而不是疾病本身。一种疼痛或疾病引起多少痛苦，依赖于许多个人因素。痛苦常包括肉体的痛苦、精神的痛苦和道德的痛苦三个方面，但这三个方面是很难划清界限的，痛苦是一种总体的感受，无法在量上进行分割。医师常犯的错误是注重缓解患者肉体上的痛苦，而忽视了痛苦的其他方面。如果疼痛是慢性的或疼痛的原因不清楚或患者感觉到疼痛无法被控制，则疼痛引起的痛苦较严重。这是一种常有的体验，即当我们对患者讲明麻醉药可以控制他们的疼痛时，有慢性癌症疼痛的患者便会感觉到痛苦有明显的改善。在某种情况下，患者的疼痛不能被一种疾病诊断所证实，如果其亲属或医师对其疼痛的真实性表示怀疑，患者将遭受更多的痛苦。痛苦的程度还依赖于患者对疾病意义的认知和评价，如躯体残疾对从事体力劳动的人造成的痛苦一般会比从事脑力劳动的人造成的痛苦更重。子宫切除对已有孩子的妇女来说可能并无多少痛苦，而对没有孩子却很想要孩子的妇女来说却是很痛苦的事。发现痛苦的意义在于可以减轻痛苦，如果理解了自己所经受的痛苦包含着深刻的意义，那么，几乎任何痛苦都是可以忍受的。

3. *理解病患对患者的意义*　疾病和病患两个词的意义并不相同。疾病是医学术语，指一种有生物学机制的、生理的或心理的功能障碍，这种生物学的异常情况通常可以用体格检查、化验或其他特殊检查给予判断。病患，既包括疾病，也指一个人的自我感觉和判断，如疼痛等所有不适的感觉，以及担忧、不便或失落，并将其置于个人的生活、家庭、社区和社会背景中。

传统的以疾病为中心的模式将疾病与患者脱离，以是否有生物医学的疾病来评价与患者有关的健康问题以及问题是否严重。医师以自己的病理学参照框架去解释患者的疾病。以患者为中心的模式的基本点是医师要介入患者的世界，理解病患对患者及其家庭的影响。疾病对患者的意义与患者的生活背景、个性特征、健康信念模式、疾病因果观、占主导地位的需要层次和生活目的有关。一个经济状况很差的人患了重症，可能会意味着患者要倾家荡产去求医；而一个经济状况好，享受公费医疗的中年知识分子得了绝症，就意味着患者宏伟的人生计划将被打断。

普通的流感对不同的人就意味着不同的感受和意义：①对于一个学生，可能意味着他将错过一次体育比赛或一次非常重要的考试；②对于一个挣钱养家的父亲，可能意味着付出一笔医疗费用或不能工作而带来的经济影响；③对于一个母亲，可能意味着她的小宝宝没有人来照看。一个全科医师如果能够从患者的角度看问题，就会对患者产生同情心，使患者感觉温暖、安全。事实上，治疗的内涵不光是指药物，真诚的安慰话语、细心的照顾和关心的态度都是医治患者的良方。

如一个 30 岁的职业妇女主诉与阴道分泌物有关的问题。这个问题从疾病本身的角度来看，可能并不复杂，应该很容易做出诊断和治疗。然而，这不一定是一个直接的问题。症状的出现是否意味着她与丈夫已长时间没有过性生活了？是否意味着她与丈夫的性生活不协调？她是否将某种感染传给她的丈夫？这种感染是否可能是由她的丈夫引起的？这是否表明丈夫从其他人那里获得了感染？医师绝不能忽视患者未明确说出的担心。如心脏病后我能重新去工作吗？乳腺切除后我的丈夫还会爱我吗？我会将我的肺炎传染给我的家人吗？

全科医师应当具有三种眼光：①用显微镜检查患者身体器官上可能的病灶；②用肉眼审视目前的患者，了解其患病的体验；③用望远镜观察患者的身后，了解其社会背景情况。这样，全科医师就具有“立体的”或“全方位”的思维方式，并将这种思维方式与患者的需求联系在一起。如一个 70 岁的老人，因“排尿不畅”而就诊。对于一个全科医师来说，一方面他要通过问病史，腹部、神经系统、泌尿生殖系统的体格检查和尿液分析、超声检查等判断出现这一问题的原因，另一方面他要弄清楚患者有什么担心，给患者一个机会提出问题，患者可能一直在考虑“我会得了什么严重的疾病吗”“我必须住院吗”“我需要手术吗”等问题。而且他应该知道患者的家庭情况，想到“有人照顾他吗”“他的经济条件如何”“他的家人会有什么担心”等问题，然后有针对性地提供患者所需要的医疗照顾。

四、提供个体化的服务

1. *了解具有个性化倾向的患者* 虽然每一种疾病都具有一些特定的规律，都是由症状、体征和阳性的实验室检查结果构成，针对某一类疾病的治疗也大同小异。但是，由于每一例患者及其所处的环境都不一样，问题又都是不同的，患者之间既有共性又有个性，同一种疾病在不同的患者身上会有不同的反应和意义。同样的症状却可能不是同样的疾病，同样的治疗却可能不是同样的效果，患同样的疾病的感受却可能相去甚远。如同样是冠心病，不同性格的人对疾病的担忧程度就不相同。因此，了解患病的人是一个什么样的人与了解患者患的是什么病，同样重要。在充分地了解患病的人的基础上，医师会更好地理解患者所患的病及其意义。

(1) 在完整的背景下了解患者：全科医师了解患者是一个怎样的人，必须在完整的背景上进行。完整的背景包括社会背景、社区背景、家庭背景和个人背景。①社会背景包括文化修养、职业、宗教信仰、政治地位、经济状况、人际关系、社会支持网络、社会适应状况、社会价值观念等方面。②社区背景包括团体关系、社区网络、社区意识、社区资源、社区环境、社区影响力等方面。③家庭背景包括家庭结构、功能状况、家庭生活周期、家庭资源、家庭角色、家庭关系、家庭交往方式等。④个人背景包括性别、年龄、气质与性格、需要与动机、爱好与兴趣、能力与抱负、潜意识矛盾与生活挫折、防御机制等。当然，要了解这些背景资料，绝非在一次就诊中就能解决的，一方面要在连续性服务的基础上不断积累，另一方面要在与患者建立一种朋友式关系的基础上不断深入、全面地去了解。有一些背景资料已详细地记录在患者个人和家庭健康档案中，一些背景资料只能存在于全科医师的印象中。关键是要让患者知道你对这些资料感兴趣，了解这些资料将有利于医师理解和解决患者的问题。

(2) 了解就医背景及健康信念：除了了解这例患者是一个怎样的人以外，全科医师还要考虑的问题包括他为什么在这特定的时刻带着特定的问题来就诊？他来就诊时对医师抱有什么期望，他的需要是什么？另外应了解他对自己的问题有什么看法，他对自己的健康抱什么态度？只有在此基础上，才能正确地理解患者主诉的症状和问题的性质，才能了解问题的真正原因，并找到真正的问题和真正的病因。

全科医师要能够在共性中把握规律，在个性中把握特征。不管问题的性质如何，对一例患者的照顾应该是个体化的。对于患者要根据其不同的个人背景、不同的经济基础、不同的家庭情境进行协调性的服务。关注患者的生活质量和医疗照顾的成本效益问题。在医疗过程中始终权衡疾病、病痛、生活质量、经济许可状况这几者的平衡关系，采取最佳方案，使患者既保持生活安逸，又保证经济上负担得起，以躯体健康、心情舒畅、适应良好的标准评价患者的健康。

全科医师在日常的诊疗过程中以这种体现高度科学性和艺术性的负责式服务的身份出现，才可能胜任自己的工作而赢得服务对象的满意。

2. *人格化的环境设施* 全科医师诊室是接待服务对象——患者的地方，如果我们要提供以患者为中心的医疗服务，就要让这个地方变得让患者感觉舒适。在一些西方国家的全科医师诊室里，可以看到许多体现人文关怀的环境设施。诊室里灯光柔和、整洁卫生、布置宁静、优雅，而且有健康教育资料、报纸、杂志等，有的诊室还有专供儿童游戏的地方。医师与患者通常不是隔着桌子坐在两边，而是呈90°坐着。有的医师的办公桌的桌角是圆的，因为从心理学角度讲，圆的桌角会让人感觉与医师之间的距离更近。还有的医师干脆绕过桌子，把椅子放到患者的对面，以拉进和患者之间的距离。如果医师用计算机工作，那么计算机、医师和患者之间是等距离的，这样可以让患者看到医师在他自己的病历中都写了什么，而且，这个角度很方便患者看到医师向他展示的一些医学资料、图片说明等。护士的着装不都是白色的，而是色彩柔和、让患者更加放松。如果医师要给患者做体格检查，患者通常会由护士带领在另外一个房间更换好患者专用的衣服，准备好后再让医师进来。这样做可以避免在医师面前脱衣服以及没有遮掩地检查的尴尬。

3. 体现以患者为中心的医患交流　医患交流是建立良好医患关系的重要手段。全科医疗中的医患关系建立在全科医师既要有良好的专业知识、较强的专业技巧，又要有娴熟的人际关系沟通技巧的基础上，实施以人为中心的健康照顾。体现以患者为中心的医患交流。

（1）不要忽略“客套”：这并不是为了所谓“面子”上的事，而是医师所付出的每一份努力都是关照患者的重要部分。接待患者的最初几分钟对建立良好的医患交流很重要。即便医师的时间很紧，也要在患者进入诊室后，友好地跟患者打招呼，称呼患者的名字并且介绍自己，医师的微笑会让患者很放松，这是一个最好的开始。

（2）在交流中保持目光接触：是融洽的情感交流的一部分，医师的目光中会流露出医师的同情、医师的关心和医师的理解。

（3）要善于倾听：有人说我们人都有两个耳朵、一张嘴，所以要学会“按照比例使用它们”；也有人说医师要“用眼睛倾听”，也就是说医师要多听、少说，并且在倾听的时候保持目光接触。要充分了解患者，就必须给患者一个充分述说的机会。全科医师要善于充当聆听者的角色，而不要轻易打断患者的讲话。聆听患者诉说，表示医师对患者的最初的接受和关心，而诉说对患者来说是一种发泄性的行为，具有放松和治疗作用，尤其对有严重焦虑者和老年患者更是如此。不要认为让患者充分述说会浪费应诊的时间，如果医师让患者述说三四分钟，患者就会说出所患疾病的约90%。如果不打断患者并且做一个积极的听众，从最终结果来说，会节省很多医师的时间。

（4）不要看起来很急：即使你真的很着急，最好也不要在患者面前表现出来，尤其注意不要看手表或把你的手放在门把儿上和患者说话，那样会给患者一个提示，即医师没有在听他说话或对他的问题根本没有兴趣，患者会对医师感到失望或产生不信任感。

五、尊重患者权利

1. 让患者参与到医疗实践中来　从医学伦理学上说，患者具有对疾病的医疗权、认知权、知情同意权、保护隐私权等权利。但是，在生物医学模式中，医师常将自己作为与疾病做斗争的主体，却忽视了患者的主观能动性和患者参与医疗实践的权利和作用。患者常不能获得选择治疗方案的一定权利，也不被告知所患疾病的原因和接受治疗的理由，仅仅被动接受医师的检查和处理，很少参与诊疗过程。医师的关注重点在于疾病的医学处理，而对于疾病和治疗措施给患者带来的主观感受，以及患者的主观感受对疾病的影响则很少考虑。

事实上，除了药物和其他医学手段外，患者本身就是治疗疾病的资源，全科医师应充分利用患者本身的潜能和主观能动性，对患者进行教育，使其成为健康的促进者和治疗的积极配合者。而且，患者有权了解自身疾病的原因、严重性，以及医师的处理方案。全科医师对患者的临床处理意见，应该使患者明白，并且与患者共同协商，征得患者的同意，使其清楚治疗或处理的思路，积极地投入到治疗之中。

在临床实践中，有许多疾病的医学处理并不是唯一的。如没有“危险信号”的消化不良，可以先做胃镜检查，但因绝大多数病例胃镜检查结果都是阴性的，所以如果患者因为经济的原因或因为害怕这样的检查，也可以先进行经验性抗酸治疗 6 周，如病情不见好转再行胃镜检查。这种情况，就可以在讲明各种处置的利弊后，征求患者的对治疗的意见，让患者自己做出决定，实际上就是让患者参与到医疗实践中来。

2. 做符合患者利益的决策　虽然绝大多数患者都愿意参与到医疗实践中来，但也有一些患者宁愿让医师为他们提供治疗意见，并为他们做出选择。在这种情况下，医师必须把患者的利益放在第一位，做符合患者利益的决策。如果一个患者家境贫寒，就要权衡某种治疗方案对患者及其家庭所引起的连锁后果，选择最便宜、最可靠、最方便、最符合患者经济利益的治疗方案，并慎重考虑治疗及其副作用的利弊关系。在病例 1 中，专科医师治疗失败的原因之一就是没有考虑患者的经济利益，给患者开的降压药价格太贵，患者不能支付长期服药费用，所以常常自己把药停下来，导致血压控制一直不理想。

3. 用诚实和守信来维护医师的尊严　以患者为中心并不代表医师可以接受患者提出的一切要求，毕竟医师是经过专业训练的技术人员，对于患者提出的无理要求，医师也要学会说“不”。如有的患者到医师那里去要求开药，如果医师认为这个药方是没有道理的，就要在给患者做详细的解释的基础上拒绝他的要求。普通感冒是不需要服用抗生素的，静脉注射抗生素更没有必要，滥用抗生素的副作用很大，所以如果感冒患者要求医师给他开抗生素，医师按照要求给他开了，就不是真正的以患者为中心，这个决定既不符合患者的利益，也没有用诚实和守信来维护医师的尊严，这是假的以患者为中心。如一个没有任何产科指征的孕妇要求做剖宫产，医师不应该为了满足孕妇的要求而做手术，因为这不符合科学，也损害孕妇的利益，如果医师违心地做了，就是没有遵守医师的职业道德规范。

另外，医师也要知道自己的能力有限，尽管全科医师的专业范围很宽，也不可能知道所有问题的答案。所以，一个全科医师既要知道如何与专科医师合作，又要学会诚实、谦虚地对患者说：“这个问题我不知道，但我愿意去查查资料并或征求其他医师的意见，然后再告诉你问题该怎样解决。”别以为承认技术能力的局限性会影响患者对医师的信任，恰恰相反，当医师表示尽管技术能力有限但自己愿意尽力为患者解决问题时，反而会得到患者真诚的信任，真正地维护了医师的尊严。

第二节　以人为中心的应诊过程

【病例 2】 患者，男，42 岁，搬运工。因咳嗽伴有鼻塞、头痛、乏力等症状 3d 就诊。主诉“我昨天没上班，我需要开一个病假单给老板看，我的工作很累，压力也很大，我真想借生病的机会好好休息一下，但我妻子下岗、唯一的女儿患红斑狼疮，她的病情最近有恶化趋势，为了给她治病也为了挣钱养家不得不尽快恢复工作。”他认为他得了“感冒”，要求医师给他开些抗生素。吸烟史 20 年，平均 30 支 / 天，喜欢吃咸菜，少量饮酒。父母均健在，母亲患有高血压，父亲患有心脏病。体格检查：体温 37.2℃，脉搏 80 次 / 分，呼吸频率 12 次 / 分，血压 160/100mmHg。面颊发红，鼓室膜正常，扁桃体不大，额骨及上颌骨没有触痛。心肺听诊正常。

这例患者来就医，全科医师的应诊过程是怎样的呢？

一、收集并确认就诊原因

1. 收集信息　病史的采集对于专科医师重要，对于全科医师更重要。因为全科医师的工作环境和条件决定了他不能过多地依靠仪器等辅助检查来判断疾病，并且实践也证明了疾病诊断结果大部分是通过收集病史后作出结论，而不是实验室或仪器检验的最终结果。

（1）开放式的问诊办法：一个有效的收集患者信息的方法是采用开放式问诊办法，使患者有机会陈述并暴露问题。而封闭式的问诊方式会使得医师把注意力集中于所假设的疾病上，如你头痛不痛？排便顺畅吗？咳嗽吗？这种问诊往往有明确的对象和目的，患者的回答也只能是选择式的，即好或不好、有或没有、痛或不痛等。封闭式的问诊容易给患者造成误导，使患者把对疾病的回忆仅仅局限在医师感兴趣的问题上，因而遗漏了一些重要的线索，同时也忽视了患者的主观需要。如果医师问：“你的胃不是每天都痛吧，是吗？”这样具有诱导性的问题会使患者觉得医师并不希望疼痛是天天发生的。如果这例患者是比较被动的那一类，患者就可能会同意医师的建议，即使答案不是非常确切。所以，医师在用心去倾听患者诉说的同时，应该采用开放式引导的方法。表 6-1 列出了频繁使用的封闭式问题，以及用以替换他们的开放式问题，来帮助患者能自述发生的情况。

表 6-1　开放性提问示例

封闭性问题	开放性问题
症状什么时间开始的	请从头讲起，症状的发生发展情况
你的症状随时间发生与发展吗	随着时间的推移，你的症状是如何变化的
是锐痛还是钝痛	请尽量准确地描述你的疼痛情况
疼痛影响了你的睡眠了吗	你的睡眠情况如何
为缓解疾病，你在家中服过药吗	为处理疾病，你能陈述所采取的措施吗
家中有高血压或糖尿病病史吗	能讲述你家族中的糖尿病的问题吗
你吸烟吗	能叙述你的家庭中一年来的吸烟情况吗
你同妻子的感情好吗	这个问题对你家庭的其他成员有什么影响

(2) 开放式的引导常涉及几个方面：①问题发生的自然过程。医师可能会问："请你告诉我问题是怎样发生的""个人生活中的事件可以影响健康。在你的生活中什么事情可能影响你的健康？"。②问题所涉及的范围。医师可能会问"你认为你的问题与哪些因素有关"。③患者的因果观和健康信念模式。医师可能会问："你认为问题是怎么回事？""你觉得问题严重吗？"。④患者对医师的期望和患者的需要。医师可以问："你希望我帮你解决哪些问题？"

当然，为了对一个问题做出医学评价，有时医师也需要问一些直接的问题。如"你什么时候第一次出现疼痛症状""疼痛是什么性质的""你能告诉我哪儿疼吗"等。全科医师对病例 2 中这例患者就是采用开放式的问诊，才收集到关于他的躯体不适以及可能与之相关的生活方式、工作、家庭等一系列问题。在病历记录中尽量保持患者陈述的原意，描述出患者的感受，这不但对诊断有意义，更重要的是为初级保健领域的研究积累资料。要专心倾听患者的病史陈述，病史是第一手资料，也是最宝贵和最真实的资料，从中除了解了有关疾病情况外，还能发现关于心理、行为和社会因素等方面的情况，以便找到正的问题。

2. *确认就诊的原因*　一般而言，患者大多因近期感觉身体某一部位不适或怀疑患某种疾病而到诊所就医。病例 2 中的患者就是因为"咳嗽 3d 并伴有鼻塞、头痛、乏力"而就诊的，但这并不是他就诊的唯一原因。除了这个看上去像"感冒"的问题以外，他还有"希望开病假单""妻子下岗""女儿患病""工作压力大"等一系列的问题。对于一个全科医师来说，重要的是不仅从疾病本身考虑，而且从心理、社会的多角度和多层面解剖、分析患者就诊原因。

有些患者就诊原因许多，患者自己有时也不清楚。一例 65 岁男性患者第一次来就诊，要求做一次"全面的体检"。如果医师对这个问题做出一个"为什么？"得反应，随后就会了解到，原来患者正准备第二次结婚，他过去一直有前列腺增生的问题，他需要更多地了解他的健康状况，以便做出一些生活上的安排。如果医师没有更深地去挖掘问题，就无法满足患者就诊的需要。

以下 5 个方面可以帮助我们鉴定第一次就诊的原因（表 6-2）。

表 6-2　促使患者开始就诊的问题和需要

原因	举例
躯体问题	踝关节
担忧	咳出带血丝的痰
管理方面的目的	保险公司或某单位、学校要求的医学检查
情感问题	焦虑
社会问题	孤独

多数因心理问题来就诊的患者，都是为了对躯体问题进行诊断和处理，如腰背痛或上呼吸道感染。患者有时将他们的问题确定为社会的或情感的问题，但这种问题更多的时候

是以躯体症状的形式提出的，躯体症状被作为进入卫生服务系统的一张“入场券”。一位年轻的已婚妇女因下腹痛而反复到某个全科医师诊所来就诊。她和丈夫有一个小孩，他们的收入不高。主要的问题似乎是她的丈夫把大部分晚上的时间花在打麻将与朋友喝酒上，而把她和孩子留在家里。虽然患者一直有一种躯体症状，但按生物 - 心理 - 社会医学模式来看，她的“就诊原因”其实是一个社会问题。

有一句老的临床格言是：听患者说，他（她）正告诉你诊断。从一接诊患者开始，认真倾听并考虑患者为什么来就诊就很重要。“用第三只耳朵倾听”这句话可以用来描述这类积极的倾听。所有患者告诉你的事情都是问题的“线索”。一例患者是一个 19 岁的女孩，她问控制生育的药丸是否有助于治疗她的痤疮，而实际上，她真正要求得到的东西是开一些口服避孕药，因为她与男友发生了意外的性关系。还有一例患者的颈部肌肉看上去很紧张，当医师问到“家里的事情怎么样”时，他把双手交叉在胸前，回答说“还行”，这种回答含糊其辞，通过进一步询问，医师就能够把他的胸痛与他经常同妻子争吵、他长时间超负荷地工作联系起来了。一个高校篮球运动员因踝关节扭伤 4 个月而求诊；虽然她不能承受体重，必须单足跳而不能步行，但她坚持说疼痛“真的不严重”；事实上，她是希望能早日出院重返球队，她担心医师会建议她从此放弃运动生涯。

理清一种临床线索的来龙去脉经常要通过几次就诊才能完成。一位 42 岁的学校老师得了偏头痛，她在头两次就诊时坚持认为她生活中没有任何不顺心的事情。可是第三次就诊时，医师了解到她失去了工作、还怀疑丈夫有外遇以及她的儿子酗酒等问题。患者的症状起因经常与生活事件相互联系，但有时连患者自己也不易发现其中的关联，要用时间也要用智慧及全科医师特有的判断力来澄清。

二、确认并处理现患问题

全科医师在应诊时的主要任务是确认并处理病患问题。根据生物 - 心理 - 社会医学模式，1984 年，Mcwhinney 和他的同事提出了一种“改革的临床方法”，这个方法也被称为“以患者为中心的临床应诊”，以区别于传统的仅仅从医师的角度根据疾病和病理来解释患者的“以医师为中心”的方法。在收集到患者所陈述的问题后，医师要从疾病本身和患者两个方向开始探究：①全科医师要通过症状、体征和辅助检查等考虑疾病的诊断和鉴别诊断，即生物学诊断；②要从心理、社会的多角度和多层面分析患者的问题，注意心理、社会因素对人类健康的影响。然后，综合这两方面的发现，用患者能够理解和接受的语言向患者解释病情，了解患者的看法，说明处理方案，与患者达成共识，协商、调整处理计划的细节，并鼓励患者对实施处理计划承担适当的责任，成为医师的“搭档”，承担起自我管理的责任（图 6-1）。

根据以人为中心的病患模型，针对病例 2 的患者，全科医师用开放式及适当的封闭式提问的方法鼓励用自己的话讲出患病的经历。在他诉说的时候，全科医师认真地倾听，鼓励他完成陈述，在总结了患者的不适后，医师问他“除了这个问题外，你还有什么其他的担忧吗？”。由此，患者才述说出“妻子下岗”“女儿患病”“工作压力大”等一系列困扰他的问题。医师给他做了细致的体格检查(有些病例可能还需要行一些必要的实验室检查)，

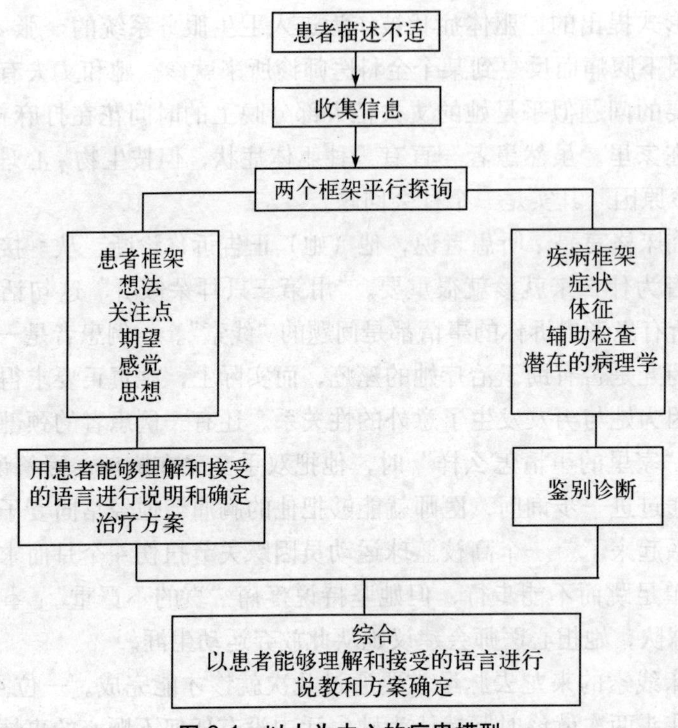

图 6-1 以人为中心的病患模型

掌握了所有的信息后，医师考虑与“咳嗽”有关的鉴别诊断（如急性支气管炎、肺炎、哮喘等），从疾病角度给病例 2 的患者下的诊断是普通感冒和可疑高血压（单独一次发现血压升高不能确诊为高血压）；另一方面从心理和社会的角度给他诊断为吸烟者和社会心理压力承受者。医师用患者能理解的话语总结了他的问题，给他解释普通感冒绝大多数是由病毒感染引起，病程具有自限性，一般 1 周左右会自然好转，服用抗生素对缓解症状并没有效果，而且应用抗生素有副作用，静脉注射抗生素更没有必要。针对高血压，因为他是第一次被发现血压升高，尚不能确诊为高血压，医师告诉他，他应在几周内经过 2 次就诊，如果每次血压均等于或大于 140/90mmHg 才可诊断为高血压病。在医师与患者对问题的理解达成共识后，医师给他开了含有解热镇痛药和抗组胺药的复合抗感冒药，告诉他具体服法及副作用，嘱咐他多休息、多饮水，并告知如果感冒症状在 1 周之内不见好转或病情恶化再复诊。医师给他开了病假单并与他约定了 2 周后复诊的时间，复查血压以确定是否为高血压，并与他谈论改变生活方式的一些问题，包括戒烟、减盐、减轻精神压力等。最后，医师问患者是否还有什么其他问题，患者表示对这次应诊非常满意，他理解了自己应该做什么，并表示会按时复诊。

像这样全科医师在处理病患问题时，从患者和疾病两个角度着手，会真正高质量地解决“患者的”疾病，体现全科医疗以患者为中心的鲜明特色。

三、管理慢性活动性问题

在多数慢性病的管理中，医患关系应是相互参与的模式。医师和患者处在一个类似于工作团队的关系中，具有大体同等的主动性和权力，他们相互依存、共同参与医疗保健的决策和实施。由于“久病成医”一个老病号在自己的疾病问题上，也许比一个初出茅庐的年轻医师懂得还多。由于慢性病的管理往往要涉及生活习惯、生活方式、人际关系等因素的改变或调整，这种相互参与进行医疗措施的决策与实施就变得十分必要。这种医患关系的特征是：“帮助患者自疗”。

另一方面，由于全科医师对患者的健康负有长期、全面的责任，他还必须警惕暂时性问题对长期性问题的影响。如患者因感冒就诊，要考虑它是否会加重其原有的糖尿病、高血压或哮喘的发作，其慢性疾病是否得到了规范化管理，其症状和体征乃至并发症是否得到了有效的控制，因病导致的生活、心理及社会压力是否已经适应或缓解，即使患者没有提出任何要求，医师也不应忘记自己在这方面的责任，利用每次处理病患问题的时机，对其慢性疾病进行适当的检查与评价。是全科医师区别于专科医师的鲜明特点。对于不熟悉的患者，可利用病历记录查找有关记载。这种管理将会有效地提高患者对医师的信任与合作程度，并改善慢性病的管理状况。

病例 2 的患者如果在以后 2 次随诊中均发现血压升高并被诊断为原发性高血压，就需要长期的非药物或药物疗法控制血压。高血压是一种慢性病，与遗传、饮食及情绪等有着密切的关系，它的治疗包括减肥、运动、低盐低脂饮食、戒烟、戒酒、减轻精神压力等非药物疗法以及药物疗法。全科医师除了在应诊时处理这个患者的现患问题“感冒”外，还应对高血压这个连续性问题进行长期的管理。如对他及其家人进行健康教育，定期随访该患者的血压情况、督促患者坚持服药，并及时调整用药，在治疗中发现新的问题立即与专科医师取得联系，反映病情变化并争取专科医师的指导，必要时及时转诊。

全科医师对慢性患者的照顾和管理分为几个阶段。

1. 慢性疾病的早期阶段照顾（保健）　早期阶段照顾是指对患者表现出疾病的早期症状进行的干预。

在慢性疾病早期阶段需要完成的任务如下。

（1）尽快对疾病进行诊断。

（2）为患者的病情及处理意见，列出详尽的宣传教育计划。

（3）如果需将患者家庭列为照顾内容，就应对患者的家庭制订有关患者病情的宣传教育计划。

（4）在长期的情况下，对患者必要的生活方式中出现的微小改变进行评价。

（5）确定照顾小组，包括家庭医师、诊所护士、可能被包括的专科医师和其他职业的人群，如健康教育者、精神卫生咨询者等。

（6）协商专科照顾的目标及预期结果，帮助患者完成书面的照顾计划。

病例 2 继续在上次就诊后，患者的身体康复很顺利。全科医师又为他看了两次病，每次血压都是 160/95mmHg，医师建议每天测量 2 次血压，保持 2 周。患者同意了，于是每天早晨上班和傍晚下班回家的路上，就顺便来测血压。结果显示他的平均血压是早晨 170/105mmHg，下午 160/100mmHg，虽然他目前仍没有什么自觉症状，但也开始注意自己的血压问题。

根据这些情况，全科医师得出了以下结论。

（1）患者的血压增高基本排除了继发性因素，符合原发性高血压 2 级的诊断。

（2）患者的家族史是他血压增高的另一个危险因素。

（3）患者吸烟与其承受的家庭工作压力可能与他的血压上升有关。如果这两个因素改变，可能也有利于降低患者的血压。

（4）患者的高血压范围可能有发生心肌梗死和其他合并症的危险。但改变生活方式和服用抗高血压药物会减少这种危险基于上述结论，全科医师计划与患者进行一次讨论高血压的会谈。其目标是向患者进行有关高血压的教育。希望患者的家庭成员也一起来参加这次会谈。全科医师对患者的高血压的连续照顾提出了以下几点。

①全科医师为患者及其家庭提供具体的有关高血压的教育。主要目标是讨论通过戒烟和减轻精神压力、改变生活方式来减少危险因素，将血压控制在理想水平（120/80mmHg）。

②医师将帮助患者及其家庭决定是否现在就开始服用抗高血压药。

这次就诊后，患者同意服用噻嗪类药物，并同意有关减盐、戒烟和锻炼的建议以降低体重，争取达到正常体重。患者和医师一起确立了将血压控制在 120/80mmHg 的目标。同时，一起监测生活方式的改变对他血压的影响。全科医师向患者提供了一些书面的有关高血压以及对高血压进行复查的重要材料。

对患者的教育是照顾过程的一个重点。一旦符合诊断标准，就要将诊断记载到健康档案上，并仔细解释给患者。目标是在医师的协助下由患者制订的。在患者同意后，其家庭也接受了与疾病有关的健康教育。最后，制订一个清晰的复诊计划来监测患者的血压情况和体重下降情况。

2. *管理中的慢性病保健* 一旦制订出适宜的以患者为中心的全面的照顾计划后，主要内容就是对照顾计划的实施与管理。应注意的重点是看患者对这些计划的依从性程度，如果患者的依从性很低，就应积极寻找原因，必要时立即讨论制订新的计划。管理慢性病照顾计划实施的核心任务如下。

（1）按已确定的治疗计划管理患者对计划的依从性，并将其记录入病案。

（2）讨论依从性不好的患者情况，必要时改变照顾计划，使其能很好地满足患者的需求。

（3）管理患者对慢性疾病或慢性疾病治疗的依从性。

（4）记录患者的多学科协同照顾小组成员，并与其交流，当环境或患者的目标发生改变时，协商制订新的照顾计划。

（5）监控疾病对患者及家庭的生活方式、职业以及教育需求的影响。

3. *对晚期慢性患者的照顾*

（1）慢性疾病晚期患者管理的任务

①阐明并发症和功能障碍是慢性疾病的发展结果，教育患者及其家庭接受现实。

②评价患者每日的照顾需求并安排一些支持性的服务：如家庭照顾、营养支持或是周期性的暂缓；当患者的身体功能下降而需要其他人的帮助时，应对那些承担照顾者的家庭成员提供支持。如日本的地域保健机构将这类患者全部登记造册，定期对他们进行机体功能评估，根据评估结果提供相应的服务，有训练穿衣、吃饭、说话、站立等诸多项目。并

向这类患者提供流动浴车、派遣家庭服务员帮助购物、洗涮或将患者接到保健中心短期住院，以缓解家庭的压力和疲劳等。

③为患者及其家庭预先建立一个指导计划：这个计划可以在慢性病发展到晚期阶段以前就建立起来。如到医院中的照顾、营养摄入问题等。

④应仔细描述患者照顾目标的改变，并和参与照顾患者的所有提供者交流这些变化。

(2) 对疾病晚期患者照顾模式的选择：当慢性疾病逐渐进入晚期，患者往往会出现并发症和功能障碍。患者对疾病的认识通常发生很大的改变。专家参与的可能性增大，在医师、患者、家庭之间，应对于疾病的晚期给患者多大程度的照顾达成一致。完成此工作的方法之一，就是帮助患者了解他们可选择的被照顾的模式，包括治疗的照顾模式、减缓的照顾模式和救济的照顾模式。

①治疗的照顾模式：指的是尽力明确治疗的新的医学问题，并尽量使患者的身体功能达到最好。患者在此模式下需支付对他们的疾病所进行的新的治疗花费。患者选择该模式的目标是在可能的情况下解决健康问题，尽量减少残疾程度、最大限度地恢复功能，以尽力完善他们的身体功能。如对脑血栓后遗症的患者进行的功能康复治疗等。

②减缓的照顾模式：其目标并非是治愈主要的疾病，而是通过预防患者情况恶化而保持病情的一种稳定的状态。转移癌的患者通常选择减缓的照顾模式，当放疗被应用于骨的转移癌来预防病态的骨折时，目标并非根除癌症，而是保持患者在行走时没有疼痛，或者不会发生骨折进而致残的稳定状态。

③救济的照顾模式：其目标不再是保持稳定的状态，而是减少疼痛或其他不适或减轻症状。在救济的照顾模式中，要避免患者身体功能状态的下降，而在减缓的照顾模式中，只有当出现不良症状时才须避免身体功能状态的下降。

关于选择哪一类照顾模式，一定要与患者讨论，此点非常重要。有课题研究表明：在疾病的晚期，患者自己对照顾计划的意愿经常被忽略，医师和患者家属常想象患者“希望如何”。研究中许多证据表明：在慢性病的后期，患者所希望得到的对疼痛的照顾经常不能得到充分的满足。全科医学的照顾模式是强调以患者和家庭为中心而发展起来的。为了能将患者包括进来，全科医师在慢性病晚期阶段的角色应该是一个建议者、教育者以及必要照顾的协调者。当患者还从其他内外科医师处得到照顾时，这个角色就显得更加重要。为患者提供照顾的医师越多，协调照顾的任务就越复杂。

四、提供机会性预防

病例 2 的患者是一个 42 岁的男性，这个年龄段人群的最主要的死亡原因包括心脏病、恶性肿瘤、卒中、慢性肺病和机动车辆造成的意外伤害等，而这些死亡原因多数是可以通过选择健康生活方式（减肥、戒烟、运动）、健康饮食习惯、使用安全带、戴摩托车和自行车头盔等健康的行为来避免。所以，全科医师可以在接诊这类患者的同时，为他们提供一些相应的预防服务。如筛查患者的血压、身高和体重、血清胆固醇水平；确定冠心病风险因素；进行戒烟、戒酒、饮食和锻炼、性行为和防止伤害等方面的健康教育。这种在具体的临床环境下所提供的预防性服务称为机会性预防。

将临床预防知识与医疗实践相结合是全科医师所面临的另一个任务，全科医师在接诊每一例患者时必须体现预防观念，利用各种与患者接触的机会提供预防服务。医师可以在处理现患问题的同时，根据三级预防的要求，适时地向患者提供预防保健服务，特别是处于某种健康危险（如特殊生物及社会环境、特定年龄段、特殊人格及心理状态或特殊历史时期）中的人群，如给老年慢性疾病患者进行流感疫苗、肺炎疫苗注射；给育龄期妇女提供宫颈涂片检查，以预防宫颈癌；给 10 岁以上的所有就诊者测量血压，对绝经期妇女进行骨质疏松的评定等。

周期性的预防性就诊是广泛的预防性照顾计划的必要组成部分，但是研究发现最容易使一个人改变其不良的行为方式的时机是其患病时。如 30 岁的家庭主妇感到腰背部疼痛，第二天疼痛越来越重以至于她不得不去看病。回顾她的病史记录，全科医师发现体重超重是她的主要健康危险因素，她身高 1.65m，体重 80kg，很少运动。体格检查表明她右侧腰部、脊柱侧面肌群有触痛，神经检查正常，直腿抬高试验结果阴性。诊断：下背部功能性损伤。这种情况是全科医师经常接触的问题，保守治疗即可缓解症状治愈。但单纯这样远远不够，许多问题需要在就诊过程中与患者进行讨论，应该将其看成是治疗的一个组成部分：①医师应与其探讨进行治疗的方案，如休息、冷敷和使用镇痛药等；②医师应交代她一些如何抱孩子及提重物的正确姿势，以减少将来背部损伤的可能性；③体重和她背部疼痛的关系，她的体重增加，对发生腰背部损伤的危险因素，这次患病是一个很好的教育她减肥的机会。多数医师会想到急性治疗的策略和防止慢性病复发的事宜，但不是所有的医师都能系统地讨论与此疾病有关的健康危险因素。这种一有机会就进行的预防性教育会促进患者的全面健康状态。表 6-3 列出了临床常见的对健康危险行为的教育内容。当不良健康行为产生不良影响时，患者非常愿意改变。但若不良行为对健康的影响不明显时，改变患者的行为方式就困难。全科医师应在现患每次就诊时，随时随地的进行健康教育。

表 6-3　日常工作中健康促进的时机

常见的临床疾病	所能提供
成人或儿童的中耳炎	就患者及其家庭成员吸烟问题进行教育
咽痛、鼻窦炎和上呼吸道感染	就患者及其家庭成员吸烟问题和经常洗手问题进行教育
哮喘、支气管炎和下呼吸道感染	就患者及其家庭成员吸烟问题和经常洗手问题进行教育
跌伤或其他急性损伤	就饮酒问题对患者及其家庭成员进行教育
胃炎或消化不良	对患者的吸烟饮酒问题进行教育
排尿困难或阴道分泌物增多	性行为和避孕方面的教育
胃肠功能紊乱	教育如何应付压力以及增加纤维摄入的重要性
眩晕	预防跌伤
胸痛	锻炼身体和保持体态
避孕或宫颈涂片的就诊	性传播疾病的教育
皮肤损伤	阳光刺激的防护

续表

常见的临床疾病	所能提供
高血压、糖尿病、心脏病	减肥和饮食调整
肌肉扭伤和拉伤	肌肉的伸展和调节训练
腰痛和肢端损伤	肥胖和减肥的教育

五、关注患者的需求与患病感受

一个全科医师在面对一个患者时，一方面要考虑发生了什么样的病变、病变严重程度如何、疾病诊断是什么、如何治疗、治疗效果如何等问题；另一方面还要考虑患者的感受和体验如何、病变对患者有何意义、患者的反应是什么？患者的期望和需要是什么。关注患者的需求与患病感受是全科医疗中以患者为中心的又一个重要方面。

症状和体验仅仅是患者对疾病的主观感受，并不一定与所患的疾病有什么特异性的联系，不同的人对同一种疾病有不同的感受和体验，可以出现不同的症状。在临床实践中，一些疾病常有非常痛苦的体验，但却找不到疾病严重程度的病理证据，但患者的体验是真实的，患者的痛苦也是真实的，医师有责任去帮助这些患者摆脱这种痛苦。如果医师盲目地否认患者的主观感受和体验，不仅对患者是一种伤害，而且也会损害医患关系。医师否认患者的症状和体验的真实性，会使患者产生不被接纳、被否定、不受尊重、不被信任的感觉，从而产生不安全感、紧张感和不信任感，有时会引发严重的焦虑，明显增加患者的痛苦。

从病例 1 高血压患者的例子中我们可以发现，大医院的专科医师采取的是疾病和医师为中心的态度，虽然他们的诊断和治疗用药没有错误，但他们没有想到长期使用价格昂贵的降压药对于一个收入微薄的患者来说是一个很大的经济负担，他们忽视了病患对患者的意义，因而导致医疗的失败。而那位全科医师采取的是以患者为中心的态度，通过对话与交流、了解患者的具体情况、体谅患者的难处来增加患者的遵医属性，保证疗效，达到促进健康提高生命质量的目的。

六、关注病患与家庭间的相互影响

家庭是一个人立足社会的重要支持系统，个人和家庭相互作用、相互影响，家庭可以通过遗传、社会化、环境和情感反应等途径影响家庭成员的健康，成员的健康也可影响其他家庭成员的情绪和健康，甚至影响整个家庭的结构和功能。病患是一种家庭问题，从家庭成员中患有哮喘、糖尿病或脑瘫的人群中，我们就会理解患者的患者角色是怎样渗透到所有的家庭关系之中，成为一种家庭负担，最后成为家庭日常生活的一部分。疾病对一个家庭的影响是无法预见的。如有一个家庭中唯一的孩子在 5 岁的时候被发现患有白血病，母亲对这个孩子倾注了几乎全部的心血，父亲也很关心这个孩子，孩子在 10 岁的时候去世，随后，这对夫妻离了婚，原因是丈夫认为妻子对他根本不关心。可以说，病患是导致这个年轻家庭破裂的根源。事实上，有调查发现，许多白血病儿童的父母的婚姻最后都以离婚而告终。还有一个家庭，丈夫因卒中后遗症而瘫痪多年，妻子在照看他几年后，得了偏头痛，他们的孩子有严重的行为障碍。可见，病患不仅仅是个人问题，它能够影响到家庭的其他成员的生活。因此，关注病患与家庭间的相互影响已成为全科医师临床应诊的又一项主要任务。

病例 1 中，全科医师邀请患者的妻子和患者一起来到诊所就是考虑到家庭对于疾病过程和疾病的照顾过程的影响，患者的妻子是帮助患者实施医师制订的照顾计划的重要支持者。如果她明白对高血压治疗的全部影响因素，如坚持服药、体育锻炼、饮食限制等，她就能够把这些知识应用到家庭的生活中，督促患者服药、鼓励其坚持体育锻炼并在烹饪中注意低盐、低脂等限制。同样，病例 2 中的患者也有很多家庭问题需要被关注。一方面是患者的高血压家族史会警惕医师疾病可能并不仅仅在患者自身存在，有同样情况的父母等其他亲属可能也需要被纳入全科医师的视线，并为其提供健康照顾；另一方面患者的病程和预后也会受家庭因素的影响，如果有可能通过一些途径使他女儿的疾病得到医治或使他下岗的妻子找到工作，那么患者的经济及精神负担会大大减轻，这无疑是治疗其高血压很重要的一部分，会使其病情朝良好预后的方向发展。

七、关注并改善患者的遵医行为

遵医行为是指患者对医疗建议遵守的程度，它包括服药、按预约复诊、执行推荐的预防措施，如饮食、运动、戒烟、戒酒等生活方式的改变。遵医行为在全科医疗服务中是一个十分关键的指标和管理环节，若在此环节失控，社区的长期综合性健康管理与慢性病控制就会成为空谈。

从病例 1 中，我们看到在患者与全科医师见面之前，他已经有数次就诊的经历，专科医师为他开了应该长期服用的降压药，但他在血压降下来后，就不再服药，所以血压控制一直不稳定，另外没有做到低盐饮食。这就是一种不遵医的行为。如果专科医师考虑了下列这些问题，治疗也许会是成功的。患者对于高血压及其治疗的理解怎样？于血压升高和高血压症状之间的关系是否理解？他的价值观如何？他的家庭背景怎样？同样，对于病例 2 的患者，虽然医师的诊断没有任何问题，治疗方案也应该是有效的，但医师如何确定患者会遵从医师的建议，按时服药、戒烟、戒酒、减肥并按时复诊？

如 60 岁的患者，7 年前发现胃息肉，息肉摘除后病理报告为良性，医师嘱其定期复查(每 2 年 1 次)，可惜医师并没有告诉其为什么一定要复查，因此也没有引起患者足够的重视，当患者感到胃胀、堵塞感而去就诊时，已是胃癌晚期合并胰腺转移。如果患者能按医师的嘱咐定期复查，会是什么样的情况是不言而喻的。医师们总是低估不遵从医嘱的患者数量，这是一个应该引起注意的重要问题。有人调查发现至少有 50% 的患者，因为没有服药、服用的剂量不对或者服药时间不对而使疗效得不到保证。

不遵从医嘱的原因很多，其中一个很重要的原因是医师倾向于孤立地看待患者的疾病，而忽略了患者的需要。一例患者可能带着两三个问题来看医师，但医师在用了十几秒时间听患者说了第一个问题后就急于用一系列可以用“是”“不是”来回答的封闭式问题来打断患者的述说，然后做出诊断，开出处方，医师把处方递给患者也就相当于发出一个信号：

应诊结束。可是，患者可能还没有来得及把他最严重的问题说出来，那他怎么会相信医师的处方能解决他的问题呢?

现在让我们回到病例 1，设想 2 周后，患者又回到全科医师那里，体格检查发现他的血压控制不好，让我们看一看两种不同的交流方式对患者的遵医行为有什么影响。

无效的方式如下。

医师：你服了我给你开的降压药了吗？（判断性和诱导性的问题，允许用“是 / 不是”来回答，答案倾向于“是的”；问题限定于用药上）

患者：是的，每天都服药。

结果：因为血压控制不好，医师提高了药物剂量并且增加了另外一种降压药。患者很沮丧。

有效的方式如下。

医师：能不能告诉我，你是怎样控制你的血压的？（开放性的问题，非判断性的，注重患者自己的责任，不把问题限定在用药上）

患者：自从上次我们谈话后，我不再吃咸菜，我妻子和你谈话后，做饭不那么咸了；当然了，我还服你给我开的降压药，就是那个白色的小片。

医师：你是怎么服的药呢？（直接的但不是诱导性的问题）

患者：一天两次。

医师：还有别的药吗？（直接的但不是诱导性的问题）

患者：没有，当我开始服那小白片后，就把别的药都停了。

医师：你今天早晨服药了吗？（直接的）

患者：没有，我以为看医师之前不用服药。

医师：那昨天呢?

患者：服了，至少早晨我服药了，昨天下午我因太忙就忘了。

医师：每天下午服药有点困难是吗？（同情的，但不是判断性的）

患者：是的，因为我的日程安排总是不固定。

医师：运动计划方面开始吗？准备做什么？

患者：我想过这个问题，不过还没有开始做什么。你真认为运动那么重要吗？

结果：医师肯定了患者限制食盐摄入的做法，选择了一个能够适合患者日程安排的服药方法，解释为什么应该每天服药，又解释了规律的体育锻炼对于降低血压的作用，然后把双方均同意的降压计划用书面的形式具体地记录下来。

从以上两种不同的交流方式中我们看到全科医师与患者交流的技巧，对于判断患者的遵医行为如何，针对性地采取治疗措施十分重要。

以患者为中心的全科医疗模式，要求全科医师在每一次接待患者的过程中，都要把关注并改善患者的遵医行为作为应诊必需的内容之一。改善患者的遵医行为的方法如下。

1. 与患者对问题的看法达成一致　医师要会判断自己和患者在对疾病的看法上是否一致。一例有头痛的患者可能认为他头痛是由鼻窦炎引起的，需要抗生素治疗，医师认为这是偏头痛需要用镇痛药。如果医师不解决这种看法上的差异，患者就不会服用医师给他开的药。

2. 为患者提供多种选择方案　减肥的食谱不止一种，治疗抑郁的药物也不止一种。给患者提供一些可行的治疗方案，用患者能够理解的语言解释每种方案的利与弊，然后让患者自己决定哪一种方法对他更适合。

3. 选择双方均同意的可行的方案　医师和患者可以选择一个更符合患者需要的医学处理。如一例刚刚再婚的高血压的患者不会愿意选择价格便宜但会降低性欲的降压药，他会更愿意选用贵一些但没有性欲方面副作用的，一天只服一次的长效制剂药物，因为简化了服药的时间会提高患者的依从性，但对于低收入人群来说，他们宁愿选择一天分几次服、但价格比较便宜的药物。

4. 测试患者的知识　医师为了加深患者对治疗计划认识，可以让患者重复刚刚告诉他们的关于疾病和治疗计划是什么，解释他的治疗计划，就像他们回家后要向家人解释的一样。如果医师讲解中有什么操作，也让他们重复一遍也很重要，如胰岛素注射或使用峰式流量仪。在美国，许多全科医师在办公室里用一个橘子让糖尿病患者练习胰岛素注射。

5. 简化治疗方案　尽量简化治疗方案并将治疗计划用书面的形式记录下来。

6. 取得家庭支持　病例 1 中，全科医师邀请患者的妻子来到诊所，帮助她理解高血压的治疗知识就是为患者取得家庭支持的一个重要举措。

7. 鼓励患者取得的进步　让我再回到病例 1 中，看一看有经验的全科医师如何将这些方法整合到应诊过程中，以提高患者的依从性。

病例 1 继续

医师：你今天的血压是 150/100mmHg，这个值比我们刚开始治疗的时候降下来一些，但还不够，你还记得我们达成一致的那个目标吗？（“我们”意味着责任是彼此分担的。医师让患者关注一个可测量的客观指标，并且指出已经取得的进步）

患者：记得，高压低于 140mmHg，低压低于 90mmHg。

医师：对。你认为你还能做什么让血压再降一些？（医师进一步参与，但把这个责任交给患者）

患者：我想，今天的血压比较高的原因之一，可能是我今天早晨没有服药。从现在开始，我会尽量记得每天服药，包括来你这儿的那一天。而且，我想报名参加一个太极拳晨练班，我对太极拳很感兴趣，这个晨练班的时间对我来说很方便，而且地点离我家很近。我不想再增加一种降压药。

医师：这个主意不错，太极拳是一个很好的运动。规律的体育锻炼不仅有直接的降压作用，而且通过减肥还有间接的降压作用。（医师提供了正面的强化信息，而且指出这种做法对患者的另外一个目标“减肥”也有益处。）

患者：那太好了。

医师：不过，我还是有点担心你每天第二次服药有些困难。只有坚持一次不漏地服药，才能达到最好的降压效果。（医师为他的担心提供了基本理论）晚饭这个时间对你来说怎么样？（医师开始了与患者的协商过程）

患者：我吃饭的时间不固定，并且我不经常在家吃饭。

医师：上床睡觉的时间怎么样？

患者：有时我太累了，还没等我刷牙、洗脸，我就一边读着书，一边睡着了。有没有一天只吃一次的降压药？

医师：这样也行。你准备什么时间服药呢？

患者：早晨起床以后吧，我起床后总是习惯喝一杯水，从来没有忘过。

医师：那好，我就给你开一种降压药，你一天只在早晨喝那杯水时服一次。记住，是100%地服药，在你来诊所看病的时候也要服药。

患者：好！（通过协商和修改方案，找到问题解决的办法）

医师：这种药的副作用与你服过的另外一种药物是一样的，因为另外一种药物对你来说没有什么副作用，这个药应该也没有什么问题的。

患者：那不错。

医师：加上低盐饮食和体育锻炼，这种药应该能够控制你的血压。（医师进一步鼓励患者要低盐饮食并要坚持体育锻炼。）当然，因为我们开始的剂量很低，以后我们很有可能还要根据血压控制的情况增加药物剂量。2 周后，你能再来一次吗？

患者：2 个月不行吗？

医师：在血压得到控制之前，我还是希望能经常观察你的血压情况。不过，如果你能在家里自己测血压，然后只打电话告诉我测量结果的话，可能你不一定要常常来诊所。（医师在血压监测方面没有让步，而且利用这个机会让患者进一步介入到自己的疾病管理中）

患者：我怎么自己测血压呢？

医师又做了几件事：①给患者解释如何购买一个家用血压计，然后把它拿到诊所来，检测其准确性并教会患者如何使用；②让患者复述一遍他自己在其血压管理方面的责任；③得到患者口头的承诺；④把整个管理计划写下来。

全科医师应珍惜对每一例患者的接诊机会，切实落实以上的七项任务，从而体现出以人为本和健康为中心的照顾这一全科医疗的鲜明特色，使生物 - 心理 - 社会医学模式在基层医疗服务中得到真正的贯彻。

第7章

以家庭为单位的照顾

训练有素的家庭医师应具备照顾各年龄段家庭成员的基本技能。对于患者家庭压力和家庭支持的研究，显示了家庭对健康和疾病有强烈的影响。医患关系看起来是一个两元的关系，但实际上，家庭成员会影响到患者对医师的选择、对治疗的期望值、对诊断的评价以及患者对治疗方案的遵医嘱性，变成同患者治疗有关的三角关系。全科 / 家庭医师即使并不为其他家庭成员提供医疗服务，也应该了解并观察到这些对患者的影响。在评价健康问题时，考虑到家庭可能是引发疾病的一个来源，制订患者预防和管理方案时，也能充分利用家庭的资源，这就是家庭医师与专科医师和通科医师区别的关键特征。

第一节　家庭的定义和特点

社会结构和功能的变化和人们意识形态的变化，使得家庭的定义也在发生着变化。从家庭演变的历史来看，根据家庭结构定义是：在同一处居住的，靠血缘、婚姻或收养关系联系在一起的，两个或更多的人所组成的单位。但随着家庭的形式逐渐多元化，人们发现，还有一些具有家庭功能的团体，如同性恋家庭、同居、群居等，并不能完全用上述定义来描述。Smilkstein 于 1980 年着眼于家庭功能将家庭定义为："能提供社会支持，其成员在遭遇躯体或情感危机时，能向其寻求帮助的亲密者所组成的团体。"这个定义尽可能地覆盖了近 20 年来所出现的多种多样的家庭形式，强调了家庭的功能，但似乎又忽略了家庭的某些基本特征。因而又有人提出了定义：家庭是通过生物学关系、情感关系或法律关系连接在一起的一个群体。

家庭同其他的社会团体有着相似之处，但也具有非常独特的特征。家庭由于其成员在遗传、发展、情感联系等方面的共有性，常表现出类似的特征，这是家庭有别于其他社会团体的最突出的特点之一。①家庭成员在生物学特征上的某些高度相似性（如红细胞血型、DNA、指纹等）甚至可以作为认定血缘关系的法律依据。②家庭血缘关系基本上是一种终身关系，它不能因整个家庭或某个成员的功能的低下或改变而终止某个成员的身份。③家庭关系在性质上主要是一种情感联系，它比其他社会团体更重视关心、爱护等感情，更为无私地向其家庭成员提供持续终身的、不求回报的情感支持。

以家庭为基本单位的社会：①保护家庭成员的权利，如确定儿童的抚养监护权优先考虑生物学和法律上的父母；②要求家庭承担起对其成员的责任，如警察将醉鬼送交其家属，医师向老年患者的子女提供照顾老年患者的注意事项等。

一、家庭的结构

家庭的结构是指家庭组成和类型及各成员间的相互关系，包括外部结构（即人口结构）和内在结构两部分。家庭的人口结构又称家庭的类型，可分为核心家庭、外展家庭和其他家庭类型等。家庭的内在结构包括权力结构、角色、沟通类型和价值观四个方面。家庭结构影响到家庭经济负担、相互关系、家庭资源、家庭功能及疾病的传播等。

1. 家庭的类型

（1）核心家庭（nuclear family）：指由父母及其未婚子女组成的家庭，也包括无子女夫妇家庭和养父母及养子女组成的家庭。在许多社会文化中，核心家庭都是一种主要的家庭类型。但随着社会经济、文化、价值观的变化，家庭类型呈现出多元化的趋势，其他家庭类型的比例逐渐增高。核心家庭的特点是人数少，结构简单，关系单纯；对亲属关系网络的依赖性较小，但同时可利用的家庭资源也少。家庭关系具有亲密和脆弱两重性，出现危机时，会因较少得到家庭内、外的支持而易导致家庭解离。

近年来在城市人口中数量有所增加的“丁克”（double-income-no-kids，DINK）家庭，是指夫妻双方都有收入、但无子女的家庭。如果我们对该类型家庭进行分析的话，就会发现这类家庭的很多特点都与核心家庭吻合，因此也应划入核心家庭的范畴。

（2）扩展家庭（extended family）：指由两对或以上的夫妇及其未婚子女组成的家庭，是由核心家庭及夫妇单、双方的父母、亲属共同构成的。扩展家庭又可分为主干家庭和联合家庭。

①主干家庭：由一对已婚子女同其父母、未婚子女或未婚兄弟姐妹构成的家庭，包括父和（或）母和一对已婚子女及其孩子所组成的家庭，以及一对夫妇的家庭同其未婚兄弟姐妹所组成的家庭。主干家庭通常在主要权力和活动中心之外，还有一个次中心存在，但不像几世同堂、同代多偶的复式家庭那样关系复杂，决策的复杂程度和稳定性都介于核心家庭和复式家庭之间。

②联合家庭：又称复式家庭，由两对或以上同代夫妇及其未婚子女组成的家庭，包括由父母同几对已婚子女及孙子女构成的家庭，两对以上已婚兄弟姐妹组成的家庭等。这种几世同堂、多代多偶的大家庭曾是中国的传统家庭类型，这种类型的家庭结构相对松散、不稳定，家庭内存在着多重权力和活动中心，决策过程复杂，多种关系和利益交织在一起。

总之，扩展家庭具有人数多、结构较复杂、关系较繁多的特点，家庭功能受多重相互关系的影响，但家庭内、外资源的可用性增大，有利于家庭遇到压力时，更具有弹性，适应度提高，增大了克服危机的能力。

（3）其他家庭类型：包括单身家庭、单亲家庭、同居家庭、群居体及同性恋家庭等各种不能纳入核心家庭和扩展家庭的类型。这些家庭类型虽然不具备传统的家庭形式，但也执行着类似的功能，表现出家庭的主要特征。

①单身家庭：在北美和一些欧洲国家，单身人口的数量在显著上升。单身家庭的增多，带来了国家政治、经济和文化的变化，甚至还在改变着宗教机构的面貌。如国外某些教堂周日晚间举行聚会，由于单身信徒没有伴侣和孩子，教堂在祷告用词和活动组织上都十分小心，避免强调婚姻家庭观念，照顾单身信徒的感受。家庭医师在建立同服务对象的关系、照顾社区人群健康时，应充分认识到家庭类型变化的新趋势。

②单亲家庭：也是数量呈上升趋势的家庭类型。在我国，由于人口流动性增加、离婚率升高等原因，单亲家庭的数量有明显上升的趋势。此类家庭中，由于重要家庭角色的缺失，其他家庭成员必须做出角色调适，以维持家庭的正常功能，并为子女的身心正常发育提供必需的支持，因而家庭成员面临更大的挑战，更需得到家庭医师的关注。

③同居家庭：中国的文化传统对维护家庭的传统形式和稳定，起了一定的作用；但同居家庭数量的增多，尤其是在人口流动性较大的城市，已经是一个不争的事实。

除了上述几种家庭类型以外，还有较少见的类型，如同性恋家庭等。

2. *家庭的内在结构* 家庭结构是指家庭内部的构成和运作机制。家庭作为一个系统，各个成员之间相互作用、相互影响，同时与外部环境相互作用、相互影响，充分反映了家庭的内在结构中家庭成员之间的相互作用及相互关系。这种相互关系可以从四个方面考虑：权力结构、家庭角色、沟通类型和价值观。其中的任何一个方面因受环境影响而改变时，其他的方面也会相应发生变化。

(1) 家庭的权力结构：它反映了谁是家庭的决策者以及做出决定时家庭成员之间的相互作用的方式。家庭的权力结构可分为四种类型。

①传统权威型：由家庭所在的社会文化传统而来的权威。如在男性主导社会，父亲通常是一家之主，家庭成员都认可他的权威，而不考虑他的社会地位、职业、收入、健康、能力等。

②工具权威型：负责供养家庭、掌握经济大权的人，被认为是这种家庭类型的权威人物。妻子或子女若能处于这种位置上，也会成为家庭的决策者。

③分享权威型：家庭成员分享权力，共同协商做出决定，由个人的能力和兴趣来决定所承担的责任。

④感情权威型：由家庭感情生活中起决定作用的人担当决策者，其他的家庭成员因对他（她）的感情而承认其权威。

家庭权力结构是家庭医师进行家庭评估继而采取家庭干预措施的重要参考资料。只有正确确定家庭中的决策者，同他协商干预方案，才能有效地提供建议，实施干预，提高患者的遵医嘱性。还要认识到家庭权力结构并非是固定不变的，它会随家庭发展各阶段的改变、家庭变故、社会价值观的变迁等家庭内（外）因素的变化而转化为另一种家庭权力结构的形式。

(2) 家庭角色：角色是与某一特定的身份相关联的行为模式，即每一个社会角色都代表着一套有关行为的社会标准。家庭角色是家庭成员在家庭中的特定身份，代表着他（她）在家庭中所应执行的职能，反映出他（她）在家庭中的相对位置和与其他成员之间的相互关系。

如在家庭中，妻子和母亲的传统角色是富于情感的形象，她的职责是主内，包括生儿育女、照顾家人、操持家务、性活动、做子女的“女性”行为的榜样等。丈夫和父亲的传统角色则是赚钱养家、负责做出重要的决定、最高的权威者、性活动、一定程度地抚养儿女、为儿女提供“男性”行为的榜样等。儿童的角色历来被认为是一种被动角色，但现在越来越被视为也是一种主动角色，他们的角色行为是接受父母和兄弟姐妹的爱护、学习并实践许多技能，并通过将在学校学到的事情带回给家中的父母而成为父母的一个信息来源。

家庭角色会随着社会潮流、特定家庭的教育程度、文化宗教背景等因素的变化而变化。如从前被认为是父亲或母亲各自的角色行为，现在正在由许多家庭的父母共同承担，如分担家务、母亲外出工作养家等。

家庭角色如同其他社会角色一样，要按照社会和家庭为其规定的特定模式去规范行为，这些特定模式的行为称为角色期待。如上面谈到的父亲的家庭角色，就是传统家庭对父亲的角色期待。当然，各个家庭对同一角色的期待内容会有所不同。

家庭角色要实现角色期待，完成相应的角色行为，需要一个学习、发展的过程，这个过程称为角色学习。

当一个人具有某种家庭角色时，社会和家庭往往对该角色有其特定的角色期待，个人对此角色期待的模式行为接受的程度受到他的性格、气质、能力、态度的影响，然后他履行他所能接受的角色行为。这种角色行为的学习发展过程是循环进行的，当角色发生转变，有了新的角色期待后，他便要开始一个新的学习周期，以适应新的角色。如原来是女儿的角色，受到父母的怜爱，现在父母因车祸瘫痪卧床，女儿既要工作赚钱，又要料理家务、照顾父母，完成许多从前由父母所完成的角色行为。

当一个家庭成员实现不了对其的角色期待或适应不了角色转变时，便会在内心产生矛盾、冲突的心理，称角色冲突。它可以由本身、他人或环境对角色期待的差异所引起。如父母向孩子灌输与老师不同的是非标准，孩子会感到茫然；儿子夹在吵架的父母和妻子之间，因为有儿子和丈夫的双重家庭角色而左右为难等。当家庭对角色的期望各有不同或角色划分不清时，常会发生角色冲突，而导致情绪、心理功能紊乱，甚至会出现躯体障碍，表现为家庭医师所见到的症状和体征。此外，还会使家庭功能发生障碍，对整个家庭产生影响。

家庭角色功能的优劣是影响家庭功能的重要因素之一，进行家庭评估时理应考虑到家庭角色的问题。家庭医师在判断家庭角色是否具有充分功能时，可依据下面的五个标准。

①家庭对某一角色的期望是一致的。

②各个家庭成员都能适应自己的角色模式。

③家庭的角色模式符合社会规范，能被社会接受。

④家庭成员的角色能满足成员的心理需要，即家庭成员乐意扮演自己的角色不会产生反感，否则会因情绪不能维持平衡，最终会有问题产生而影响健康。

⑤家庭角色具有一定的弹性，即在必要时发生角色转换，承担各种不同的角色。这可

使家庭对压力的适应能力增加，是家庭功能良好的表现。

(3) 家庭沟通类型：沟通由三个元素构成，即发送者、信息和接受者。在这个传递过程中的任何一个环节出现差错都会出现相应的问题。如发送者表达不清、信息模糊不明、表达的意思含沙射影或心不在焉等，都会导致沟通不良或误解，影响相互关系。

沟通是家庭成员间相互作用的关键，是维持家庭系统稳定的必要手段，也是了解家庭功能的重要指标。Epstein 等将家庭沟通按其内容和方式分为三个方面。

①描述沟通的内容：内容与情感有关时称为情感性沟通，如"我爱你"；内容传递普通信息或与家居活动的动作有关时称为机械性沟通，如"今晚我加班"。

②描述信息的表达是否清晰和是否经过掩饰、模棱两可：前者如"我不喜欢你这样做"，后者如"喝茶比吸烟要好些（意思是我不喜欢你吸烟）"。

③描述信息是否直接指向接受者：若是直接地称为直接沟通，如"你应该尊重我"；若是影射或间接地称为替代性沟通，如"男人都是大男子主义者（一个女孩对男友说）"。

观察家庭沟通的意义在于通过它了解家庭功能的状态。因为人们发现，情感性沟通受损一般发生在家庭功能不良的早期；当机械性沟通亦中断时，家庭功能障碍通常已到了相当严重的程度。掩饰性和替代性沟通相比，更易出现在功能不良的家庭中。

(4) 家庭的价值观：家庭价值观是指家庭判断是非的标准，以及对某件事情的价值所持的态度，它规范了各个家庭成员的行为方式，也深深影响着家庭成员对外界干预的感受和反应性行为。各个家庭成员可有自己的价值观，它们相互影响并形成家庭所共有的价值观。价值观的形成极深地受到传统、宗教、社会文化环境等因素的影响，在相同的社会环境中是极不容易改变的。这种性质在我们进行家庭照顾时，尤其应予注意。家庭的疾病观、健康观，更是直接关系到成员的就医行为、遵医性、实行预防措施、改正不良行为等方面，因而对维护家庭健康至关重要。

家庭医师必须了解家庭的价值观，特别是健康观，确认健康问题在家庭中的地位，才能同家庭一起制订出切实可行的治疗保健计划，以有效地解决问题。

二、家庭的功能

家庭作为社会的基本单位，连接了人和社会两个方面，具有满足家庭成员个人和社会最基本需要的功能。家庭功能可分为许多方面，并且会随着社会文化的发展而变化，有些功能退化直至消失，有些则得到强化。但某些最基本的功能始终存在，它们满足了家庭成员在生理、心理及社会各个层次的最基本的需要。这些功能可归纳为五个方面。

1. *抚养和赡养的功能*　通过供给家庭成员饮食、衣服、住所、温暖、保护、疲劳或患病时得到休息等满足成员最基本的生理需要。

2. *满足感情需要的功能*　家庭能够满足人的爱与被爱的需要，家庭成员之间相互温暖、关怀；当一个成员出现问题时，会引起其他成员的焦虑、担心。家庭成员之间联系着用血缘和姻缘加固的情感纽带。

3. *满足生殖和性需要的功能*　从历史上看，生殖与性的功能很难区分开，但在人类生殖和避孕技术不断发展的今天，人类从技术上已经完全能够让两者成为两种不同的需要。

家庭所特有的功能之一就是生育子女、传宗接代、延续种族；同时它还有满足人的性需要、调节控制性行为的功能。

4. *社会化功能*　家庭作为将生物人转化为社会人的第一个场所，具有把其成员培养成合格的社会成员的社会化功能；而且家庭的这一功能是不可替代的，家庭传授给成员社会技巧和知识，发展他们建立人际关系的能力，学会如何与同代和异代人相处，胜任自己的社会角色等。同其他具有社会化功能的场所（如学校、夏令营、社区等）相比，家庭是完成社会化功能的一个异常重要的场所。人的身心发育，特别是心理发育的关键时期，主要是在家庭内度过的。在这个关键时期如果丧失家庭应提供的支持、关爱，会对成年后的个体的多个方面产生影响。

5. *赋予家庭成员地位的功能*　父母的合法婚姻本身便给子女提供了一个合法的地位。此外，家庭还能为其成员在社会经济、教育和谋求职业等方面提供某种地位。随着社会的发展进步，这一功能的后一部分将逐渐弱化。

三、家庭生活周期

家庭像人类个体一样，有其发生、发展和结束的过程。这个过程中的任何重大事件，如结婚、分娩、患病、死亡等，不仅会对家庭系统及其成员的心理发育产生影响，还会对家庭成员的健康造成影响。家庭医师为患者提供医疗服务时必须了解人体的正常发育过程，同样当家庭医师将家庭作为服务对象时，也应了解家庭的发展过程。

从 20 世纪 70 年代开始，在“个体生命发展模式”的基础上，人们提出了许多种“家庭生活周期”的模型。这些模型按照时间和家庭的特征将家庭生活分为数个阶段，每个阶段包含了正常和可预见的转变，如新婚阶段开始对家庭产生责任感，孩子出生后要适应三人一起的家庭生活等。家庭在其发展过程中，还会经历一些不可预见的危机，如夭折、离婚、失业、患慢性病等。表 7-1 描述了一种家庭生活周期的模式。

表 7-1　家庭生活周期

阶段	定义	重要事项
新婚	男女结合	双方适应及沟通（亲密和独立、自由和责任感的平衡）性生活协调及计划生育
第一个孩子出生	孩子岁龄 0 ～ 30 月龄	父母角色的适应 经济及照顾幼儿的压力 母亲的产后恢复
有学龄前儿童	最大孩子岁龄 30 个月龄至 6 岁	儿童的身心发育 孩子与父母部分分离（如上幼儿园）
有学龄儿童	最大孩子岁龄 6 ～ 13 岁	儿童的身心发育 上学问题
有青少年	最大孩子年龄 13 岁至离家	青少年的教育与沟通 青少年的性教育及与异性的交往、恋爱

续表

阶段	定义	重要事项
孩子离家创业	最大孩子离家至最小孩子离家	父母与子女关系改为成人间的关系 父母逐渐有孤独感
空巢期	父母独处至退休	恢复仅夫妻两人的生活，重新适应婚姻关系 计划退休后的生活 适应与新家庭成员的关系
退休	退休至死亡	经济及生活依赖性高 面临老年病、衰老、丧偶、死亡

每个家庭不一定都要经历表上的八个阶段，但了解家庭生活周期可帮助家庭医师鉴别正常和异常的发展状态，预测和识别家庭在特定阶段可能或已经出现的问题，及时地进行健康教育和提供咨询，采取必要的预防和干预措施，有时用很简便经济的方法就能避免很严重后果的出现。一个典型的例子，孕前服用叶酸能有效地防止胎儿发生神经管畸形。如果家庭医师了解新婚家庭，及时向易感夫妇提出忠告，便会避免可能会出现的一系列严重问题。

第二节　家庭资源和家庭危机

一、家庭资源

家庭为了维持基本功能，应对压力或危机事件所必需的物质和精神上的支持称作家庭资源。这种家庭资源充足与否，直接关系到家庭及其成员对压力、危机的适应能力。家庭资源可分为家庭内资源和家庭外资源。

1. 家庭内资源

(1) 经济支持：家庭对成员提供的各种金钱、财物的支持。

(2) 维护：家人参与对成员健康的维护和支持。

(3) 医疗处理：家人提供及安排医疗照顾。

(4) 情感支持：家人对成员的关怀及精神支持。

(5) 信息和教育：家人提供医疗资讯及建议。

(6) 家庭设施上的支持：家庭住所或设施的改变，以适应患病成员的需求。

2. 家庭外资源

(1) 社会资源：亲朋好友及社会团体的支持。

(2) 文化资源：来自文化背景、传统、信念上的支持。

(3) 宗教资源：宗教信仰、宗教团体的支持。

(4) 经济资源：来自家庭之外的收入及赞助。

(5) 教育资源：教育程度的高低。

(6) 环境资源：居所的环境。

（7）医疗资源：医疗保健系统和服务机构提供的支持。

家庭医师可通过看患者、会见患者家属或家访等方式，了解患者家庭的资源状况，评估可利用的家庭内外资源的丰富程度。必要时可将结果记录下来，存入病历。当家庭内资源不足或缺乏时，家庭医师应充分发挥其协调者的作用，帮助患者及其家庭寻找和利用家庭外资源。

二、家庭生活压力事件和家庭危机

1. *家庭生活压力事件*　家庭是向家庭成员提供资源支持的重要来源，同时也是绝大多数人压力的来源。压力来源于生活压力事件，可以分为 4 类：家庭生活压力事件、个人生活压力事件、工作生活压力事件和经济生活压力事件。Holmes 和 Rahe（1967 年）做过一项有意思的研究：让被调查者将 42 个最常见的生活事件按压力感的大小和调适的难易排出顺序（表 7-2），结果发现 15 个最具压力感的事件中有 10 个是家庭生活事件。这些发现表明，绝大多数的压力来自家庭内部。

由于很难测量压力的大小，目前最好的办法是通过观察重要生活事件对人的影响及其在疾病发生、发展中的作用来反映压力的程度。在表 7-2 中可以发现，令人高兴的生活事件同样可以产生压力。此外，表中的评分反映的是西方社会文化背景中各种生活事件的压力大小，在不同的社会文化背景下，评分必然会有所不同。该研究发现，如果一年内压力分值超过 200 单位，则发生心身疾病的概率很高；如果超过 300 单位，来年患病的可能性达 70%。

2. *家庭危机*　压力作用于个体和家庭后，会对个体和家庭同时产生影响，生活事件作为压力源作用于个体和家庭，会导致两者调适不良、功能障碍或进入病态。当家庭资源充足时，家庭通过良好的调适，又会恢复到原来的平衡状态或达到一个新的平衡；若家庭内外资源都不足或缺乏时，家庭危机便会出现。家庭通过一种病态的调适，会暂时处于一种病态平衡状态，但最终会进入彻底的失平衡状态。图 7-1 表现了这一过程。

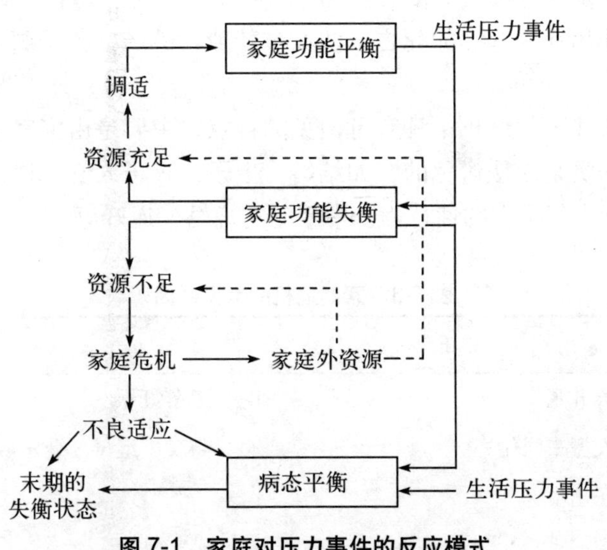

图 7-1　家庭对压力事件的反应模式

表 7-2 生活压力事件评分（Rahe，1975 年）

家庭生活事件	评分	个人生活事件	评分	工作生活事件	评分	经济生活事件	评分
配偶死亡	100	入狱	63	被开除	47	经济状况的较大变化	38
离婚	73	较重的伤病	53	退休	45	抵押贷款 1 万美元以上[a]	31
分居	65	性功能障碍	39	较大的工作调节	39	抵押品赎回权被取消	30
亲密家属死亡	63	好友死亡	37	换职业	36	抵押贷款 1 万美元以下[a]	17
结婚	50	杰出的个人成就	28	职责的较大变化	29		
夫妻和解	45	开始 / 停止上学	26	与上司发生矛盾	23		
家庭健康的重大变化	44	生活条件的较大变化	25	工作条件的较大变动	20		
妊娠	40	生活习惯的大变化	24				
新家庭成员的加入	40	转学	20				
与妻子大吵	35	搬家	20				
子女离家	29	娱乐的较大变化	19				
姻亲矛盾	28	宗教活动的较大变化	19				
妻子开始 / 停止外出工作	26	睡眠习惯的较大变化	16				
家庭团聚的变化	15	饮食习惯的较大变化	15				
		放假	13				
		圣诞节	12				
		轻微的违法行为	11				

注：[a] 金额应随年代修改

引发家庭危机的常见原因有些是正常的生活事件，有些则是异常的生活事件，主要有家庭成员增加、减少、不道德事件和地位改变四大类原因（表 7-3）。

家庭危机因引发的因素不同、家庭情况不同而多种多样，可大致分为四类。

（1）意外事件引发的危机：一般无法预料，是各类危机中最不常发生、最单纯的一种，由来自家庭外部的作用而引起。如死亡、住所被焚毁、破产、孩子遭绑架等所造成的家庭危机。

（2）家庭发展所伴随的危机：具有可预见的特点，主要是由家庭生活周期各阶段特有的变化所引发的。一类是无法避免的，如结婚、生子、孩子入学、退休、丧偶等；另一类是可以预防的，如青少年子女的性行为、中年时的离婚、通奸等。

表 7-3 家庭危机的常见原因

项目	正常	异常
家庭成员增加	领养儿童	意外妊娠
	亲友搬来同住	继父、继母、继兄弟姐妹搬入
	孩子出生	
	结婚	

续表

项目	正常	异常
家庭成员减少	老年家人或朋友死亡	子女被流放或离家出走
	家人因小病而暂时不能做事	家人或朋友从事危险的活动（如战争）
	同龄的伙伴搬走或另找新朋友	家人或朋友住院
	家人按计划离家（如孩子入学、去野营、外出工作）	夫妻离婚、分居或被抛弃 家人或朋友猝死或暴力性死亡
不道德事件	违抗社会和（或）家庭、社区的规范	酗酒、吸毒
		对配偶不忠、通奸入狱
		被学校开除
		酗酒、吸毒
地位改变	参加或离开俱乐部、政治职位等	身体或情感上出现 / 消除障碍
	搬家或转学	代表社会地位的生活条件的改变（如汽车、住宅）
	生活周期的新阶段（如当父母、中年、老年）	失去自由（如沦为难民、入狱）
	加薪和（或）提升职位	没有收入
	角色变化（如换工作、单身变已婚）	被学校开除
	事业的成败（如学位、生意）	突然出名或发财

（3）与照顾者有关的危机：家庭因某些原因而单方面地长期依赖于外部力量造成此类危机。如家庭靠福利机构救济生活、家庭内有慢性患者长期需医师照顾等。当家庭想要摆脱依赖或家庭希望一次性治好患者或外部力量发生改变而未做出解释时，常会产生危机。

（4）家庭结构本身造成的危机：这类危机的根源埋伏在家庭结构内部，可以造成家庭矛盾突然恶化。发生时可有压力事件的触发，也可以没有，由于起于内部而具有反复发作的特点，常见于酗酒家庭、暴力家庭、通奸家庭，以及反复用离婚、自杀、离家出走等应付普通压力的家庭。处理这类危机时，医师应避免陷于表面的各种诱因中，而应找出埋在背景中的根本原因。

3. 家庭功能失衡的各种可能表现

（1）婚姻或性方面的障碍：如分居、离婚、外遇等。

（2）某个家庭成员的多种患病表现：又称为“厚病历综合征”，表现为某个家庭成员反复就医，但无法确诊的现象。

（3）多个家庭成员的多种患病表现：同时有多个家人出现病情。

（4）孩子的异常行为：如突然中断同家人的正常交流、说谎、逃学、离家出走等。

（5）“困难患者”：遵医嘱性很差、难于管理的患者。

（6）产妇围生期的异常表现。

（7）家庭成员的酗酒 / 物质滥用的问题。

（8）配偶 / 子女有身体虐待 / 性虐待的迹象。

（9）家庭成员的精神疾病。

（10）家庭成员的焦虑情绪突然增加。

第三节　家庭对健康和疾病的影响

一、家庭对个体健康的影响

家庭的生物遗传方面的特性、家庭结构的特点、家庭居住的物理环境、家庭功能的好坏、家庭的生活习惯、家庭的经济水平等很多方面都会对家庭成员的健康发生影响；而家庭成员的健康 / 疾病状态又会对家庭功能本身产生作用。

家庭对个体的健康的影响如下。

1. 遗传的影响　每个人都是其基因型与环境相互作用的产物，有些疾病就是受到家族遗传因素和母亲孕期各种因素的影响而产生的。随着先进的医学知识和技术的发展，很多疾病可以被预防。家庭医师虽不必是一个遗传病专家，但应知道适时地将易感家庭，转给遗传病专家，并能清楚地让家庭了解专家建议的含义。

2. 对儿童发育的影响　家庭是儿童生理、心理和社会性成熟的必要条件。大量的研究和证据表明，家庭异常和儿童的躯体、行为方面的疾病有着密切的联系。如长期丧失父母照顾与自杀、抑郁和社会病态人格三种精神障碍有关。家庭医师应告诫父母，在孩子 3 月龄至 4 岁这个儿童发展的关键时期，应尽量避免与孩子的分离；无法避免时，应采取必要的措施，如找替代母亲等，尽量减少对孩子的伤害。

3. 对疾病传播的影响　疾病在家庭中的传播多见于感染和神经官能症。Meyer 和 Haggerty（1962 年）的研究表明，链球菌感染与急、慢性家庭压力有关。病毒感染在家庭中有很强的传播倾向。Buck 和 Laughton（1959 年）的研究证实，有神经疾病的人的配偶也有产生类似疾患的倾向，特别是在结婚 7 年以后；另外，患神经性疾病的母亲的孩子更可能染上神经症。

4. 对成人发病率和病死率的影响　许多研究显示，在很多疾病发生前都伴有生活压力事件的增多。压力水平高而支持水平低的孕妇出现产科合并症的比例升高。年轻鳏夫多种疾病的病死率都比普通组高，而当再婚后，他们的病死率又低于普通对照组。这说明婚姻对健康有保护力，至少对男性如此。而同一试验中寡妇的病死率没有变化。家庭因素不仅影响了发病率和病死率，还影响到患者及家庭对医疗服务的使用程度。研究表明，在家庭压力增加时，对医疗服务的使用程度也增加。

5. 对疾病恢复的影响　家庭的支持对各种疾病（尤其是慢性病和残疾）的治疗和康复有很大的影响。

二、家庭对健康影响的机制

家庭对健康的影响机制可能有以下两种途径。

1. 直接影响心理和生理的途径　家庭压力事件等家庭因素，直接影响个体的情绪状态，从而导致机体发生病生理变化，进而出现病态。近来的动物实验和人体试验显示，神经系统能直接影响机体的免疫功能，压力可引起免疫抑制和疾病增多。介导细胞免疫的、在防御癌症和感染方面起着重要作用的 T 淋巴细胞，最易受到压力的影响；而产生抗体的 B 淋巴细胞，似乎受压力的影响较小。

2. 影响行为的途径　个体的健康行为深受家庭影响，如饮食、锻炼、吸烟、遵医嘱性、看医师的次数等，这些行为又影响了个体的健康。如居丧期可能会增加饮酒、吸烟、服镇静药等，而酗酒与肝硬化、事故和自杀常相关，后三者是居丧期后病死率升高的部分原因。

三、几种重要事件对家庭成员健康的影响

离婚和再婚涉及一系列复杂的变化，这些变化常影响到家庭功能的各个方面。离婚和再婚能影响家长 - 子女关系、教育子女的做法和效果、家庭冲突、家庭收入和住所、扩展家庭的关系、与同伴和社会的关系等。这些变化对具体的家庭成员既会产生短期的危机，也会产生长期的作用。

分居、离婚和再婚的过程对各家庭成员的健康影响很大。分居和离婚不是孤立的事件，而是代表着将会持续多年的一系列转变。随着离婚率的升高，越来越多的成人和儿童因为家庭婚姻的变动而受到直接影响，还有许多家庭因多次离婚和再婚甚至被卷入更多的变化之中。

1. 离婚对家庭成员健康的影响　离婚的决定导致了高度的情感危机。父母可能会表现为焦虑、抑郁、性无能、溃疡、偏头痛或其他与婚姻不幸有关的身心症状，以及不良的感觉，如幻灭、疏远、愤怒和不满，孩子可能会成为转移婚姻矛盾的途径。家庭内不同的个体对离婚的体验可能非常不同，了解这种区别对理解家庭成员和帮助他们度过整个过程十分重要。如某个女士可能婚姻不幸，与丈夫在心理上已离婚多年。但丈夫对婚姻可能基本满意，当妻子告诉他想要离婚时，他感到“震惊和意外”，孩子的感受也可能各不相同，同母亲或父亲联合起来。因此，当真正的法律离婚时刻到来时，妻子可能已解决了大部分的悲伤和负性的情感，而丈夫和（或）有些子女可能仍在离婚造成的情感动荡之中。家庭医师要有效地帮助家庭成员度过该过程，就应了解这些差异。

离婚后第一年对成人的压力很大。研究发现，男、女性都有自视程度降低，感到失控、孤独和孤立的表现。成人会因疲乏、抑郁和周身不适就诊。这都是患者应对家庭变化有困难的表现。有研究发现，离婚男性的自杀率、精神病人院率升高，更易罹患大小疾病，更易成为暴力受害者。同再婚对照组比较，婚姻破裂与男女免疫功能质和量的下降有关。

离婚的过程对儿童有着广泛的影响，并同儿童的性别和年龄、离婚后时间的长短、离婚后的家庭关系、社会经济因素等一系列因素有关。许多研究发现离婚对男孩比对女孩的伤害更大，男孩比女孩对离婚的负性反应更严重而持久。男孩比女孩更易产生行为问题、性角色调节问题和学习问题。这些问题常在离婚事件后持续 4 ～ 7 年，特别是当监护母亲一直为独身时，孩子对离婚反应的类型和性质与他们在离婚发生时的年龄有关。表 7-4 显

示了研究所发现的不同年龄组儿童的各种反应。

表 7-4 儿童对离婚的反应

年龄段（岁）	反应	预见的问题	危险因素	给家长的建议
婴儿期（0～3）	有丧失感	发育延迟 吃饭、睡眠和排便问题 易激惹状态、易哭叫 冷漠、退缩	失去照顾者 监护父（母）亲的照顾能力降低 监护父（母）亲的心理问题	保持有规律的常规活动 对正常的或分离引发的焦虑被夸大有所预料 支持母亲对自我和孩子得照顾 如家长严重抑郁，有他人替代照顾婴儿
学龄前（4～5）	害怕被抛弃 害怕丧失监护的父（母）亲 茫然	哭怨、缠人、恐惧地行为 发育延迟 噩梦、困惑、茫然、进攻性 悲伤、渴望情感、自卑 否认的心理、美化的心理	持久或严重的衰退、噩梦、分离造成的焦虑 长期便失禁、弄脏衣裤 非监护家长拒绝看望或监护家长拒绝另一方看望 家长无力管教孩子	家长双方都应告诉孩子离婚的事和当时的情况 建立日常生活的常规保持一致的教育 强调孩子不应对离婚负责 鼓励家长双方都参与孩子的生活
学龄早期（6～8）	内疚、为离婚自责 丧失感 被背叛、被排斥的感觉 茫然	悲伤、哭泣、抑郁 思念父（母）亲中的另一位 愤怒、发脾气、暴躁 要求和解 行为问题增加	发育停止，停止学习新的东西 对同伴和活动失去兴趣 其他方面的丧失 - 朋友、宠物、亲戚 换学校或老师	父母非监护一方经常规律地看望孩子 避免孩子感到父母的敌意 父母双方参与孩子的照顾 协调一致的教育 按时上学
学龄后期（9～11）	能将离婚看成是父母的问题，但要找出错误或原因 感到耻辱、受排斥、怨恨、孤独	对双亲忠诚的矛盾 为监护担心 对单亲或双亲的敌意 独立性 学习问题 行为问题增加	父母间持续的敌意 完全排斥家长中的一位 家长迫使孩子偏向一方 在学校的表现变差	父母双方的参与 家长避免相互指责 父母应诚实正直 解除孩子的愤怒
青少年期（12～18）	担心失去家庭生活 为自己的未来担心 对家人的责任感 愤怒、敌意	不成熟的行为 独立性形成过早或过迟 与同性家长的过度亲密或竞争 为自己在性或婚姻中的角色担心	持续的学业失败 抑郁和威胁自杀 行为不良或性乱 物质滥用	对孩子保持家长的作用 家长的担心要适度 孩子需要同伴的支持 坚持不断的教育 注意青少年情绪的变化，离婚的压力可能会使其加重

2. 再婚对家庭的影响　成人带着过去的子女再婚时就形成了再婚家庭。再婚家庭在结构和成员组成上变异很大。带着孩子的成人可能曾离婚、丧偶或从未结婚。新婚的配偶或继父（母）可能结过婚或未婚，有孩子或没有孩子。现在大多数的再婚家庭是因前次的婚姻失败而产生；它们也是“速成家庭”，因为婚姻一开始就有孩子存在。

再婚家庭也要经过一系列的可预测的和不可预测的变化和压力。再婚的第 1 年有 3 个主要任务：①继父、母进入新家庭，协商子女的养育问题；②发展一种好的婚姻纽带和关系；③将非监护父（母）及其亲属纳入到新家庭中。养育子女是新家庭夫妇的主要任务和压力。在婚姻早期，通常最好由孩子的生物学父母管教孩子，继父（母）仅作为次要和支持的父母角色，而不是试图挤进去，迅速获得家长和管教的地位。在再婚家庭中，继父（母）被孩子认可作为家长的角色可能需要 2 ～ 4 年的时间。子女幼小的家庭比大子女和有青少年的家庭此段时间可能会短一些；男孩比女孩对继父接受得更快、更容易；女孩通常与继父（母）有更多的矛盾，与继父的关系更差一些。

再婚家庭与初婚家庭有根本的不同。要接受这些持续的变化，而不是要将其塑造为初婚家庭，是再婚家庭发展中最困难的任务。如再婚夫妇对孩子的计划因孩子的非监护父（母）的变化而被打乱是很常见的事情。

再婚给家庭成员带来了一系列的变化，对家庭内的成人和儿童均有影响。再婚的早期，父母和女孩会感到明显的压力。这些压力有正性也有负性的，正性压力，如住房条件可能得到改善、收入增加、有 2 位成人共同照顾子女和家务的等。然而，迁居也会是负性压力，如孩子失去过去的朋友和熟悉的环境，需要结交新朋友、到新学校就读。还常会有如何教育子女的冲突、确定家庭生活新规则的冲突等。这些压力在 2 年后家庭经过磨合，形成了新的规则后得到缓解。

再婚家庭的子女，特别是幼童，比初婚家庭的子女有更多的行为问题和适应困难，这些问题在再婚 2 年后减少。女孩的适应困难最大，持续的时间最长。再婚后的问题与离婚后的问题有些不同：再婚后，孩子更倾向于“发泄出来”，有更多的行为问题，与家长有更多的冲突。

如上所述，离婚和再婚的过程充满了潜在的陷阱、压力和问题，也提供了使家庭成员的生活发生积极变化的机会。了解每位家庭成员独特的经历，同情地倾听，认可他们所感到的压力和问题，能很好地帮助家庭成员应对这些生活的变化。家庭医师通过帮助家庭成员把抓住会给他们现在的生活和未来的健康带来积极变化的机遇，在这个过程中起着重要的作用。

第四节　家庭照顾

家庭照顾一词是个有多种含义的词汇，它可以广义地指家庭医师所提供的、强调家庭作用的患者照顾；也可以指家庭医师对某些有适应证的家庭所进行的、系统的评估和治疗干预；还可以特指家访，到患者家里实施照顾。

家庭医师对患者提供照顾时，要考虑到家庭对患者的疾病和治疗的作用，家庭医师要很了解这一点，但由于家庭医师业务水平的差异、时间的多少、兴趣的浓淡、患者的期望不同等原因，他们在行医中与家庭联系的程度不同。将家庭医师的服务分为5个等级(表7-5)。从家庭医师的专业程度划分，最初完成家庭医学训练的医师应达到1～2级，富有经验的家庭医师可达到3～4级，而5级的家庭治疗需要受过专业训练才能胜任，只有很少数的家庭医师能提供这种治疗。

表7-5　家庭照顾的服务等级

级别	内容
1级对家庭的考虑最少	与家庭只讨论生物学方面的问题
2级提供医疗信息和咨询	诊治中考虑家庭因素，能简单地识别家庭功能紊乱并转诊
3级同情和支持	同家庭的讨论中，强调压力和情感对疾病和治疗的作用
4级评估和干预	同家庭讨论，帮助他们改变角色和相互作用模式，以便更有效地适应压力、疾病和治疗
5级家庭治疗	定期同家庭会面，改变家庭内与身心疾病有关的不良的相互作用模式

在日常的接诊患者的工作中，遇到同家庭有关的专业问题，家庭医师必须决定患者的问题是否能由自己处理，还是需转诊给专业的家庭/心理治疗师。表7-6列举了家庭医师常能独自处理的常见问题和通常由家庭治疗师或其他医务人员处理的问题，供参考。

表7-6　何时向家庭治疗师或其他精神疾病工作者转诊患者

对新诊断疾病的适应		自杀或杀人的观念或行为	
可由家庭医师处理的问题	其他适应性或情境性疾病	需要转诊的问题	精神疾病行为
	儿童行为问题		性虐待或身体虐待
	轻中度的焦虑和抑郁		物质滥用
	单纯性的忧伤反应		严重的抑郁或焦虑
			慢性或严重的婚姻和性问题

要有效地照顾家庭，家庭医师应该同一或多个家庭/心理治疗师建立起合作关系，将其作为会诊医师。许多家庭问题对绝大多数家庭医师来说过于复杂或费时。如果家庭医师与家庭治疗师熟悉，共同参与，在转诊和治疗时定期交流，家庭治疗就更易成功。

一、一般的家庭照顾

提供家庭照顾是家庭医师区别于专科医师的工作特点，家庭医师除了向照顾对象提供常规的医疗咨询和治疗外，还应把他的家庭也作为一个整体，综合考虑家庭的成员对患者的健康和疾病的影响，以及两者间的相互作用，在整个家庭的范围内，提供咨询、教育、治疗和预防。家庭医师应能意识到家庭是重要的压力来源，可能与患者生病有着直接的关系；同时家庭又是重要的资源，应该充分利用来克服致病的压力。另外，家庭医师还应认识到家庭还是预防疾病的重要资源，是实施预防措施的良好场所。表 7-7 列举了在三级预防中需家庭参与的方面。

表 7-7　需要家庭参与的预防事项

一级预防
1. 生活方式相关疾病：饮食，瘾癖，休息与锻炼，基本的生活习惯
2. 健康维护：免疫接种，健康筛查
3. 家庭生活教育：性生活，婚姻指导，产前保健，老年人问题
二级预防
1. 医师同患者共同监测健康
2. 鼓励患者及时就医
3. 监督患者遵医嘱
三级预防
1. 对患慢性病的家庭成员，既督促其遵医嘱，又使其保持适当的独立活动能力
2. 对患慢性病的家庭成员带给家中的变化，全体家人做出相应的调整
3. 对家人患重病或临终所带来的家庭危机做出调适

二、系统地评估和干预的家庭照顾

1. *评估的目的与结果问题*　系统的家庭评估应该仅用于有适应证的家庭，否则既费时费力，也并无必要。像其他任何临床活动一样，系统性家庭评估而且常是在做出某种假设之后，通过家庭评估从患者及家庭中找出客观证据，来证明原来的假设。当评估前很难做出任何假设时，也可以直接着手做一个综合的家庭评估。Doherty 和 Baird（1983 年）建议评估的四个主要方面是：家庭内 / 外压力来源、家庭适应度、家庭凝聚度和家庭相互作用模式。

2. *家庭评估的适应证*　频繁的急性发病，无法控制的慢性病，经常主诉身体不适，遵医嘱性不良，精神疾病，滥用药物及酗酒，肥胖症，儿童行为问题，婚姻问题，住院，绝症，怀孕，遗传病咨询，过度使用医疗服务。

3. *家庭评估及干预的步骤和内容*　家庭评估通常需要召集全体家庭成员开会，参加讨论的家庭医师应态度友好，冷静公正，不应涉入任何家庭纷争，评估的目的在于了解患者所处的家庭环境、特点及其家庭成员之间的关系、家庭发展的阶段、家庭生活中发生的重大事件、患者有可能从家庭中得到哪些帮助等，并试图找出问题的原因或证实原来的假设，为随后的干预打下基础。

（1）压力来源于何处？

（2）家庭的调适弹性如何？灵活还是僵硬？

（3）家庭的亲密度如何？

(4) 与此次问题有关的家庭成员相互作用模式是什么?

(5) 如果已出现家庭危机，为什么会此时出现?

事实上，在家庭医师繁忙的日常工作中，大量的病例并不需要召集家庭会议，进行全面系统的家庭评估；限于家庭医师的培训水平不能进行复杂的评估。因此，家庭医师不妨根据治疗的需要或个人的兴趣，选择有关的项目和适当的方法进行家庭评估。

4. 以问题为导向的家庭照顾模式

(1) 收集数据和评估。

(2) 家庭问题和家庭危机及所面临的问题。

(3) 家庭成员的基本资料：姓名、性别、年龄、教育、职业、健康资料等。

(4) 家庭结构与类型：权力结构、角色、沟通类型、价值观等。

(5) 家庭功能判断：应用家系图、家庭圈、APGAR 问卷等工具测定。

(6) 家庭资源应用：包括家庭内资源和家庭外资源。

根据数据和评估制订出干预治疗计划并实施。任何干预都是要改变家庭现有的某些情况，因此必然会遇到反对或不情愿。家庭医师应与所有参加者共同制订计划，说服反对者，达成行动默契。

5. 随访　检查、评估计划的执行结果，相应修改计划。反复执行，直至家庭功能改善或问题得到解决。

三、家访

不同国家、同一国家不同区域的家庭医师进行家访的习惯和频率各不相同。在历史上，家访曾是许多国家的家庭医师日常工作的一大组成部分。后来，随着私人汽车的增多、电话的普及大医院发达等变化，家庭医师的家访率下降。近年来，由于老年人口增多、慢性病流行、大医院费用日趋昂贵、随着科技发达便携式仪器出现等原因，医师的家访率开始回升。在英国，全科医师有着悠久的到患者家中看患者的传统，即使在伦敦这样的都市，很多全科医师每天都有需要出诊家访的患者。在我国，城市和乡村的基层医师对出诊和家访丝毫不陌生。

(一) 家访的种类

按照家访的目的，可将家访分为三类。

1. 评估性家访　目的是对照顾对象的家庭进行评估，通常是一次性的，常用于有家庭问题或心理问题的患者，以及年老体弱患者的家庭环境考察。

2. 连续照顾性家访　目的是为患者提供连续性的照顾，常定期进行，主要用于患有慢性病或行动受限的家庭病床患者，以及临终的患者。

3. 急诊性家访　目的是临时处理附近的紧急情况，多为随机性的。

(二) 家访的适应证

1. 某些急症病　尽管在大城市中因通讯和急救网络的发达，急症患者常被家属或急救车直接送入医院急诊室治疗，但在居民区内的诊所里工作的家庭医师，还是可能会被请到居民家中看患者。特别是在远离医院的地区，基层医师更是各种场合的急救者（包括患者家中）。如急性腰背痛、年龄过大等，很适合在家庭中处理。

2. *行动不便、长期困于家中的患者*　如患严重卒中、严重多发性硬化症、退行性病变以及躯体残障的患者，因行动受限而无法出门看医师。患者家属非常希望医师上门服务。

3. *有心理、社会问题的患者及不明原因地不遵医嘱的患者*　家访常是收集这些材料的最好方法。

4. *新成为服务对象的、患多种慢性病的老人*　首次家访的目的通常是评估其家庭情况。检查患者的药箱或床头柜可以知道其服药情况；与照顾者或家属谈话可以发现一些潜在问题；此外，家访还是观察居所设施、去除危险因素、预防老人受伤的唯一途径。

5. *临终的患者及其家庭*　虽然许多患者特别是在城市中，都是在医院的抢救室里度过其临终阶段的，但更多的患者则是在家中走完他们的一生的。临终可能会为患者带来痛苦，死亡对居丧的家庭更是一种巨大的压力。在整个过程中与患者及其家属有着良好关系的家庭医师较其他医务人员更能发挥自己的支持作用。

6. *有新生儿的家庭*　在我国的医疗保健体系中，新生儿的母婴访视通常由专门的工作人员完成。但在某些地区、某些情况下，可能也由家庭医师进行。

（三）与家访相关的知识和注意事项

进行家访的家庭医师除具备家庭评估的理论和良好的人际交流技能外，还应了解以下的内容。

1. 生活功能评估（ADLs）和社会功能评估法（IADLs）：前者用来测量患者吃饭、穿衣、如厕、由坐卧位转为站立位、在居所内走动等能力；后者则评估患者购物、烧饭、打扫房间、打电话、付账、使用交通工具等能力。

2. 所在社区能提供的家庭照顾的服务项目。

3. 患者的付费方式和性质对实施家庭照顾的有利和不利的影响。

4. 考虑到患者护理者的利益和需求：家庭中的护理者常负担过重，应耐心倾听他们的谈话，并尽可能地借助各种力量减轻他们的负担。

5. 相应的法律法规知识。

第五节　常用家庭评估工具

家庭评估是系统完整的家庭照顾的重要组成部分，它应包括对家庭及其成员基本资料的收集、对家庭结构的评估、对家庭生活周期阶段的判断、对家庭压力及危机的评估、对家庭功能的评估及对家庭资源的了解等，其目的是分析家庭存在的健康和疾病问题、家庭所具备的资源，从而为促进家庭健康提供依据。在这些评估工具中，家庭基本资料的收集和记录以及家系图是作为常用的方法。

一、家庭基本资料

家庭医师最为常用、最为简便的方法就是家庭基本资料的收集和记录。家庭基本资料包括各家庭成员的基本资料，如姓名、性别、年龄、职业、教育、健康资料等，以及家庭类型、内在结构、居住环境等。收集的途径除了常见的首诊询问患者之外，还有家庭医师独特的方式，即家访和与患者家庭长期亲密的关系带来的对患者家庭的了解。这使得家庭医师所掌握的有关患者家庭的资料更丰富、真实、可靠。这些资料可以用多种方式记录下来，如病历、表格、家系图等，以便供社区卫生服务团队中的其他成员共享及供医师以后参考。

二、家系图

家系图可用来描述家庭结构、医疗史、家庭成员疾病间有无遗传的联系、家庭关系及家庭重要事件等的影响，也包括了其他的主要医疗、社会问题之间的相互作用，是高度浓缩的家庭信息，可使医师快速掌握大量的材料。

家系图不仅要包括家庭内有遗传学意义的疾病，还可用来描述遗传性不很明确但在家庭内高发的问题。这些问题即使不是纯粹遗传性的，也可能与某些社会、环境因素或家庭特点、习惯有关的，这些因素或特点使未来的家庭成员更可能罹患该病问题。家系图还可表示在某个家庭内常见的，但病因不明的疾病。不管病因如何，能展示它在家庭内连续几代发生的趋势是十分可贵的，因为它能提示后代是否会染上该病。因此，标出家庭内癌症、心脏病、哮喘等病的发病情况可提醒有关患者哪些因素应予以密切注意。家系图可作为家庭档案的基本资料存于病历中。

1. 家系图的基本设计　家系图的目的是要对家庭背景和潜在的健康问题做出一个实际的总结。所用的技术和符号应是医师认为在医疗中最有意义、最方便使用的。家系图应简明扼要，以便马上找出所需的信息。符号越复杂、设计越眼花缭乱，制图及查找信息越费时、费力。代表各种问题的符号应尽可能的无须解释。

标准的家系图有 3 代或以上的家人，包括夫妇双方的所有家庭成员。每代人中年龄最大的人位于最左侧，其余人按年龄大小向右排列。同一代人应位于同一水平线上，符号应大小相等。第 1 代人中，习惯上将丈夫置于左侧；他们的子女放在第 2 条水平线上。以后各代，也将最先出生者放在左侧。每个家庭成员应标记姓名和年龄 / 出生日期（图 7-2）。若标记的是患者的年龄，则应注明制图日期，以便随时间推算年龄。

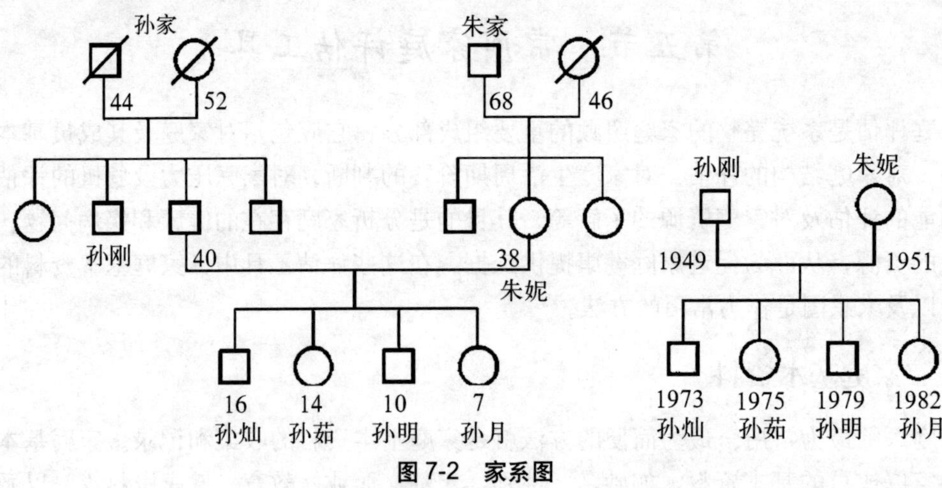

图 7-2　家系图

家系图包括以下成分。

（1）3 代或以上的成员。

（2）所有家庭成员的姓名。

（3）所有家庭成员的年龄或出生日期。

（4）任何死亡，包括死亡年龄或日期及死因。

（5）家庭成员的主要疾病或问题。

（6）标出在同一处居住的成员。

（7）结婚和离婚日期。

（8）将子女由左至右按年龄大小依次列出。

（9）说明所使用的所有符号的图例。

（10）简明扼要的符号（图 7-3）。

2. 家系图的用途

（1）使医师能快速地了解家庭的情况，如再婚或家中有前次婚姻带来的 2 个孩子。

（2）使其他医师、护士等能快速地了解、评估家庭情况，从而改善连续性和综合性的照顾。

（3）通过熟悉家庭成员的名字、了解在家中居住的人员，同家庭建立和谐的关系。

（4）快速识别家庭成员中的危险因素，如糖尿病和肥胖的家族史或几位家庭成员血脂升高又伴有心脏病家族史等。

（5）识别高危患者筛查的需要（如有乳腺癌家族史者需更常做乳腺 X 线检查）。

（6）促进生活方式的改变并加强患者教育（如有肺癌或冠心病家族史时，要坚持鼓励患者戒烟）。

（7）展示了家庭关系为家庭医师所关注，并对每个家庭成员的健康很重要。

3. 阅读家系图　家系图制作完成后，更重要的是阅读而获得信息。阅读可从 4 个方面进行，但每个家系图不一定能提供所有 4 个方面的信息。

阅读的 4 步法：结构→家庭人口学信息→家庭生活事件→社会和健康问题。

（1）结构：指的是目标患者当前家庭单位的组成，反映了婚姻状态（单身、已婚、分居、离婚、鳏、寡）和家长状态（无子女、血缘子女、养子女或继子女）。单身、单亲、无子女夫妇、核心家庭及扩展家庭等是家系图中最常见的家庭类型，但也会遇到其他的类型，如无法律关系而同居的家庭等。

（2）家庭人口学信息：包括种族、教育和职业。每一项的有关信息，以及各家庭成员之间的一致或不一致处可能都很重要。因此，阅读家系图部分的医师会注意患者的种族、教育和职业，以及它们同其他家庭成员的这类信息的关系。

（3）家庭生活事件：家系图中还记录了一些主要的生活事件，包括结婚、分居和离婚、出生和死亡，还包括了主要的社会或健康问题。与教育的起始或结束、职业的变换、离家等有关的生活事件常能从家系图的信息中反映出来。阅读家系图的医师会注意到发生了哪些事件、发生的顺序、是否有事件的集聚等。

（4）社会和健康问题：家系图的阅读者会注意到问题的种类和数目，以及家庭成员之

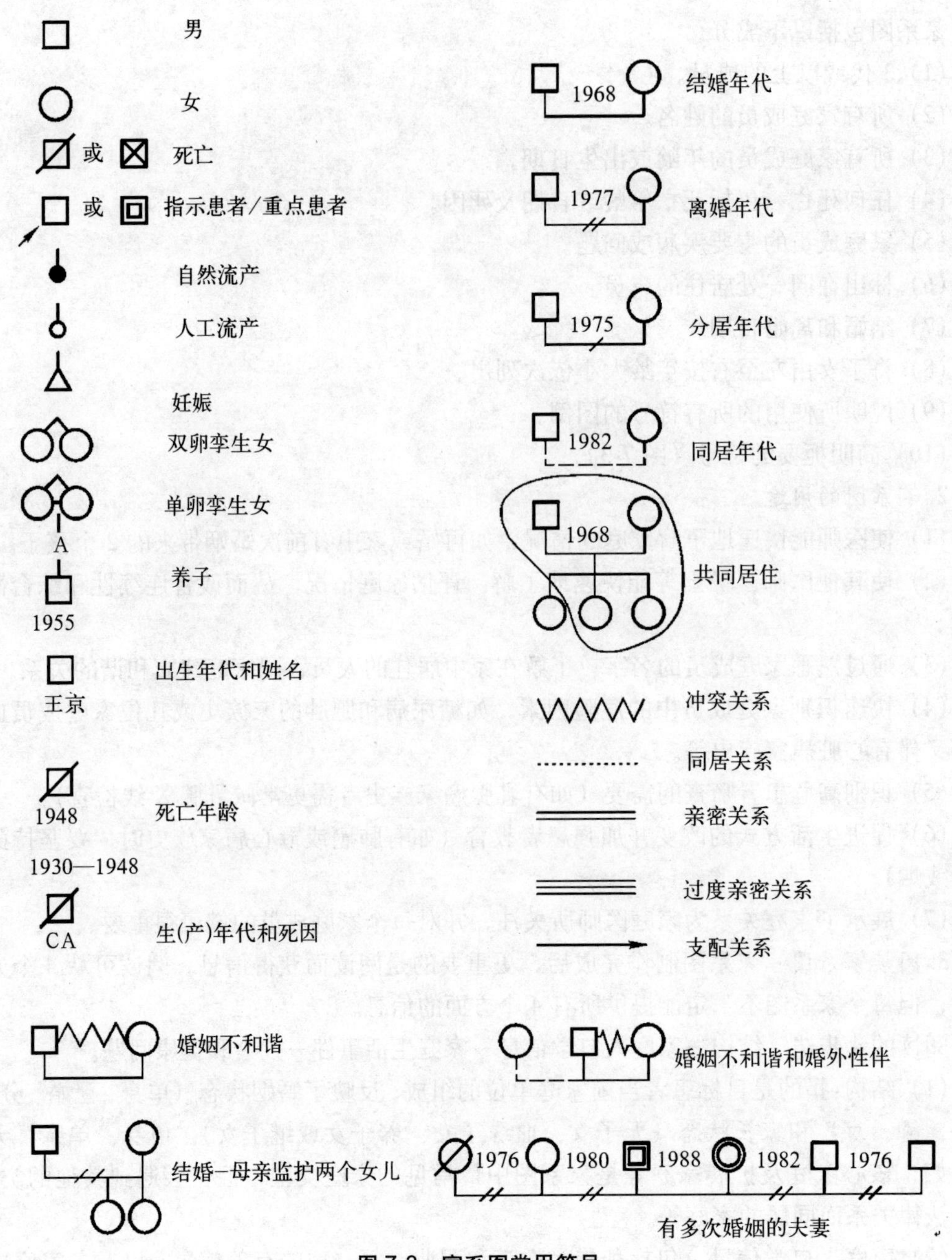

图 7-3　家系图常用符号

间是否有相同的情况。

4. 翻译家系图　阅读家系图的 4 步法能提取相关的信息，但不能处理利用家庭信息的含义，而这需要对家系图的翻译。

家庭信息主要用于 3 种情况：①通过对病因的生物 - 心理 - 医学假设的测试，评估躯体主诉；②评估患者患某种生物医学疾病或精神疾病的危险度，从而采取适当的一级和二级预防措施；③考虑家庭因素可能产生的复杂影响后，制订患者的治疗方案。

这种翻译家系图的直接方法要求医师考虑家庭信息的所有 4 种资料(结构、人口统计学、事件和问题)，并提出与临床状况有关的问题（家庭结构、人口情况、生活事件或健康问题）的信息是增加还是降低了该生物心理社会病因假设的可能？它们增加还是降低了患者患某种疾病的危险性？它们增加还是降低了某种治疗方案的成功的可能性？

医师完成了阅读家系图的 4 个步骤后，就可用流行病学的原则和生活周期、压力 - 社会支持、基因理论来指导对家系图的翻译。遵循这种 2 步法保证了对家系图的系统的阅读和翻译，并保证了在临床决策中有效地利用常规的家庭信息。翻译家系图时所使用的理论原则还对家庭医师收集额外的家庭信息或设计和实施治疗干预措施有指导意义。

三、家庭圈

家庭圈（图 7-4）是由某一家庭成员描述家庭内情感关系的方法，是一种主观评估方法。家庭圈的做法是先让患者画一个大圈，再在里边画上多个小圈，分别代表患者自己和患者认为重要的人。圈的大小表示重要性的大小；与其他圈的距离表示之间的联系或亲密的程度。其他的重要角色，包括朋友和宠物，只要患者觉得他（它）们也是“家庭”的一部分，也可画在其内。画图的日期很重要，因为家庭内的这些关系总是随时间而改变的。画图仅需 2 ～ 3min，家庭医师可离开数分钟，让患者独自完成。家庭圈能马上将画图者眼中的家庭关系表现出来，可提供有关家庭动力学的大量信息，并为讨论家庭问题提供一个很好的机会。每位家庭成员所画的家庭圈的不同可引发讨论。还可要求每位成员将他（她）理想中的家庭画出来。

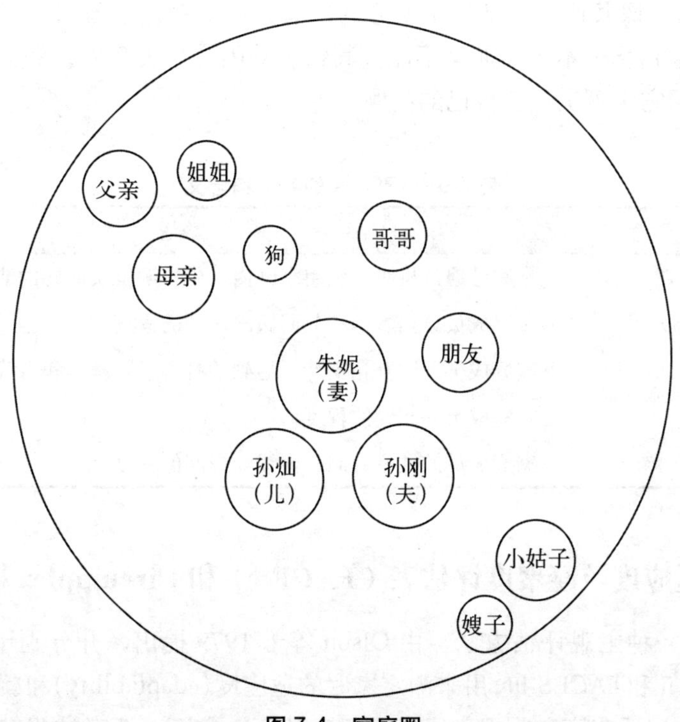

图 7-4　家庭圈

四、家庭功能 APGAR 表

1978 年，Smilkstein 设计简测家庭功能的 APGAR 问卷。它是运用主观评估法中的比较简便的一种。因为问题较少，评分容易，可以粗略、快速地评价家庭功能，因而比较适宜在基层工作中使用。它共分两部分。

第一部分，测量个人对家庭功能的整体满意度（表 7-8）：由 5 个问题组成，每个问题代表一项家庭功能，有 3 个答案供选择，评分时分别得 2、1、0 分。计算总分时，将 5 个问题答案的分数相加，7 ～ 10 分表示家庭功能良好，4 ～ 6 分表示家庭功能中度障碍，0 ～ 3 分表示家庭功能严重障碍。所测的 5 个方面见表 7-8。

第二部分，了解个人与家庭成员之间的个别关系：分良好、较差、恶劣三种程度。

表 7-8　APGAR 问卷（第一部分）

序号	项目	经常（2 分）	有时（1 分）	很少（0 分）
1	当我遇到问题时，可以从家人那里得到满意的帮助	□	□	□
2	我很满意家人与我讨论各种事情以及分担问题的方式	□	□	□
3	当我希望从事新的活动或发展时，家人都能接受且给予支持	□	□	□
4	我很满意家人对我表达感情的方式及对我情绪的反应	□	□	□
5	我很满意家人与我共度时光的方式	□	□	□

APGAR 问卷，像其他所有来自于西方的问卷一样，在被准备用于我们自己的患者的时候，都面临着通俗化、本土化而又不能失其精髓的困难（表 7-9）。我们希望有一天我们也能得心应手地用它来解决我们自己的问题。

表 7-9　APGAR 的名称和含义

名称	含义
适应度（adaptation）	家庭遭遇危机时，利用家庭内、外资源解决问题的能力
合作度（partnership）	家庭成员分担责任和共同做出决定的程度
成熟度（growth）	家庭成员通过互相支持所达到的身心成熟程度和自我实现的程度
情感度（afection）	家庭成员间相爱的程度
亲密度（resolve）	家庭成员间共享时间、金钱和空间的程度

五、家庭适应度及凝聚度评估表（FACES）和 Circumplex 模型

FACES 也是一种主观评估方法，由 Olson 等于 1979 提出，并分别于 1982 年和 1985 年修改为 FACES Ⅱ和 FACES Ⅲ，用来测定家庭的适应度（adaptability）和凝聚度（cohesion）。

Olson 等认为，适应度和凝聚度是家庭行为的两个方面，两者被假定为与家庭功能存

在着曲线关系，当适应度与凝聚度达到平衡时，家庭功能状态最佳。①在凝聚度方面，需要在过度亲密（它导致家庭系统缠结状态）和过度疏远（它导致家庭系统破碎状态）之间找到平衡点；②在适应度方面，也需要在变化过多（它导致家庭系统混乱状态）和变化过少（它导致家庭系统僵硬状态）之间达到平衡。这种各状态的过渡和组合可用 Circumplex 模型来表达（图 7-5）。

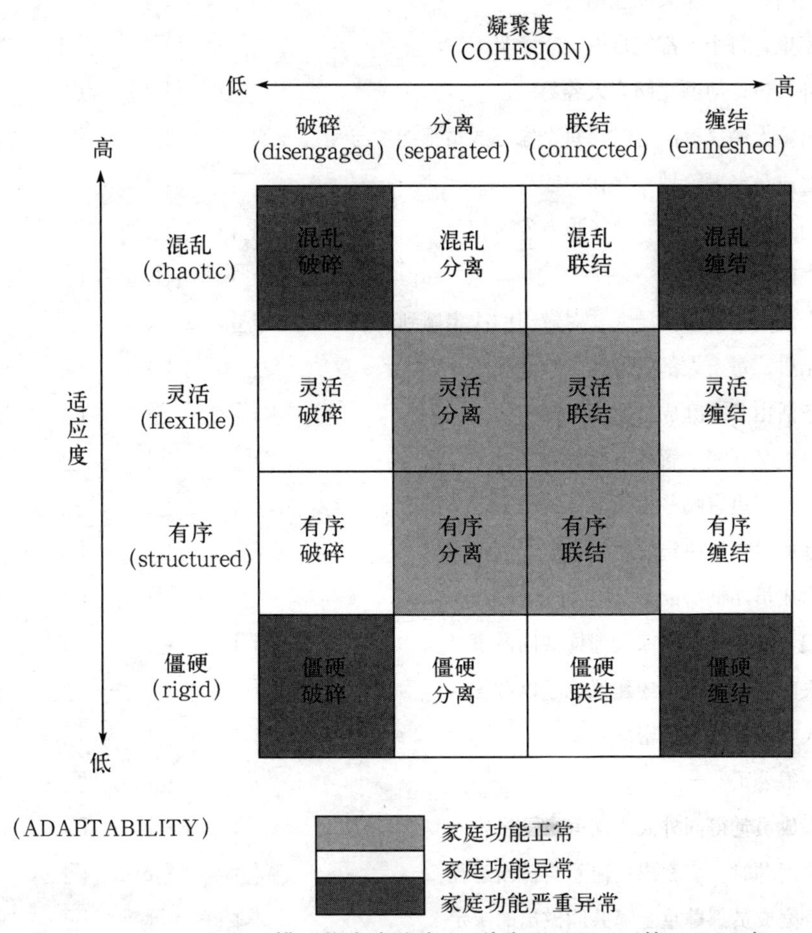

图 7-5　用 Circumplex 模型将家庭分为 16 种类型（Olson 等，1979 年）

凝聚度描述了家庭的两个方面：①家庭成员之间感情的联系；②家庭成员各自的自主性。在凝聚度极高的家庭（缠结家庭）中，成员之间的联系过强而自主性不足；而在凝聚度极低的家庭（破碎家庭）中，成员之间的联系过弱而自主性过度。适应度则描述了家庭重组结构、进行变化的能力。

在 CircumPlex 模型分出的 16 类家庭中，中心的 4 类为凝聚度、适应度均达到平衡的家庭，是功能正常的家庭。最外围的 4 类为功能障碍最严重的家庭。

FACESI 问卷分为三种，分别用于成人家庭、有青少年的家庭和年轻夫妇双人家庭。每种问卷都由 30 个问题组成（表 7-10），问题的右侧有与各个答案相对应的分数。①将答卷者各题的分数用下列方法（表 7-11）分别算出凝聚度和适应度的得分；②根据表 7-12 找出得分所对应的凝聚度和适应度的性质；③便可将所评估的家庭归入 16 种家庭类型中的一种。

表 7-10　FACES Ⅱ 成人问卷

序号	问题	从不（1分）	很少（2分）	有时（3分）	经常（4分）	总是（5分）
1	遇到困难时，家人能互相帮助	□	□	□	□	□
2	在家里，每个人都能自由发表意见	□	□	□	□	□
3	同外人讨论问题比同家人容易	□	□	□	□	□
4	做出重大的家庭决定时，每个家庭成员都能参与	□	□	□	□	□
5	家庭成员能融洽地相聚在一起	□	□	□	□	□
6	在为孩子定规矩时，孩子也有发言权	□	□	□	□	□
7	家人能一起做事	□	□	□	□	□
8	家人能一起讨论问题，并对做出的决定感到满意	□	□	□	□	□
9	在家里，每个人都各行其是	□	□	□	□	□
10	家务活由各家庭成员轮流承担	□	□	□	□	□
11	家庭成员互相了解各自的好友	□	□	□	□	□
12	不清楚家里有哪些家规	□	□	□	□	□
13	家庭成员在做决定时同其他家人商量	□	□	□	□	□
14	家庭成员能畅所欲言	□	□	□	□	□
15	我们不太容易像一家人那样共同做事	□	□	□	□	□
16	解决问题时，孩子的建议也予以考虑	□	□	□	□	□
17	家人觉得互相很亲密	□	□	□	□	□
18	家规很公正	□	□	□	□	□
19	家庭成员觉得同外人比同家人更亲密	□	□	□	□	□
20	解决问题时，家庭成员愿意尝试新途径	□	□	□	□	□
21	各家庭成员都尊重全家共同做出的决定	□	□	□	□	□
22	在家里，家人一同分担责任	□	□	□	□	□
23	家人愿意共同度过业余时间	□	□	□	□	□
24	要改变某项家规极其困难	□	□	□	□	□
25	在家里，各家庭成员之间互相回避	□	□	□	□	□
26	出现问题时，我们彼此让步	□	□	□	□	□
27	我们认同各自的朋友	□	□	□	□	□
28	家庭成员害怕说出心里的想法	□	□	□	□	□
29	做事时，家人喜欢结对而不是形成一个家庭群体	□	□	□	□	□
30	家庭成员有共同的兴趣和爱好	□	□	□	□	□

表 7-11　计算凝聚度和适应度的方法

凝聚度	适应度
①第 3、9、15、19、25、29 题得分之和	①第 24、2 8 题得分之和
②用数字 36 减去步骤①的结果	②用数字 12 减去步骤①的结果
③其余所有奇数题及第 30 题得分之和	③其余偶数题得分之和（除外第 30 题）
④步骤②和③的结果之和	④步骤②和③的结果之和

表 7-12　凝聚度和适应度得分的转换表

0 ～ 50	51 ～ 59	60 ～ 70	71 ～ 80
破碎	分离	联结	缠结
0 ～ 39	40 ～ 45	46 ～ 54	55 ～ 70
僵硬	有序	灵活	混乱

六、ECO-MAP 图——家庭外资源的评估

ECO-MAP 图是按 SCREEE 记录家庭外资源的简单方法。在调查清楚家庭外资源后，可根据需要，将具体项目注在各标题下面，并可用不同连线表示之间的关系（图 7-6）。

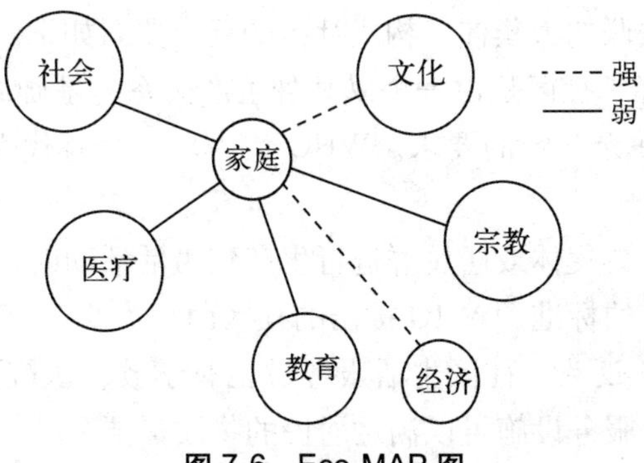

图 7-6　Eco-MAP 图

第8章

以社区为基础的照顾

第一节　社区及社区健康问题

目前，我国卫生系统改革速度正在加快，服务体系改革的重点是保证居民的基层医疗保健，提高公众健康的有效性，降低医疗费用。为适应改革的要求，全科医师必须将传统的医师对患者的一对一模式扩展到以社区为基础的健康照顾。

一、社区的定义及要素

社区是若干社会群体（家庭、氏族）或社会组织（机关、团体）聚集在某一地域里所形成的一个生活上相互关联的大集体。构成社区的五个要素如下。

1. *有一定数量的人群*　社区是由一个以某种生产关系为基础而组织起来的人口集体组成。对于人口的多少，并无一定的要求。WHO 认为，一个有代表性的社区，其人口数在 10 万～ 30 万。

2. *有一定的地域*　人口集体或居民群进行生产和生活活动时，有一定的地理区域范围。至于其面积的大小无一定的标准。WHO 提出的社区面积为 5 ～ 50km^2。

3. *有一定的生活服务设施*　社区生活服务设施有学校、医院、文化市场、商业网点、交通、通信等。这些生活服务设施可以满足居民的物质需要和精神需要。

4. *有共同的生活方式和文化背景*　社区居民有某些共同的需要，如物质生活、精神生活、社会生活等，也有某些共同的问题，如生活、卫生、教育、环境问题等。他们往往有一些共同的生活方式。因此，他们不仅具有一定的共同利益，而且具有特有的文化背景、行为准则，以维持人际关系的相互协调。

5. *有相应的管理机构*　为满足社区居民的需要和解决社区面临的问题，社区应建立一定的生活制度和规章制度。为谋求规章制度的具体落实，相应产生了各种社区管理机构，如街道办事处、居委会以及各种社团组织。

由于社区人群、地域的大小往往有较大的不同，所以社区的界定有很大的弹性。但任何社区一般都具有以上 5 个要素条件，使社区成为一个有组织的社会实体。在我国，一般按行政区域来划分。城市社区一般是指街道、居委会；农村社区一般指乡、镇、村。

二、社区资源与健康

影响人们健康的社区资源有经济资源、社会文化资源、社区机构资源、社区人力资源。社区资源及解决社区卫生问题的能力是全科医师开展社区为基础的健康照顾，制订社区保健计划的重要依据。

1. 社区经济资源　经济资源指社区整体的经济状况、生产性质、公共设施、交通状况等。社区产业的发展既有好处也有害处。它在为人们提供丰富的物质文明的同时，往往也会带来许多工业的污染。社区的企业如果不注意环境的保护，工业有害因素就会造成职业场所和社区环境的污染而危害居民的健康。社区经济状况与社区健康有更密切的关系，落后的经济状况可能产生落后的社区环境，缺乏理想的饮食、住房、教育、公共卫生设施和卫生保健服务，可能造成学生失学、工人失业、家庭资源贫乏和社会治安混乱等一系列的问题，会明显影响社区的健康状况。经济发达也会给社区带来许多相应的健康问题，如营养过剩(肥胖、高血压、冠心病等)、紧张、污染和意外事故等。

2. 社区文化资源　影响社区健康的社区文化因素包括教育、科技、艺术、习俗、道德、法律、宗教等方面。每个社区都有其特征性的文化背景，这种文化背景在某种程度上决定着人群对健康和疾病的信念、就医行为和对健康维护的态度，也影响人群的生活习惯、行为方式和自我保健能力。教育对健康的影响是多方面的。教育有助于感知疾病和卫生知识，改变不良卫生习惯，参与社会卫生和提高卫生服务的作用。风俗习惯是人们在长期共同生活中形成的一种规范性行为。风俗习惯有地区、种族差别。风俗习惯的优劣，必然会对当地居民健康产生影响。宗教活动一方面给人们提供信仰支持或有益于健康的行为习惯，另一方面却使人们产生错误的疾病因果观和健康信念模式，导致不良的就医行为。

3. 社区机构资源　社区组织机构是维护社区健康的重要资源。一个完整的社区应该有系统的社区组织，包括社区的领导或管理机构、社区活动机构、文化教育机构、社区团体(协会、工会、宗教团体)、生活服务机构、医疗保健机构和福利慈善机构等。社区医疗保健机构（如社区卫生服务中心、卫生院、红十字站、疗养院等）的可用程度、可及性和有效性对社区健康有明显的影响。全科医师应该关心社区中存在哪些机构或团体，它们在社区中所起的作用是什么，它们对社区健康的关心程度如何，以及能否与医疗保健机构进行合作，这些问题都关系到以社区为基础的健康照顾的实施。社区卫生保健机构必须与社区内外的医疗或非医疗资源建立牢固的、有效的合作机制，以确保满足维护社区健康的需要。

4. 社区人力资源　人力资源是指各类医务人员、卫生相关人员，如行政人员、教师、宗教团体成员、居民委员会成员等。另外，社区医疗保健机构及其医务人员的服务观念、服务能力和服务方式、医疗保健领导者在社区中的威信和号召力，以及可动用的社区资源多寡都将影响社区卫生保健系统提供社区健康服务的能力。在一定的社区背景中，人口的数量、质量和再生产的速度均决定着人们的生活水平和生活质量，也影响人群的健康。人口过多必将引起人口质量下降、生活空间拥挤、公共卫生设施不足、资源贫乏、人际关系紧张、家庭问题增多和卫生服务明显不足等问题，同时，也给社区的组织和管理带来许多困难。另外，社区老年人口的比例也明显影响社区人员的健康状况。

三、社区常见健康问题

全科医师立足于社区，开展以社区为基础的健康照顾，社区常见健康问题是全科医师的研究对象，是全科医疗服务的主要内容。社区常见的健康问题包括社区中常见的疾病、疾病、心理与行为问题等。这些问题占社区全部健康问题的 85% ~ 90%。全科医师把这些常见的健康问题解决在社区，为社区的全体居民提供了综合性、连续性、可及性、协调性保健，是全科医疗区别于临床医疗的重要特点之一。同时也有效地控制了患者就医的流向，解决分级医疗的问题。并在一定程度上控制了医疗费用的上涨。全科医师精通社区常见健康问题，充分重视家庭在疾病发生、发展以及转归中的作用，使社区居民的绝大多数健康需求得以满足。因此，全科医学成为一门独立的医学专科，是其他专科所不能替代的。

全科医师的知识结构是横向水平发展的，而专科医师知识是纵向全面发展的。全科医师横向发展的知识就是关于社区常见的健康问题及其医疗、预防、康复等的全面服务和生物、心理、社区多层次的服务，是其他专科医疗中所不能的。

基层医疗中常见的社区健康问题为 30 ~ 50 种，包括腹痛、胸痛、咽喉痛、流感、伤风、扁桃体炎、鼻炎、发热、急性中耳炎、急性气管炎、肺炎、慢性阻塞性肺病、哮喘、高血压、冠心病、充血性心力衰竭、糖尿病、骨质疏松症、脑卒中、恶性肿瘤、撕裂伤、擦伤、扭伤、腰痛、肥胖症、急性膀胱炎、阴道炎、焦虑、抑郁、接触性皮炎等。对症状和诊断的排列顺序进行研究，有助于了解患者就医的主要原因和社区疾病谱的特征，据此，可以了解全科医师服务的主要范围，确定学习和培训的重要内容。

不同地区由于经济发展水平、地理自然环境等因素，社区常见健康问题不尽相同，有时甚至可以表现出很大差别。全科医师进入社区后，首先要了解社区常见健康问题是什么，有哪些特征，为确定解决社区常见健康问题的临床策略和方法提供依据。

第二节　社 区 诊 断

一、社区诊断的概念

社区诊断是社区卫生工作者运用社会学、人类学和流行病学的研究方法对社区各方面进行考察，发现问题，通过实施卫生行动，充分利用社区现有的卫生资源来解决社区的主要卫生问题的过程。社区诊断与临床诊断不同，其根本区别在于临床诊断是在疾病发生之后，并且在临床医师对患者的检查和实验室检查后得出的诊断。而社区诊断则是社区卫生工作者主动地利用科学的方法收集社区内居民身体健康、社区内可利用的卫生资源以及卫生资源的利用情况等资料来对社区健康状态进行描述，并确定社区内主要优先的卫生问题的过程。

二、社区诊断的目的与意义

社区诊断是制订卫生政策、合理配置卫生资源的重要依据。要想提供良好的社区卫生服务，首先要有一个正确、完整的社区诊断，以了解社区的健康问题及居民对卫生服务的需求，从而可以制订出有效的卫生服务计划。就像医师治疗患者一样，首先需要有正确的诊断，而后才能开出具有针对性的治疗处方。在开展社区诊断之前，必须要掌握大量的资料，包括生命统计、健康问题、卫生服务利用情况等。通过这些资料寻找出，影响健康的主要卫生问题及其原因，描绘出社区健康状况并且定出优先的处理顺序。社区健康的目的主要如下。

1. 发现社区所存在的卫生问题。

2. 明确社区内居民的卫生服务需要和需求。

3. 确定社区中需要优先解决的卫生问题。

4. 为将要实施的社区卫生服务项目提供依据。

5. 为社区内开展的其他工作奠定基础。

6. 动员和争取社区各方面的力量参与社区卫生服务项目等。

社区诊断是社区卫生服务工作发展周期中的重要一个环节。按照该工作周期，社区卫生服务是具有一定的步骤、循序渐进、周而复始的工作。

社区诊断一旦完成以后，再来制订目标，确定从哪些方面着手改善卫生服务、应该受到卫生服务照顾的对象、何时提供这些服务等问题，同时还要考虑相应的人力、物力和财力等资源的情况。在计划实施以后，要对其效果进行评价，看是否达到了预期的目标。而后又回到了社区诊断，进行下一轮的周期。

三、社区诊断的主要内容

社区诊断的内容，对不同地区和层次的居民是有差异的。但通常应包括以下几个主要方面。

1. *查明社区卫生问题及其范围与严重程度*　采用描述流行病学的方法，通过问卷调查和与居民、医师、管理者等座谈的方式，调查当地居民中存在的传染性疾病和慢性非传染性疾病的病种，以及其各病种的发病率、患病率、病死率等问题。同时，明确不同人群、不同地区、不同时间上述疾病的分布状况和严重程度等。此外，要明确社区的环境状况，包括自然环境和人文社会环境：①自然环境，如安全饮用水的普及情况、环境污染情况、家庭居住环境及各种学习环境等；②人文社会环境，如经济水平、教育水平、家庭结构与功能、社区的休闲环境等。

2. *确定应优先解决的社区卫生问题*　一个社区或一个人群在一定时期内所面临的卫生问题往往是众多的。卫生服务的供方由于卫生资源的限制，不可能面面俱到地解决所有的卫生问题。为此，必须根据一定的原则来明确某些优先的问题，对其施加必要的干预措施，以达到预期目标。只有这样，才能最大限度地发挥有限资源的作用。

3. *明确目标人群有关特征*　对优先问题所涉及的人群，应采用相应的流行病学和统计学方法，对其社会、经济、人口等方面的特征进行详尽的描述和分析，以明确重点或高危目标人群，为干预提供必要的依据。同时要收集社区人口学资料，如人口数量与结构、出生与死亡情况等；社区人员健康状况，如人口的自然增长趋势、病死率、死亡原因构成、发病率、患病率等；人群的主要危险因素，如吸烟、饮酒、社区人群的健康信念、求医行为等。

4.查明优先卫生问题的必需和辅助病因　病因学研究已经证明，任何卫生问题的原因都是多因素的，由此就有了“病因网”“病因链”之说。此外，在所有的疾病病因中，根据其对疾病的贡献程度，又可分为“必需的病因”“辅助的病因”两类。前者是疾病发生的基础，后者是疾病发生的条件。搞清病因的类型，可以指导我们采取不同的处理对策。

5.明确社区可供利用的资源　社区卫生服务的资源不仅仅来源于卫生机构、政府、社区、其他组织，乃至居民的资源均可用于社区卫生服务工作。要搞清哪些资源是可利用的，哪些资源是尚待开发利用的。社区内可用于解决健康问题的资源主要如下。

（1）经济资源：指社区整体的经济状况、公共设施、产业结构、交通状况等，这些资源的丰富程度与分布，直接影响到卫生保健服务的提供和利用。

（2）机构性资源：包括医疗保健机构、社会福利机构、社会慈善机构、文化教育机构、社会团体（如工会、协会）等。对于这些机构的功能及其居民的可用性和可及性的掌握，有助于社区卫生服务的连续性与协调性发展。

（3）人力资源：包括各类医务人员和卫生相关人员，如行政人员，居民委员会人员，宗教人员等。这些人员都是社区卫生服务的有效资源。

（4）社区动员的潜力：社区动员潜力是指社区内可动员来为医疗卫生保健服务的所有人、财、物、信息、技术等资源。包括居民的社区意识、社区组织的活动，社区居民对卫生事业的关心程度，社区人口的素质与经济能力等。

（5）争取有关组织和机构的支持　社区卫生服务工作不仅是卫生部门的事，还应是全社会的责任。卫生工作者应善于接触领导层，积极争取社区有关组织和机构的理解与支持，建立必要的机制，使“健康为人人，人人为健康”的目标成为现实。

四、社区诊断的步骤

1.问题分析　问题分析是一种系统的解决问题的过程。问题分析是社区诊断的第一步，任何一项工作的开展，都是从问题开始的。问题分析所关注的只是问题的本身，而不是解决问题的办法。只有搞清了问题的实质，才能着手解决问题。为了解决某个问题，人们往往设立一些项目来有针对性地加以解决。在执行项目之前，首先要搞清楚以下情况。

（1）问题是什么？即找到工作应该解决的靶子。

（2）这些问题的特征是什么？即搞清问题的特点、结构等，便于对其进行细分。

（3）这些问题的分布和范围如何？即查明问题的涉及面和分布特点。

（4）问题的危害是什么？即明确问题的危害性及其程度等。

（5）谁认为这是个问题？是专家、政府，还是居民？即搞清问题的解决是基于需要，还是基于要求的。因为不同的人对同一问题的看法往往是不同的，有时甚至是完全相反的。

（6）问题的原因是什么？即查明问题的主要原因和影响因素等。

2.社区现场的定性考察　有人误将社区诊断理解为必须是一种定量的调查，只有通过大样本的定量调查所获得的资料，才能客观地反映居民的实际诊断。实际上，并非如此。

有时研究者深入社区，找到当地的知情人（如街道领导、当地的医师、群众代表等），采用定性的研究方法可以较为广泛和深入地了解有关的情况，如有关的环境因素，包括该社区自然地理、政治、经济、文化、人口背景等，社区所面临的主要卫生问题，所威胁的人群，以及社区卫生工作者的态度等。这样做的好处是既可以避免调查大量人群的资源的浪费，又可以较为深入地了解有关的情况。在有些时候，定性的调查可能是唯一行得通的方法。社区定性考察的方法主要包括如下。

（1）家庭访视了解家庭状况等。

（2）访问社区负责人和医务人员，了解社区的主要健康问题。

（3）查阅各种相关资料，如文献记录、卫生统计资料、医院病历、人口普查资料。

（4）利用各种的普查和周期性健康体检资料，获得该社区的营养状况、基础卫生保健、疾病和死亡资料等。

3. 收集资料　资料的收集是进行社区卫生诊断的基础。只有在完整、可靠的信息基础上才能发现社区存在的问题，做出正确的诊断。一般来讲，首先在现有的资料中寻找自己需要的信息；在充分利用现有资料的基础上，如果还不能得到所需要的信息，那么就要开展专题调查。收集的资料类型和范围，主要视研究目的与类型而定。既可有定性资料，也可有定量资料；既可是一般人口学特征的资料，也可是特殊问题的资料。所搜集的资料必须既能够应用于社区诊断，又能够解释与健康状况目标有关的一些问题，并且能够为制订卫生工作计划提供参考依据。为了避免盲目搜集资料的情况出现，必须从较为广阔的范围搜集资料。

一般在收集资料前，要明确几个问题：①需要什么样的信息？②从现有的资料中是否能够得到这些信息？③调查的对象是谁？④应该到什么地方去调查？⑤用什么方法去调查？⑥可能的结果是什么？⑦所得到的结果有什么用？

只有在明确了上述几个问题的情况下，再开始收集资料的过程，所获资料的可靠性、真实性和完整性就得以保证。

资料收集的内容：为开展社区卫生服务而进行的社区卫生诊断常需要了解以下几方面的信息。

（1）社区健康状况资料：如病死率、病残率、疾病别发病率、患病率和总的发病率。

（2）反映卫生机构的资料

卫生服务利用资料：从医院获得的资料，包括就诊人数、住院人数等；从患者调查中获得的资料；从居民调查中获得的资料；根据地理、经济、文化等因素对卫生服务的影响程度而获得的度量资料；根据时间、路程对卫生服务方便性构成影响的资料；寻求卫生服务的理由、获得卫生服务的障碍。

卫生服务设施与管理情况：包括病床数、社区卫生服务站等资料；人力资料包括医师、护士、牙科医师及其他人员数等。

医院成本资料：包括诊断、治疗和护理成本、工资、医疗补助等。

（3）生活方式资料：生活方式的主要内容包括滥用药物、不合理营养、缺乏自我保健意识、生活空间的限制等。

(4) 有关人口学信息：包括社区的人口数、性别、年龄结构；职业特点、民族、文化程度；重点人群和高危人群的特征。

(5) 社会和经济指标资料：包括收入、财产、就业；生活环境、文化水平、生活秩序、业余文化生活等。

(6) 社区背景信息：如地理位置、地形、地貌、自然资源、经济状况、风俗习惯以及交通通信等。社区内的政府机构、民间团体和学校、幼儿园等分布情况。

4. 资料的来源　资料的来源有两种：利用现有的资料，利用专项调查的资料。现有的资料主要包括各个部门和系统的常规报表，如卫生系统的疾病统计资料、病例档案，以及公安部门的人口资料和统计部门的经济资料等等。资料来源的渠道通常有卫生部门、统计部门、医学院校、医疗机构、地方政府的计划部门，以及相关组织（如世界卫生组织、世界银行、联合国儿童基金会、联合国开发署等）。

5. 出示初步的研究结果　将所收集的资料进行整理与分析，针对不同人群（决策者、公众、专业人员或机构等）的诊断，通过多种途径与方式，将初步结果展示或反馈。这样做的主要目的是引起人们对问题的关注，同时可以进一步拓宽问题的范围和加深对问题的认识。

6. 决定优先解决的问题　一个社区或一个人群，在同一时期所面临的卫生问题往往是众多的。研究者必须根据以下几个基本原则，从中决定优先解决的问题，只有这样才能集中资源和精力达到预期的目标。在确定优先解决的问题时，应从以下几个方面考虑。

(1) 普遍性：所确定的优先要解决的卫生问题在社区的人群中普遍存在，而不仅仅局限于某一区域或人群。通常是以某种卫生问题发生频率的高低来表示，如使用某种疾病的发病率和患病率的高低来表示。

(2) 严重性：发生的卫生问题对社区内居民的健康状况影响很大，所造成的后果较为严重。如慢性病所致的生活自理能力丧失、生活质量下降、家庭负担过重；某种传染病所致的终身残疾等。

(3) 紧迫性：发生的卫生问题已经引起了政府的强烈关注。国家出台了相应的政策，要求必须在近期内解决问题。如对儿童进行脊髓灰质炎疫苗的强化免疫。

(4) 可干预性：发生的卫生问题能够通过某些特定的措施或活动加以解决或改善。如通过宣传教育和定期为居民测量血压，可以改变社区内居民的不良生活习惯和治疗高血压患者，以达到控制高血压病和降低心脑血管疾病发生率的目的。

7. 效益性　即在相对固定的资源条件下，解决该卫生问题所取得的社会效益与经济效益均最佳，也就是具有较高的成本效益。如给新生儿接种乙型肝炎疫苗可以预防乙型肝炎的发生，降低乙型肝炎的发病率。这一干预措施被公认为是具有较高的成本效益的。

8. 文献综述　在确定了社区内需解决的卫生问题后，就应该查阅相关问题的文献，了解所研究的卫生问题的历史、现状与发展趋势，为社区诊断提供背景信息，寻找可借鉴的研究方法；对问题进行全面的了解，有助于了解该卫生问题的全貌。值得注意的是，文献所收集的材料内容庞杂、分散，应注意其可靠性和真实性。常见的文献可分为书面文献、统计文献和图像文献三大类。

9. 目标人群的描述　对目标人群特征（如人口学特征、所处环境等）进行详尽的归类与描述，可为今后的干预实施提供线索与资料，同时也可比较不同特征人群的诊断和干预效果等。

10. 综合分析卫生问题的原因　要想解决某一卫生问题，首先要知道问题是什么。但是，光知道问题，不了解问题的原因，同样也解决不了问题。必须采用相应的方法，来对卫生问题的原因进行全面、综合的分析，明确哪些因素是必需的，哪些是辅助的。只有明确了问题的真正原因，才能真正解决问题。常用的原因分析方法有原因树法和鱼骨图法。

11. 社区资源的有效利用　除通过各种渠道筹集必需的资源外，要注重对社区已有资源的开发利用，充分提高其使用效率。除通过各种渠道筹集必需的资源外，更为重要的是，要注重对社区已有资源的开发利用，充分提高其使用效率，可采取重新配置或优化管理程序等方法来达到这一目的。

在完成以上步骤后，必须达到以下五个目标，才能说明社区诊断工作完成了。

（1）明确了社区存在的卫生问题。

（2）明确了应优先解决的卫生问题及其涉及的范围和严重程度。

（3）明确了该优先的问题所涉及的目标人群及其有关特征。

（4）明确了优先问题的必需和辅助的原因。

（5）获取了有关组织或机构的支持和必需的资源。

五、社区诊断的常用定性研究方法

总体上，将社区诊断常用的基本方法分为定性研究方法和定量研究方法两大类。定量研究方法主要是流行病学研究方法，如状况调查等。该方法的设计原理、适用范围、操作步骤以及优缺点等可参考其他有关书籍。在此重点对社区诊断中常用的定性研究方法进行介绍。

1. 观察法　观察法最初源于人类学的研究，在社区卫生服务研究中经常使用的观察法是参与观察和行为观察。

（1）参与观察：也称实地观察，是指研究者参与到研究对象的生活中，即生活在研究对象的社区文化氛围之中，观察、收集和记录研究对象在社区中日常生活的信息。参与式观察是由多种方法组合而成，包括深入访谈、行为观察、网络分析和非正式访谈等。研究者从社会系统的角度揭示所要进行研究专题的影响因素，观察记录这些因素与其他因素的相互关系及意义。简言之，参与观察就是将每天的谈话和每天的观察（非结构面谈和非结构观察）记录下来，整理成为现场工作笔记，以便分析使用。

参与观察主要是用一段文字或一个故事来记录所研究的内容。这些内容主要包括研究现场发生了什么？人们在说什么、做什么？他们的行为怎样？他们怎么交流、交流什么？他们使用什么样的身体语言？所观察的活动什么时候发生、持续多长时间？这些活动与其他的活动有什么样的联系？等等。研究会得在每一个观察地点追踪观察记录，在整个研究中，这些记录将成为一份连续的记录，对研究来说非常有意义。

（2）行为观察：是指根据事先的行为分类标准，通过观察、记录和行为分析来收集行为资料，通常在乡村、社区和城市的邻里间和诊所中使用。行为观察主要是区别行为和活动，它是研究行为的本质特点，与其他的定量和定性研究方法相比，行为观察能得到更深入的信息和对行为有较深入的理解。在现场实施时，研究者多使用调查指南和量表将观察到的行为进行分类，并对特定的环境和条件进行观察和记录。

如 OrataiRauya 等为了了解中国北部农村卫生服务的情况，并对乡村医师的责任心进行考察。

深入到卫生服务，利用不同的两个村级诊所，对乡村医师每天的工作情况进行实地观察和行为观察结果发现，除了其他的条件相同外，卫生服务利用率高的诊所的乡村医师在工作态度、投入的时间、对待患者态度以及工作质量方面都比卫生服务利用率低的诊所的乡村医师表现要好。因此，研究者认为基层卫生人员的素质是影响基层卫生服务利用的重要因素之一。

在观察法中，研究者通过参与观察和行为观察可以发现研究对象说的与实际做的之间的差别，最大限度地减少了和控制了定性研究报告中的偏颇。与专题小组访谈和个人深入访谈相比，观察法所获得的资料较为准确。

2. 个人深入访谈　个人深入访谈是指一个访谈者与一个被访谈者面对面地进行交谈。被访者有时也被称为重要知情人。个人深入访谈的应用范围并不是很广泛，但在一些特殊的情况下，使用个人访谈非常适合。如在调查的主题较复杂或很敏感或因为被访者的居住地点很分散，以及由于“伙伴压力”等情况下，使用个人访谈能更为全面地了解所需的内容，在某些情况下它是唯一可用的研究方法。

访谈的内容和过程都可以规范化。研究者可以用一份事先拟好的访谈提纲或写有开放性的问题的问卷进行访谈。访谈的问题最多不超过 6 个问题，20min 左右能够完成。在访谈中可以记录，也可以用录音机录音，但应事先征得被访者的同意。访谈结束后，将访谈的内容整理出来。在访谈过程中，可能会出现一些与访谈者事先设想不一样的情况，也可能出现由于受访谈者观察能力限制或由于访谈者与被访者知识文化方面的差异所造成的理解误差等。这就要求访谈者具有较好的获取信息的能力、较好的记忆力、判断力以及应变力。一次成功的个人深入访谈所获取的资料对于研究者是非常重要和有意义的。如要了解一个社区的主要公共卫生问题，可以通过对社区重要的人物，如居委会的主任、德高望重的长者、热心于社区事务的大妈等的访谈，获得该社区可能存在的卫生问题的资料，从中得到一些信息。

3. 专题小组讨论　专题小组讨论是指为了了解有关人们行为的信念、态度以及经历等信息，将一组人聚集在一起，就某一特定的问题进行深入的讨论。它多在一个项目开始以前或实施以后用于收集基线调查资料或者评价项目的进程和结果。

典型的专题小组讨论应由 5 ～ 7 个人参加，他们的年龄、文化、专业、婚姻状况应相似或基本相同，男、女在同一组较为理想。讨论由一名受过训练的主持人主持，有时可以有一位助手参加，帮助记录讨论的内容以及负责录音。会场安排环形座位，以便交流。理想的讨论的时间是 1 ～ 2h。专题小组讨论主要用于探索对项目有用的，但研究者并不了解的经验、情感和信念等方面的问题。

4. 选题小组讨论　选题小组是一种程序化的小组讨论，其目的是寻找问题，并把所发现的问题按其重要程度排出顺序来。操作程序是由参加者 6 ～ 10 个人组成一个小组；主持人给出要讨论的问题；互不交谈，每人在一张纸上列出他认为重要的几项；每人上交所写的内容，由一人统一写在黑板或大纸上；每人向大家解释自己写的每一项内容；再发给每人一张纸，让小组成员从所有项目中选出自己认为最重要的几条，排出先后顺序，并将每项按重要程度依次给分，最重要的给最高分，依次减 1 分，最不重要的给 1 分；每人上交自己的结果，主持人将结果统计并按分数排序，代表小组共同的意见。

选题小组讨论的优点是每人都有平等表达意见的机会；每人都必须积极参与，提出自己的看法；受他人影响较小；每个讨论都有一个肯定的结果。它的缺点主要表现为结果可能会受参加者文化水平的限制。

第三节　社区导向的基层医疗

社区导向的基层医疗（community oriented primary care，COPC）。COPC 是基层医疗的特殊形式，是个体预防保健应用在基层医疗机构和社会医学相结合的临床医学实践。它包括个人和家庭的保健，也包括社会提供的特殊保健。社区特殊保健主要是指对社区卫生需求、卫生服务计划及其实施的效果进行评价。

一、COPC 的起源

20 世纪 70 年代初，SidneyL.Kark 报道了他在南非和以色列的工作情况，提出 COPC 的概念，并将其用于实践。Kark 观察到社区的健康问题与社区的生物性、文化性、社会性特征密切相关，健康服务不应局限在患者和疾病上，而应注意与社区环境及行为的关系，他主张基层保健医师应把着眼点从传统的临床方面扩大到流行病和社区方面。20 世纪 80 年代，COPC 在美国兴起。目前，许多国家的基层医疗单位，如社区卫生服务中心、私人诊所、群体医疗中心、政府或基金会支持的医疗机构、健康维护组织（HMO）广泛开展 COPC 计划。

二、COPC 的定义和基本要素

COPC 是一种将社区和个人的卫生保健结合在一起的系统策略，指在基层医疗中重视社区、环境、行为等因素与个人健康的关系，把服务的范围由狭小的临床医疗扩大到流行病学和社区提供照顾。将个人为单位、治疗为目的的基层医疗与以社区为范围、重视预防保健的社区医疗这两者有机地结合于协调的基层医疗实践中。COPC 是基层医疗的一种模式。COPC 基本特征：将社区医学的理论和方法与临床技术相结合；通过社区诊断确定社区健康问题以及影响因素；设计可行的解决方案；基层医疗提供协调者角色，运用社区资源实施社区健康项目并予以评价；所发展的项目为社区全体居民的健康负责；保证医疗保健服务的可及性和连续性。

COPC 模式一般包含三个基本要素：基层医疗单位（如街道医院或乡卫生院）、特定的人群（社区）和确定及解决社区主要健康问题的实施过程。COPC 是基层医疗实践与流行病学、社区医学的有机结合，形成了立足于社区、以预防为导向、为社区全体居民提供服务的新型基层医疗模式，其重心是社区保健。但它忽略了家庭的作用。全科医疗则将家庭这一要素与传统的基层医疗相结合，将个人疾病的诊疗服务扩大到以家庭为单位的服务，同时也扩大到社区服务，其重心是以家庭为单位的保健，并与社区为基础的服务有机地结合起来。全科医疗的实施使 COPC 的原则更容易贯彻到基层医疗服务中去，而 COPC 则为开展以社区为基础的健康照顾提供了服务模式。

三、实施 COPC 的意义

COPC 强调社区参与，使医疗措施更加有效。多年来医师习惯于诊治上门就医的患者，但这不能达到有效治疗疾病的目的，更不用说预防疾病。COPC 在社区里通过医师对疾病进行临床流行病学分析和社区诊断，实行预见性的治疗，使医疗措施能够比单一的临床医学取得更好的成效，COPC 降低人群心血管疾病危险因素，比单纯临床治疗措施更有效。COPC 在社区人群参与卫生服务计划具体实施过程中对疾病进行诊断和治疗，换句话说，就是社区在对疾病诊疗做出反应时就形成具体的卫生服务措施，这是传统的临床医学和理想的社会医学所不能达到的。

无论享受卫生服务人群是按地理位置还是按医疗费用来划分，COPC 模式易于在确定人群范围内执行计划。对于尚未归类的人群或在无正式可行性计划的卫生机构中，仍可应用 COPC 模式，如私人开业医师对自己诊所的患者进行诊治，就可以把这些就诊者视为一个社区。对这一社区的卫生需求进行分析，医师就可以从自己敏锐洞察力中为患者提供更加恰当的卫生服务项目。COPC 的思路比候诊室所提供的信息更能反映出人群对癌症协会等组织的要求，使医师更易从事 COPC，这对社区健康状况改善具有潜在的益处。

实施 COPC 计划要经常注意社区存在的全部卫生问题，保持与人群的联系，利用临床流行病学技术对有关卫生健康服务信息进行分析和反馈左右 COPC 计划。社区诊断和评价既影响医师临床实践，也影响社区实施干预措施。只有这样才能了解到人群的卫生状况，确定卫生服务计划所要解决的主要问题，制订出影响行为及群体的健康教育和预防疾病的措施。

尽管 COPC 的重要特征是社区参与，但美国七个地区 COPC 模式研究表明实施 COPC 是由全科医师来执行的，而不是由社区本身来执行。每个地区 COPC 计划至少有一名全科医师参与，这表明若要成功地实现 COPC，医师的参与尤为重要。

第四节　COPC 的实施程序

一、COPC 的基本实施步骤

COPC 是基层医疗实践，而不仅是一项独立的卫生项目。COPC 实施过程包括了解人群主要卫生问题，应用健康保健计划管理的原则。事实上，它的结构与质量控制和持续的质量提高计划是非常相似的。COPC 的实施应明确社区及其人群，并以基层医疗单位为基础。COPC 实施过程包括以下五个步骤。

1. *确定社区以及社区人群*　实施 COPC 时首先要确定社区的范围，如确定某个街道、居委会、乡、镇为一个社区。这是最初的步骤。全科医师要考虑整个人群，特别是那些不常来看病的人的人群的情况。全科医师可列出社区人群中每个成员清单及他们的社会人口学特征、文化水平、健康相关行为。

同时，也要确定一个主要负责的基层医疗单位。如确定由街道社区卫生服务中心为负责实施 COPC 的基层医疗单位。

2. *通过社区诊断确定社区人群主要健康问题*　一旦人群确定后，全科医师要运用流行病学、卫生统计学的方法评价社区的人群健康问题和主要危险因素、卫生服务状况和可利用的卫生资源。确定主要的健康问题。如某社区有人口 177 512 人，男性、女性分别占 51.9%和 48.1%。居民前五位死因为脑血管疾病、恶性肿瘤、呼吸系统疾病、损伤和中毒。社区 35 岁以上人群高血压发病率 23.2%，管理率 45%；糖尿病患病率 13%，管理率 32%；慢性阻塞性肺病 11.6%。社区人群主要健康问题是高血压、糖尿病、慢性阻塞性肺病。影响社区居民整体健康水平的主要因素是：居民对高血压、糖尿病知识的知晓率低，不参加体育锻炼，不吃或少吃奶及奶制品，吸烟，饮食口味偏咸。社区人群健康状态评价及主要健康问题的确定，除基层医疗单位和全科医师外，还需与流行病学家、社会医学家以及社区行政机构共同讨论研究。

3. *确定需优先解决的健康问题并制订社区干预计划*　多数的社区都不具备同时解决社区人群中所有健康问题的人力、物力及财力。所以必须针对某些主要的健康问题，集中有限的资源来全面综合地解决一个或几个。根据问题的严重性和重要性来确定社区主要健康问题的排列顺序，然后考虑问题的可改变性及可行性，即社区能提供的资源和解决问题的能力，社区的客观需要和社区居民的需求，确定解决问题的优先顺序。可以反复地运用小组投票的方法来确定优先顺序。

制订社区干预的计划，工作计划包括确定目的和目标，以及实现目标的策略和方法。有效的社区人群健康计划应明确需要做什么、何时做及负责人。应结合社区居民和社区管理机构的意见制订计划方案。计划的形式可以不同，但要尽可能详细。一般将要做的工作分为四步：工作准备、布置任务、实施和评价。还应包括计划实施时间表。

4. *计划实施*　COPC 方案实施的过程要重点加强监控，监控的目的是提高干预的质量。监控可利用人群调查资料或门诊资料及其他可用的资料。不管使用何种方法，必须在干预开始前建立监控的技术和评价的方法，COPC 计划实施后要及时追踪计划实施情况，并评价实施效果。COPC 实施以基层医疗单位为主，并动员社区各种资源，如慢性病防治机构、健康教育机构、居委会、工会、学校等。COPC 项目的负责人应有较强的社会工作能力，一般由基层单位负责人和社区管理机构的领导共同担任。政府、其他社会团体的参与尤为重要，COPC 的实施有时需要借助行政的力量。在计划实施之前，应进行广泛的群众宣传，以调动全体居民的积极性，主动配合 COPC 的实施。

5. *计划评价*　COPC 循环的最后一步是项目评价，是根据预先确定的目标，对整个项目的各项活动的发展和实施、适合程度、效率、效果、费用等进行分析比较，判断项目中设定的目的是否达到，以及达到的程度，为决策者和参与者提供有价值的反馈信息，以改进和调整项目的实施。

COPC 项目的评价是整个计划的一个重要组成部分，包括过程和效果评价。过程评价贯穿于项目的每一个阶段之中。其目的是通过监测和评价各阶段活动的进展情况、干预活动的效果，进行信息反馈，这对及时了解项目实施的进展，调整不符合实际的计划，以保证综合防治的成功是非常重要的。效果评价主要评价计划是否达到干预的目的。效果评价包括近期影响评价和远期效果评价。近期影响评价的目的是确定项目实施后对中期目标，如行为或政策改变的作用，即项目执行后的直接效果。远期效果评价的目的是评价项目实施后对最终目的或结果的作用，即项目执行的长期效果，如患病率或健康状况的改变，人们的生命质量是否得到改进等。对社区健康项目，主要强调过程评价和近期影响评价。评价必须要针对整个人群，如上对其中一部分（患者）做评价将会得到错误的结果，评价应包括对计划实施后的正面和负面影响。

二、COPC 的实施阶段

由单纯的医疗服务发展到 COPC 模式，需要有一个过程，尤其需要医师和社区转变观念，更新知识和服务技能。根据 COPC 实施的情况，一般把它分为 5 个实施阶段或等级。

0 级：无社区的概念，不了解所在社区的健康问题，只对就医的患者提供非连续性的照顾。

1 级：对所在社区的健康统计资料有所了解，缺乏社区内个人健康问题的资料，根据医师个人的主观印象来确定健康问题的优先顺序以及解决方案。

2 级：对所在社区的健康问题有进一步的了解，有间接调查得到的社区健康问题资料，具备制订计划和评价的能力。

3 级：通过社区调查或建立的个人健康问题档案资料能掌握所在社区 90% 以上的居民的个人健康状况，针对社区内的健康问题采取对策，但缺乏有效的预防策略。

4 级：对社区内每一位居民均能建立个人健康档案，掌握个人的健康问题，建立家庭健康档案和社区健康档案，采取有效的预防保健和疾病治疗措施，建立社区内健康问题资料的收集渠道和评价系统，具备解决社区健康问题的能力和协调管理社区资源的能力。

0 级是 COPC 的原始阶段，4 级是 COPC 的理想阶段，也是 COPC 实施的最终目标。目前大部分医疗单位处于 0 ～ 1 级。

三、全科医师在 COPC 中的作用及其意义

COPC 的实施需要团队合作，需要社区参与，体现了全科医学综合性保健和协调性保健等原则，COPC 是全科医师提供完整的社区健康照顾的重要手段。通过 COPC，基层医师的角色也发生了转变，功能更加完善。传统的基层医师主要扮演治疗者的角色，面对的主要是个体患者和医护人员，医疗过程往往仅限于诊所。在 COPC 中，医师面对整个社区，不仅是医疗者，还承担领导者、协调者、教育者、监督者、管理者等多种角色，所负的责

任由个体患者扩展到患者、社区兼顾。为适应医疗保健的发展和整体性医疗保健照顾的需要，全科医师除具临床医学知识外，还应加强流行病学、社区医学、行为医学、环境与职业医学、生态学、社区健康评价等相关知识的学习，以确保全科医师多种角色的发挥和功能的完善。

社区是个人及其家庭日常生活、社区活动和维护自身健康的重要场所和可用资源，也是影响个人及其家庭健康的重要因素。"人人享有卫生保健"的重要基础是"健康的社区"。全科医师的工作如果不考虑"社区"这一重要的因素，就难以为个人及其家庭提供完整的医疗保健服务，就难以主动服务于社区中的全体居民，更难使医疗保健服务产生最佳效益。所以，全科医师应把提供以社区为导向的基层医疗作为自己的基本职责。通过实施 COPC，主动服务于社区中的所有个人和家庭，从而维护社区的健康，促进社区卫生事业的发展。COPC 的实施是全科医师提供完整的社区健康照顾的重要手段。全科医师实施 COPC 的意义主要有以下几个方面。

1. 只有通过提供以社区为导向的基层医疗的服务，才能全面了解社区健康问题的性质、特点和公众的就医行为。医师在诊所或医院中所接触到的疾病或患者，仅仅是社区中所有健康问题或患者中的一小部分（约 30%），大部分患者通过各种形式的自我保健获得痊愈。因此，在维护个人及其家庭的健康方面，个人及其家庭的主观能动性起决定性的作用，医师所起的作用是非常有限的，现代生物医学明显忽视了这一点，全科医师的社区照顾则弥补了现代医学照顾的缺陷。

2. 社区是个人及其家庭健康和疾患的重要背景，只有在社区的背景上观察健康问题，才能完整、系统地理解个人及其家庭的健康和疾患，忽视社区这一背景因素的作用，难免会使医师在诊疗方面走进死胡同。

3. 以社区导向的基层医疗，要求全科医师同时关心就医者、未就医的患者和健康人，只有这样，才能更有效地维护社区全体居民的健康。就医者不一定有十分严重的健康问题，而未就医者的问题不一定就不严重，在未就医者之中常隐藏着更多的危险性或难以解决的问题。若是全科医师仅注意到就医者就不仅不符合卫生经济学的观念，而且医疗保健服务也难以取得理想的成效。对于维护社区健康来说，社区预防比个人疾病的诊疗更有价值。

4. 只有通过提供以社区为导向的基层医疗，才能合理利用有限的卫生资源，并在动员社区内外医疗和非医疗资源的基础上，最大限度地满足社区居民追求健康生活的要求，社区是解决人群健康问题的理想场所和有效资源，维护社区居民的健康不仅仅是医务人员的责任，也不仅仅是个人及其家庭的责任，而是整个社区乃至整个社会的责任。社区的积极参与可以弥补卫生资源的不足，可以使维护社区健康的活动在有关政策、制度或其他行政干预的推动下成为全社区参与的群众性运动，最终产生单纯依靠医疗保健机构所无法取得的效果。对社区资源的利用程度是社区导向的基层医疗成败的关键。

5. 只有提供以社区为导向的基层医疗，才能有效地控制各种疾病在社区中的流行。全科医师通过接触个别病例，及时地预测或掌握有关疾病在社区中的流行趋势和规律，同时，可迅速采取有效的预防和控制措施，与疾病防治部门协作，及时阻止有关疾病在社区中的流行。从个人及其家庭预测社区，又从社区预防的角度去维护个人及其家庭的健康，是以社区为导向的基层医疗的重要特征。

四、实施 COPC 的注意事项

COPC 有许多优点，而且在实践中都希望推广，但却很难被广泛采纳，整个计划也难以实施。在推广 COPC 时可能存在以下问题。

1. 卫生保健系统多元化　COPC 由多学科、多部门参与，为特定人群服务，很少有一组人群仅得到一种基层医疗服务，社区能得到来自本社区或其他社区提供的卫生服务。COPC 要求全科医师要有社区意识，对高危人群提供更充分的服务。无论社区划分标准是什么，只要了解到社区存在的卫生问题，就能提供有针对性的卫生服务。

2. 传统医学认为医学所关心的仅是寻求医疗保健的患者而不是社区人群　当医师认为患者是整个社区的一部分而不仅是个体时，医疗措施就会有效地解决损害健康的卫生问题，而且可以对高危人群集中采取干预措施。COPC 虽然不能改变医疗实践中涉及个体治疗的性质，但却能在其他方面改变医疗措施的性质。

3. 开展 COPC 迫切需要解决资金问题　COPC 的社区定向服务和非医疗服务一样，都是有偿服务，因多数服务无经济回报，使得 COPC 资金更为匮乏。尽管从长远意义上看这些服务都是与社区居民健康息息相关，但其健康效果和经济效益并不是直接挂钩的。医疗保险承担者和政府财政部门又很少把 COPC 作为医疗保健中有法可依的部分，使得 COPC 资金入不敷出，故需要在实施 COPC 中收取服务费或从其他渠道寻求资助。

4. 医师和其他工作人员花费在 COPC 计划、培训、评价和监测等的时间常被认为是“无效时间”并可能影响医师个人收入　收取 COPC 服务费能维持医护人员的服务时间与工作报酬之间的相对平衡，但是社区人群是否能够如同诊治疾病一样支持并支付 COPC 的费用还是一个问题，而且在计算收费标准上存在一定困难。

5. 医疗技术本身成本高　医疗措施中使用技术性诊治设备常被认为很重要，因而明码标价；而那些急需的医学健康教育和慢性病的管理措施等无须诊治设备，容易使人们误解它们几乎无须成本，所以 COPC 可能被排斥在预算之外，这并不是因为它本身成本高和收效甚微，而是因为决策者们对那些可获利的服务项目更感兴趣。

尽管发展 COPC 存在许多问题，但仍有许多因素能促使 COPC 的发展。来自政府行政部门支持，社区及各部门意识到大卫生观的重要性；医学保健观点更新，基层医疗的服务对象从个体走向社区特定人群；COPC 发展不仅对患者有利，而且对医师来说因为他们提供长期保健而拥有更多的服务对象，在医疗市场上处于有利地位。

第9章

临床预防与健康管理

第一节 临床预防

随着社会经济与现代医学的发展，人类的疾病谱和健康观念发生了变革，除了生物因素以外，环境、职业、生活方式、社会和心理等因素所致疾病的比重越来越大；医学模式已从原来的纯生物医学模式转变为生物 - 心理 - 社会医学模式，医疗卫生服务模式也从传统的以患者和疾病为中心的纯治疗型被动式服务，转变为以人群健康为目标，预防疾病和健康促进为中心的防治结合型主动式服务；现代预防观念也已从单纯的病因预防，发展到了全方位的三级预防，包括对疾病的早期诊断、在疾病各期进行预防性治疗和病后康复等措施的研究。预防医学的主要任务也逐渐从以急性传染病的群体预防为主转变为以慢性非传染病的个体预防与群体预防相结合；从生物学预防扩大到心理、行为和社会预防；从独立的预防服务转向防治结合或预防、治疗、保健、康复一体化的综合性预防；从以公共卫生人员为主体的预防转变为以医师为主体的防治相结合的临床预防。预防疾病的责任也从以政府、社会为主转变为以个人主动负责为主，从被动的预防转变为主动的预防。

临床医务工作者在医疗卫生服务过程中实施预防与治疗一体化的综合性保健服务已成为当今最佳的医学服务模式。纵观近 20 年来世界医学发展史，将预防和临床相结合已成为必然趋势。未来的医务工作者必须同时具备能为个人、家庭、社会提供综合性整体预防医疗保健服务的能力，不仅能对个体患者进行正确合理的治疗，更重要的是能加强人群的预防保健措施，预防疾病，使人群健康长寿。过去那种认为预防工作都是由预防保健人员提供的，临床医师和护士并不承担预防责任的观点必须加以纠正。临床医师和护士除了承担传统的诊断、治疗疾病和护理患者等任务以外，还担负有重要的预防保健任务，即临床预防的任务。

一、临床预防的概念

临床预防（clinical prevention）又称个体预防（individual prevention），是预防医学的重要组成部分，是医务工作者（包括医师、护士等）在临床医疗卫生服务过程中在对导致健康损害的主要危险因素进行评价的基础上，对患者、健康者和无症状“患者”实施的具体的个体预防干预措施。是在临床环境条件下向患者、无症状“患者”和健康人提供的以第一级预防和第二级预防为主的治疗与预防一体化的卫生保健服务。在具体实施上，尤其注重不良行为生活方式等危险因素的收集和纠正，强调医患双方以相互尊重的方式进行健康咨询并共同决策，以及疾病临床前期的早期诊断和早期治疗，推行临床与预防一体化的、连续性的卫生保健服务，以达到减少或消除致病危险因素、维护与促进健康的目的。

自 1976 年加拿大卫生福利部首先提出临床预防的理论体系和研究方法以来，临床预防已受到各国越来越多的重视，随着慢性病预防工作的深入开展，临床预防的重要性将日益突出。医务工作者在医疗服务过程中针对就医者个体存在的主要卫生问题开展健康咨询和教育，提出个体化的健康“处方”，帮助就医者建立健康的行为生活方式，可以有效地减少和阻止疾病的发生；利用就医者诊疗的机会通过简便的检查及时筛选出无症状的患者，能及时阻止慢性病的进程，可大大提高慢性病的治疗效果。临床预防已成为一项基本的、不可缺少的医疗卫生保健服务。

由于临床预防服务的对象主要是健康人和无症状“患者”，因此在选择具体的预防措施时应考虑采用能够对健康者和无症状“患者”实施的方法，并且是临床医务工作者在日常临床医疗卫生服务工作中能够提供的预防服务内容。目前，常用的方法主要有周期性健康检查（period health examination）、筛检（screening）、免疫预防（immunoprophylaxis）、对就医者的健康教育（health education）与健康咨询（health counseling）等。

二、周期性健康检查

1. 周期性健康检查的概念　周期性健康检查是运用格式化的健康检查表格，由医务工作者针对就诊者的不同年龄、性别、职业存在的主要卫生问题或健康危险因素等进行的终身健康检查。它着眼于第一、二级预防，以无症状的个体为主要对象，以早期发现临床前期疾病及危险因素并进一步加以防治为主要目标。周期性健康检查比筛检更具有科学性、系统性和针对性，许多疾病已在无症状期或个人毫无觉察的情况下被诊断发现。

周期性健康检查不同于以往各国使用的年度体检或因某种需要而进行的体检。周期性健康检查项目确定的依据是 1989 年美国预防服务专家组（US Preventive Service Task Force，USPSTF）出版的《临床预防服务指南》，该指南提供了包括周期性健康检查和其他预防措施的临床预防服务方案，1996 年又出版了第 2 版。我国至今尚无适合我国国情的“临床预防服务指南”。虽然该指南中的某些内容并不完全适合我国国情，但在全面性、权威性和特异性等方面值得我国医务工作者在为个人设计周期性健康检查计划时参考。

“临床预防服务指南”是事先设计好的格式化表格、其所列检查项目充分考虑了不同性别、不同年龄对卫生保健的不同需求（即检查项目和间隔时间因性别和年龄而异），注重以证据为依据来筛选和确定检查项目，同时考虑了成本 - 效益；其目的为确定疾病的危险因素或早期（即在症状前期）发现疾病，为就医者制订终身的预防保健计划。

周期性健康检查的计划表在国外有多种，最早由美国医学会于 1922 年提出，由于周期性健康检查项目设计合理，针对性、选择性强，使医疗保健服务的质量和效率得到提高，卫生资源得以更充分地利用，符合成本 - 效益原则。有了《临床预防服务指南》，家庭医师可按相对固定的保健计划为个人和家庭提供医疗卫生保健照顾。因此，周期性健康检查是一项十分重要的临床预防服务措施，在美国、加拿大等国家已逐渐或基本取代了年度体检。

2. 周期性健康检查的内容　周期性健康检查是按年龄和性别等因素进行的以预防为导向的服务措施，对于老年人、儿童和妇女围生期保健都有相应的特殊检查内容。加拿大等国实施的周期性健康检查内容从产前检查、新生儿出生第 1 周开始，直到 75 岁以上的人群，共分为 16 个年龄组(包括产前检查、出生后第 1 周新生儿检查、出生后 2 ～ 4 周新生儿检查、出生后 2 个月婴儿检查、出生后 3 ～ 4 个月婴儿检查、出生后 5 ～ 6 个月婴儿检查、出生后 7 ～ 9 个月婴儿检查、出生后 10 ～ 15 个月儿童检查、出生后 16 ～ 23 个月儿童检查、2 ～ 3 岁儿童检查、4 ～ 9 岁儿童检查、10 ～ 11 岁儿童检查、12 ～ 15 岁儿童检查、16 ～ 44 岁人群检查、45 ～ 64 岁人群检查、65 ～ 75 岁人群检查和 75 岁以上人群检查)，对每个年龄组人群提供了建议采取的疾病筛检项目、预防措施、采用的方法、最佳时间间隔以及有关建议等。

近年来在我国虽已普遍实行妇女儿童保健系统管理，主要针对 7 岁以内的儿童，重点是对新生儿和 3 岁以下婴幼儿以及孕产妇保健进行系统管理，某些地区针对成年人群开展了周期性健康检查项目：①身高、体重；②血压；③血糖；④血脂；⑤甲胎蛋白 + B 超；⑥直肠指检 + 隐血试验；⑦乳房自查、临床检查 + 乳房摄影；⑧胸透和摄片；⑨眼底检查；⑩甲状腺检查；⑪ HBsAg；⑫肝、肾功能检查；⑬心电图；⑭内科心、肺、腹部等检查，但多数地区仍主要采用年度体检的方法来评价个体和人群的健康状况，至今还没有统一的周期性健康检查的表格和各年龄段“临床预防服务指南”，亟待研究开发。

3. 全科医师实施周期性健康检查计划的优势　从临床预防医学角度，全科医师是周期性健康检查计划最理想的执行者，能充分利用周期性健康检查的长处并发挥全科医疗的优势。

(1) 全科医师可以利用已建立的个人及家庭健康档案，根据服务对象的具体情况设计有针对性、个体化的特殊健康检查计划，有利于及时掌握危害社区居民健康的危险因素。

(2) 全科医师具有时间、地理上的可及性和专业知识面较宽等优势，可利用与服务对象接触的每一次机会，顺便为他们提供相应的周期性健康检查，并可长期随访。

(3) 由全科医师提供此项工作，患者和其家属出于对全科医师的了解和信任能更好地配合，使卫生资源得到更合理的利用，医患双方都可以节约大量的人力、物力和财力，减少医疗费用支出，使周期性健康检查达到最佳的经济效益和社会效益。

4. 开展周期性健康检查应注意的问题

(1) 任何周期性健康检查计划表中的项目都并非绝对一成不变，使用时应根据当地具体情况及服务对象的年龄、性别、疾病种类、病情，特别是存在的主要危险因素及影响程度等进行调查并调整检查项目。

(2) 现行的《临床预防服务指南》亦非绝对不变，随着医学的发展、新的证据的出现，《临床预防服务指南》亦会不断进行相应的补充和更改。

(3) 在为个人设计周期性健康检查计划时必须参考服务对象所在地有关疾病的流行病

学资料：①危害本地居民健康的疾病和卫生问题主要有哪些？防治措施有哪些？②在无症状人群中，这些疾病和问题能否被早期检测出来，检出后能否取得显著的防治效果？③这些疾病和问题好发于哪些高危人群？④对各年龄、性别组的人群会出现哪些特殊的卫生问题？预测将来可能会发生什么问题？应采取哪些预防措施？常规应做哪几项检查？检查的方法、内容和时间间隔有哪些？⑤对特殊人群，可以采取哪些预防措施？等等。再根据被检查对象的具体健康状况（过去、现在以及预计未来的健康状况）、存在的主要危险因素等，确定是否有必要做某项筛检或采取何种预防措施。⑥设计出具体的周期性健康检查表，包括一系列检查项目或预防措施，同时注明采取各项检查或预防措施的时间间隔，并随时记录实施情况。

（4）在我国尚未全面开展周期性健康检查的现况下，定期体检或评价个人的健康状况还是很有必要的，但应考虑几个问题：①究竟应该对哪些人群进行定期检查？检查范围太大，所承受的经济费用必然很高；检查范围过小，导致相当多的人漏查，失去它的普遍性。②所做的检查项目以多少为宜？项目太多，费用开支很大，造成浪费；项目太少造成假阴性，会错过早期发现、早期诊断的最佳时间。③检查中所采用的手段和方法需要兼顾特异性和灵敏性以保证检查的准确性，既要防止假阳性又要杜绝假阴性。④定期检查的间隔时间多长为好？等等。应结合服务对象的具体情况进行周密的设计。

三、筛检

1. 筛检的概念　筛检（screening）是指应用简便快速的测试、体格或实验室检查等方法，从外表健康的人群中早期发现未被识别的可疑患者或健康缺陷者及高危个体的一项预防措施。1957 年，WHO 对筛检的定义：通过快速的检验、检查或其他措施，将可能有病但表面上健康的人同可能无病的人区别开来。筛检的目的是将具有健康危险因素（healthriskfactor）和健康问题尚处于早期或亚临床阶段（subclinical stage）的患者、缺陷者或高危个体从人群中挑选出来，以便进一步早期预防、诊断和及时治疗。筛检不是诊断性试验，仅是一种初步检查，筛检试验阳性仅提示为某病的可疑患者或可疑有缺陷者，需要进一步确诊和治疗。

对患者而言，疾病隐患的形成到早期症状的出现往往难以自已觉察，而且有些疾病（如头痛、头晕、脚痛、胸闷、腹痛、腹泻、疲乏无力等）发生隐蔽，又无明显的特异性，因此容易产生疏忽和麻痹大意，从而错过了早期诊断的最佳时期。当疾病已出现比较典型的临床症状，大多已是疾病的中、晚期，许多疾病已难以治疗或根本无法治疗。从预防医学角度，这时也已失去了预防的最佳时机，这不仅提高了医疗费用，同时也会加剧患者生理上和心理上的痛苦，甚至终身遗憾。因此，临床医师尤其是全科医师是筛检的最佳执行者，掌握并恰当运用好筛检技术对做好防治一体化的卫生保健服务，对于及时控制疾病的发展，提高治疗效率，降低治疗费用，有效地、合理地利用卫生资源具有非常重要的作用。

2. 应用筛检的原则　由于筛检是一项预防性的医疗卫生服务活动，服务对象是外表健康的人群，且筛检项目往往要消耗大量的人力、物力资源。因此，在制订人群筛检计划时要明确目的，综合考虑其必要性、可行性和实际价值，权衡利弊得失，慎重选择筛检项目，选择最有必要、最有价值又最可行的筛检项目。可参考下列几项原则。

（1）拟筛检的疾病应是危害当地人群的重大公共卫生问题，即常见病、多发病或缺陷。筛检试验对于人群的价值很大程度上取决于疾病在人群中患病率和病死率的高低以及人群中危险因素的多少。因此，拟筛检的疾病应是患病率或病死率高、影响面广或易致伤残、严重的生理缺陷或已成为当地重大的社会卫生问题等，是当地人们最普遍关心的健康问题，且迟发现将会造成严重的后果或社会问题。对这类疾病进行筛检容易引起政府重视，得到群众支持，工作易于开展，而且能取得较大的社会效益和经济效益。

（2）拟采用的筛检方法和技术应简便、易行、价格低廉，具有较高的灵敏度、特异性，易为群众接受，选择的筛检方法应尽可能简便、快速、安全、经济、重复性好、无创伤性、且特异性强，即有符合筛检试验条件的方法可供选用。要求：①筛检方法的敏感度、特异度、阳性预测值较高。②方法简单易行、安全有效、成本低、效益高，符合成本 - 效益原则。

（3）有较高的筛检效益和临床使用价值：选择的筛检方法有较高的阳性检出率，筛检出来的疾病或缺陷有可靠的进一步确诊的方法，有较好的预后，并具备有效的早期诊断、治疗方法和防治措施，而且早期诊断和治疗的效果明显比常规诊断和治疗的效果好时，筛检试验才有意义。

（4）拟筛检出的疾病病史明确、具有较长的可识别的潜伏期：只有对该病的自然史，包括从潜伏期发展到临床症状期的病史过程有明确的了解，才能较准确地预测出筛检可能取得的效益，靠撒大网碰运气盲目筛检是不可取的。如果拟筛检出的疾病可识别的潜伏期太短，则诊断提前的时间亦将较短，通过早期诊断、早期治疗改善疾病预后的效果将减小，筛检的效益也将降低。

以上原则应根据不同情况来考虑，有时不完全满足于上述各项要求，应权衡利弊得失。筛检计划应是一个连续的过程，还应进行定期检查。

3. 筛检方法与技术　根据筛检对象的范围、筛检项目的数量、筛检的目的分类。

（1）根据筛检对象的范围

①整群筛检（mass screening）：是指对一个地区的整个人群进行筛检，将患某病可能性较大的个体筛检出来。

②选择性筛检（selective screening）：是在某范围内重点选择高危人群或具某种特征的人群进行筛检，选择性筛检一般能取得较大的效益。如对 40 岁以上直系亲属家族糖尿病史的人进行血糖检查以早期发现糖尿病等。

（2）根据筛检项目的数量

①单项筛检（single screening）：是用一种筛检方法，仅检查某一种疾病，如用宫颈涂片方法对 30 岁以上有性行为的妇女检查宫颈癌等。

②多项筛检（multiple screening）：是指同时采用多种筛检方法筛检多种疾病，如对某人群同时采用测血压、胸透、查血尿常规等进行健康体检筛检出高血压、肺结核、糖尿病、泌尿系疾病等可疑患者，然后再进一步检查以明确诊断。

(3) 根据筛检的目的

①疾病可疑者（临床前期患者）筛检。

②疾病高危个体筛检。

4. 筛检的实施

(1) 高危人群的选择：开展疾病的筛检，首先应正确选择筛检的对象。一般可根据年龄、性别以及与疾病相关的危险因素来确定高危人群作为筛检对象，以获得较高的灵敏度和阳性预测值。选择高危人群要有一定的标准，这些标准可以来自危险因素的调查或某一客观检查结果或某些标志物、基因特征，然后对这些结果进行优化组合，再对一定的人群进行实地考核或数学模型分析确定后应用。

(2) 筛检的宣传教育和群众动员：筛检对象确定后，必须进行广泛的群众宣传教育和动员，宣传筛检的作用、意义和方法，争取受检对象最大限度地参加筛检。将筛检结果及时地反馈给受检者，以及将筛检的总结在适当的时候告诉给群众也是动员群众的好办法。

(3) 筛检的记录和数据库的建立：在实施过程中必须做好记录和建立数据库。根据一定的标准确定合适的受检对象后，按期发出通知，定期进行检查，筛检出的结果及时输入计算机保存，以便定期随访。

筛检的记录随筛检疾病的种类不同和所需的研究问题而异。但一般应包括姓名、性别、出生年月、居住地、职业工种和工作地点、疾病的既往史和家族史、与筛检疾病有关联的疾病和危险因素等。另外，还应包括与筛检有关的资料，如筛检的时间、地点、单位，筛检的部位、方法和结果等。

(4) 筛检的质量控制和效果考核：筛检之前首先要对参加筛检的工作人员进行培训，讲清筛检的目的和任务，统一筛检标准和分工。筛检过程中应抽查筛检的标本，考核检验方法的可靠性，同时通过标准化实验室的质量控制考核检验方法的准确性。筛检效果的考核包括查出临床前期的病例数、筛检的总费用、每发现一例的费用。查出病例中早期诊断和早期治疗的比例；筛检后是否降低了病死率？减少了多少并发症？是否改善了患者的生存质量？等等。

5. 筛检结果的处理

(1) 应及时将筛检结果向被筛检对象反馈：对异常筛检结果应做出必要的解释、咨询和健康教育，并做出综合性的医学评价，以免被筛检对象误解而加重心理负担或因未能及时采取应有的措施而延误了诊断和及时治疗。

(2) 对异常筛检结果应做出可能需要的进一步诊断性检查的建议以便做出明确的早期诊断或排除假阳性结果：对待筛检结果的判定，要结合可疑的病史和临床体征等线索进行全面分析，避免仅凭个别筛检结果，轻率地做出片面的肯定或否定的“诊断”。在向患者提供最佳的进一步诊断性检查项目的建议时，要在详细采集病史和围绕病史提供的诊断方向全面体格检查的基础上，考虑到其他可能伴随的疾病，分清主次、循序渐进，提供针对性和特异性较强的项目进行确诊检查，做到有的放矢，避免不必要的检查。更应避免“病史问两句，查体写两行，化验单一大排，高昂的特殊检测项目挨个来”的片面做法，以免给患者增加精神和经济负担。

（3）提出初步的防治方案和随访要求：由于疾病是一个渐进性的动态过程，根据特异性较强的筛检结果，在不伤害患者健康的前提下，提出初步的防治方案后，还应恰当地安排随访，以便发现新的早期症状、体征或并发症，并可修正和证实治疗的合理性。

（4）必要时应请上级医疗机构进行进一步的检查、诊断和治疗：当遇到疑难病例时，应邀请有关专家会诊，在听取专家咨询建议后再做出诊断、治疗或进一步检查的建议或转诊至上级医疗机构进一步的检查、诊断和治疗。

6. 筛检方法的评价　筛检的目的主要是早期发现患者或高危个体，以便及早采取相应的医疗保健措施。因此，无论是筛检疾病的可疑者（临床前期患者），还是筛检疾病的高危个体，选用的检测方法应从可行性、科学性和社会经济效益三方面进行考虑和评价。

（1）可行性的评价：筛检方法和技术应简便、快速、易行、价格低廉，易为群众接受，即在经济上群众负担得起，在安全性上是无创伤、无肉体和精神痛苦，因筛检对象多数是无病的健康人。

（2）科学性的评价：筛检方法应在保证可行性的前提下，尽可能提高其科学性。评价其科学性的标准为真实性和可靠性。

①真实性（validity）：即准确性（accuracy）或信度，是指测量值与实际值符合的程度，是指将患者和正常人正确区分开的能力。评价真实性的指标主要如下。

灵敏度（sensitivity）：又称敏感度或真阳性率，指一项筛检方法能将真正有病的人正确地判定为患者的能力。筛检试验的灵敏度越高，将患者误诊为健康者（假阴性）的概率就越小（表 9-1）。

表 9-1　评价筛检试验结果真实性的评价模式表

筛检结果	有病	无病	合计
阳性	真阳性（a）	假阳性（b）	总阳性人数（a + b）
阴性	假阴性（c）	真阴性（d）	总阴性人数（c + d）
合计	患者总数（a + c）	正常人总数（b + d）	受检总人数（a + b + c + d）

$$\text{灵敏度} = a/(a + c) \times 100\%$$

特异度（specificity）：又称真阴性率，指一项筛检方法能将实际无病的人正确地判定为非患者的能力。筛检试验的特异度越高，将健康者误诊为患者（假阳性）的概率就越小。

$$\text{特异度} = d/(b + d) \times 100\%$$

假阴性率：又称漏诊率，是指实际有病者而被判定为非病者的百分率。

$$\text{假阴性率} = c/(a + c) \times 100\% = 1 - \text{灵敏度}$$

假阳性率：又称误诊率，是指实际无病者而被判定为有病的百分率。

$$\text{假阳性率} = b/(b + d) \times 100\% = 1 - \text{特异度}$$

约登指数（Youden’sindex）：又称正确指数，是综合评价真实性的指标，表示筛检方法发现真正的患者与非患者总的能力。约登指数愈大，其真实性亦愈大。

约登指数 = 灵敏度 + 特异度 − 1

理想化的筛检方法，其灵敏度、特异度和正确指数均应接近100%，而假阴性率和假阳性率为0。但实际工作中，因受筛检实施可行性的影响，所选的筛检方法，很难均达到上述理想化的要求，且经常表现为灵敏度高者则特异度低的现象。一般可先用简便易行但特异性较差的方法进行初选，然后用灵敏度和特异度均较高的方法进一步确诊。

②可靠性：又称重复性（repeatability）或精密度（precision）或效度，是指某一筛检方法在完全相同的条件下，重复进行某项试验时获得相同结果的稳定程度或一致性。这是一项评价筛检试验误差的指标。评价可靠性的指标如下。

变异系数：当某筛检试验是做定量测定时，可用变异系数来表示可靠性。变异系数越小，可靠性越好。一般生物样品测定值的变异系数应小于10%。

变异系数 = 样本标准差 / 样本均数 ×100%

符合率：又称准确性、重复性，当某筛检试验是做定性测定时，可用符合率来表示。指筛检试验判定的结果与金标准（规范标准）诊断的结果两者相同的百分比。符合率高的筛检试验其灵敏度和特异度之和较高，假阴性和假阳性之和最小。

$$符合率 = (a + d) / (a + b + c + d) \times 100\%$$

（3）筛检效果的评价：筛检试验是否切实可行，必须事先考虑其应用效益，评价筛检效果的指标可分为生物学效果和社会经济效益两类指标。

①筛检的生物学效果评价：筛检对被筛检的个体来说，有可能早期发现自己已患该病，以便及早治疗，并可能被治愈或延长生存期；及早发现自己已出现患该病的高危状态，以便及早消除高危状态，减少发病机会。用筛检人群与未筛检人群的病死率及生存率的差别评价筛检的生物学效果。新发现的病例数量，如果早期发现患者所获得的效果一定，则新发现病例的数量将与试验的效果成正相关。新发现的病例数量除与试验的灵敏度有关外，还直接受所筛检疾病的患病率高低的影响，而患病率高低又受到发病率、平均病程及两次筛检的间隔时间长短的影响。因此，要尽量将试验用于患病率高的人群。从效果的角度考虑，两次筛检的间隔时间不能太短。早期发现病例对预后的改善程度，筛检的目的之一是早期发现病例，以便早期治疗，提高治愈率，节省医疗费用。一项筛检试验若能显著改善疾病预后，降低发病率、病死率、合并症发生率、提高生存率、减少医疗费用，则其生物学效果、社会效益和经济效益都将同步增长。

②筛检的社会经济效益评价：筛检方法的选择以及筛检结果的判断与解释应十分慎重，如筛检方法选择不当常会带来一系列社会问题，并造成卫生资源的浪费。此外，在向被筛检对象解释结果时，应注意筛检结果不等于临床诊断，只能根据阳性预测值和阴性预测值，告诉受检者有多大的可能性是这种病或不是这种病，并要特别注意筛检结果常存在一定的假阳性率或假阴性率。一名健康人被误判为患者，常会产生很大的精神压力，并可能给家庭或社会带来一定的有害影响。相反，一名原本是患有某种预后极差的疾病患者，被错判为无病，以至错过治疗时机而导致死亡或致残时，也会

给社会或家庭带来损失。

预测值（predictivevalue）：又称诊断价值，它表示试验结果的实际临床意义。根据筛检结果的不同，预测值可分为阳性预测值和阴性预测值。

阳性预测值：是指筛检结果为阳性者真正患有该病的可能性。

$$阳性预测值 = a/(a+b) \times 100\%$$

阴性预测值：是指筛检结果为阴性者真正没有患该病的可能性。

$$阴性预测值 = d/(c+d) \times 100\%$$

但预测值受患病率等高低的影响，一个灵敏度和特异度一定的筛检试验方法，当用于患病率不同的人群时，其阳性预测值和阴性预测值均不同。当患病率升高时，阳性预测值升高，阴性预测值下降；反之，当患病率很低时，即使一个试验的灵敏度和特异度均很高，仍会出现许多假阳性，使阳性预测值降低。因此，临床医师在判断一张化验单的阳性结果的临床价值时，必须事先考虑被检人群的患病率高低，才能做出正确评价。同样的试验在基层门诊部和在高级专科医院应用时，其阳性预测值也有很大差别。

筛检的社会经济效益评价：筛检试验常在较大的人群开展，需要投入较大的人力、物力和经费。对试验效益的定量评价最终有赖于成本 - 效益分析或成本 - 效果分析。成本包括试验所花费的全部费用；效益是指通过筛检或诊断所取得的经济效益，如经过筛检早期发现患者所节约的医疗费用，正确诊断后因避免误治而节约的医疗费用等；效果是指通过筛检或诊断试验所取得的社会效益，如延长了寿命，提高了生命质量等。因此，一项好的筛检计划，要求发现和确诊的患者要多，而投入的卫生资源要少。只有当试验花费的少量成本，能取得大于成本的效益或显著的社会效果时，试验才是值得的。评价筛检效果经济效益的分析方法有三种：成本效果分析、成本效益分析、成本效用分析。

7. *提高筛检试验效率的方法*　除了选择灵敏度和特异度较高的筛检方法以提高其真实性外，还可通过下列措施提高筛检试验的效率。

（1）优化试验方法

①尽可能选用客观的筛检指标，少用主观或半客观指标。主观指标容易受被筛检者的情绪、对身体的关心程度、自身的体质及年龄、性别等因素的影响，一般不应作为主要的诊断或筛检指标。半客观指标虽较纯主观指标客观些，但由于也是凭检查者主观判断的，没有客观标准，不同检查者之间常出现不同的判断结果。而客观指标是用仪器或实验方法进行测量的，测定结果较可靠。

②对计量指标应选择合适的区分正常与异常的分界值，使筛检试验的真实性达到最佳状态。

③对选定的指标在测量前，应对方法、步骤和测量条件等进行标准化，以减少误差、假阴性和假阳性的发生率。

（2）联合试验：是指同时应用两种或两种以上的筛检试验方法来筛检或诊断疾病。通过联合试验，可依据试验者的目的，有效地、选择性地提高筛检试验的真实性。根据判断试验结果方法的不同，联合试验又可分为并联、串联试验。

①并联试验（paraleltest）：指同时进行多项筛检试验，只要其中有一项结果阳性，即

判断为阳性的试验方法。并联试验可提高试验的灵敏度和阴性预测值，减少漏诊率；但误诊率增加，特异度和阳性预测值下降。

②串联试验（serial test）：指依次进行多项筛检试验，只有全部结果均为阳性时才判断为阳性，而只要其中有一项结果为阴性，即判断为阴性的试验方法。一般先采用简单、安全的筛检试验，当出现阳性结果时，再进行较复杂的试验。串联试验可提高试验的特异度和阳性预测值，减少误诊率；但漏诊率增加，灵敏度和阴性预测值下降。

（3）减少筛检误差的其他措施

①尽可能减少参加筛检工作人员的数量，并于正式筛检前先对筛检者进行系统培训，统一操作方法、步骤和判读标准，修正相互之间的误差，或采取流水作业的方式，每个筛检者仅操作其中的一部分内容，以保持稳定性。

②当筛检结果出现疑问时，应相互讨论，或请教有丰富经验的筛检者进行裁定。

③明确界定合适的被筛检人群，把握最佳筛检时间和状态。

④使用相同的筛检方法或检测工具，否则应先用相同的被检人对误差进行校正。

⑤注意所用筛选指标的灵敏性、特异性和临床预测价值，一般可先用简便易行但特异性较差的方法进行初选，然后用灵敏度和特异性均较高的方法进一步确诊。

四、免疫接种

1. *免疫预防*　是将抗原或抗体等生物制品通过适当的途径和方法接种输入到人体内，使机体产生特异性的免疫力（细胞或体液免疫），以提高人群免疫水平，预防传染病的发生和流行。从免疫预防角度而言，人类的传染病可分为能用疫苗预防的和暂时不能用疫苗预防的两类。

2. *免疫预防的种类*

（1）人工自动免疫：是指将免疫原性物质（减毒活疫苗、灭活疫苗或类毒素等）接种到体内，使机体产生特异性免疫力。其免疫力一般在接种后 1 ～ 4 周产生，维持时间一般较长，可达数月至数年。灭活疫苗和类毒素必须经多次接种才能获得较好的免疫效果，但灭活疫苗易于保存，且保存的时间也较长（一般可保存 1 年左右）；缺点是需多次较大剂量注射，局部和全身反应比较明显。

接种减毒活疫苗后，在人体内仍有一定的生长和繁殖能力，机体类似发生了一次轻度感染或隐匿感染，故仅接种一次就可产生满意的免疫应答。因此，减毒活疫苗一般只需注射 1 次，用量较小，且持续时间较长甚至终身；缺点是需冷冻小心保存以免细菌或病毒死亡，而使疫苗失去活性；而且当人体的免疫功能低下，疫苗毒性相对升高或注射剂量过大时，可能会引起接种者产生严重感染。

（2）人工被动免疫：是指将含有特异性抗体的免疫血清或其制剂（免疫球蛋白、淋巴因子等）注入人体内，使机体立即获得相应的免疫力。但被动免疫保护的时间较短，一般仅维持 2 ～ 3 周，主要用于接触者紧急预防。

（3）被动自动免疫：是指先进行被动免疫，保护易感者不发病，随后或同时再进行自动免疫，使其获得持久的免疫力。主要在应急情况下（如有疫情时）用于保护易感人群（一般是婴幼儿或年老体弱者）的一种免疫方法，兼有被动免疫和自动免疫的优点。如白喉流行时，先给接触过白喉传染源的易感者注射白喉抗毒素，使他立即获得被动免疫的保护；同时再接种精制白喉类毒素，刺激机体产生特异性抗体而得到自动免疫的保护。

3. *计划免疫*　计划免疫是根据传染病的疫情监测结果和人群免疫水平的分析，按照科学的免疫程序，有计划地使用疫苗，对特定人群进行预防接种，达到预防、控制并最终消灭相应传染病的目的。自从英国医师 Jenner 于 1796 年发明了种痘预防天花以来，计划免疫接种作为控制传染病最经济，最有效和最被普遍接受的方法，已在全球范围内被广泛应用。我国计划免疫接种主要内容为“四苗防六病”，即对 7 岁以下儿童进行卡介苗、脊髓灰质炎糖丸疫苗、百白破混合制剂和麻疹疫苗的基础免疫和以后适时的加强免疫，使儿童获得对结核、麻疹、脊髓灰质炎、百日咳、白喉和破伤风的免疫。目前我国已将乙型肝炎疫苗的接种纳入计划免疫管理。有些地区把流行性乙型脑炎、流行性脑脊髓膜炎的免疫接种纳入计划免疫范畴。随着计划免疫工作的开展，凡用疫苗可以预防的传染病今后必将逐步列入计划免疫工作范围。

4. *扩大免疫规划*　是 1974 年在第 27 届世界卫生大会上提出的。自 1979 年 10 月 26 日 WHO 宣布天花被消灭后，EPI 的主要目标是 1990 年前使全球所有儿童都能接种卡介苗、脊髓灰质炎糖丸、百白破混合制剂和麻疹四种疫苗。我国儿童基础免疫的内容与 EPI 完全一致。

5. *免疫接种的组织与实施*　为了保证儿童及时得到接种，城市应在儿童出生后 1 个月内建卡；农村应在儿童出生后 2 个月内建卡；流动人口寄居 3 个月以上的儿童也应及时建卡。由于疫苗一般有怕光、怕热的特点，上述因素可使蛋白质变性、多糖降解和微生物灭活而影响疫苗的活性。因此，疫苗必须在冷藏条件下妥善保存和运输，才能保证其效价。

（1）程序制订：科学的免疫程序是计划免疫工作的一项重要工作。免疫程序包括两个方面：一是指需要接种疫苗的种类，以及接种的先后顺序和要求；二是指某种疫苗的初次免疫月（年）龄、针次间隔和加强免疫的时间。免疫程序是根据疫苗的生物学特性和免疫效果、相应传染病的流行情况，以及对公众的危害程度和国家或地方对传染病控制规划等因素综合考虑后制定的。

①初次免疫的起始月龄：产生理想的免疫应答和受传染病威胁的起始月龄是免疫起始月龄确定时首先要考虑的两个因素。月龄过小，婴儿免疫功能形成不完善，影响免疫应答因而一般不应过早对婴儿接种活疫苗。但是，推迟接种月龄，虽可得到较高的抗体阳转率，但势必增加了部分婴儿暴露于某些传染病的危险。一般是取发病风险不太高，而对疫苗又能产生较为充分免疫应答能力的最低月（年）龄为初始免疫月（年）龄。如我国麻疹接种初始月龄为 8 月龄。

②接种剂量：合适的接种剂量不但直接影响免疫反应，同时也影响免疫效果（表 9-2）。剂量过大，由于抗原的剂量超过机体免疫反应的能力，会使机体产生免疫麻痹，不但影响免疫效果，还会因剂量过大加重免疫反应的临床过程。剂量过小，不足以刺激机体免疫系统产生免疫应答，造成免疫失败。

③接种次数：灭活疫苗1次接种，抗体水平低，维持时间短。因而常需要接种2～3次才能获取较为巩固的免疫力。活疫苗相当于1次轻微感染，有的活疫苗1次免疫就可产生理想的免疫应答。

④接种间隔：接种2次或3次同种疫苗，每次接种之间必须间隔一定时间。两针之间间隔时间长，产生免疫应答反应比间隔时间短为好，特别是含有吸附剂的疫苗。过长的时间间隔虽然能产生较好的免疫应答，但推迟了产生保护性抗体的时间性，增加了暴露于传染病的风险。所以儿童“四苗”的接种应尽量在1岁内完成（表9-2）。

表9-2　我国计划免疫正确的接种剂量和部位

疫苗	剂量	接种部位和途径
卡介苗	0.1ml	上臂三角肌中部皮内注射
麻疹疫苗	0.2ml	上臂三角肌下缘皮下注射
百白破	0.5ml	上臂三角肌或臀部外上1/4处肌内注射
脊灰疫苗	1粒*	口服
乙肝疫苗	1.0ml	上臂三角肌肌内注射
白破二联	0.5ml	上臂三角肌肌内注射
破伤风类毒素	0.5ml	上臂三角肌肌内注射

注：*液体疫苗为2滴/人份

⑤加强免疫：基础免疫完成后，在适当时间加强免疫，以刺激机体免疫应答并维持较高的抗体水平。

（2）儿童免疫程序：是指儿童基础免疫所需疫苗的种类，以及接种的先后次序和要求。1986年，我国卫生部颁布的儿童基础免疫程序中规定的疫苗有卡介苗（BCG）、口服脊髓灰质炎活疫苗（OPV）、百白破混合制剂（DPT）、麻疹疫苗（MV）。要求婴儿在12月龄内完成基础免疫，并在适当时候进行免疫强化。1992年，卫生部决定将乙型肝炎（HBV）疫苗纳入计划免疫管理，绝大多数城市已将HBV作为新生儿常规接种。

（3）成人与特殊人群免疫程序：儿童计划免疫的成功实施，使相应的传染病在儿童中的发病率大幅度减少，而这类传染病在成人中增多已成为一个公共卫生问题。为此成人免疫在一些国家逐渐受到重视。我国目前尚未正式颁布成年人免疫程序，但北京、上海等地已开始对新入学的大学生接种有关疫苗。对某些特殊职业或特殊健康状态的成年人除按年龄常规接种外，还应考虑给予接种相应的疫苗，如对医务工作者和接受血液透析治疗者接种乙型肝炎疫苗，对畜牧人员、兽医、野外工作人员等接种布鲁菌病、炭疽以及抗狂犬病疫苗等。

6. 预防接种反应　疫苗安全性是保证计划免疫规划得以成功的重要条件。目前使用的疫苗在出厂前均经国家生物制品鉴定机构进行过严格鉴定，合格产品才能出厂。但大规模的接种中，难免有极少数人在接种后出现不同程度的反应，甚至异常反应。

（1）一般反应：是由生物制品本身固有特性导致机体出现的一过性的生理功能障碍。主要表现为局部炎性反应（如接种部位的红、肿、热、痛等）和体温升高等全身反应，一般持续 1 ～ 2d 可自行消失，不需要任何处理；较重的全身反应可对症治疗。如果接种人群中强反应所占比例超过 5%，则应暂停使用该批疫苗，同时报请上级卫生机构处理。

（2）异常反应：是指接种疫苗后发生的与一般反应性质和临床表现不同，并需要进行医疗处置的严重反应，如晕厥、过敏性休克、变态反应性脑脊髓膜炎、过敏性皮疹、无菌性脓疡、血清病、血管神经性水肿等。异常反应发生的概率极低，但如遇到异常反应时应及时抢救，同时注意收集有关情况进行分析，并向上级卫生机构报告。

（3）偶合其他疾病：指接种对象所患疾病的出现时间与预防接种时间巧合，而被误认为是接种反应。应注意鉴别诊断。

（4）接种事故：常因疫苗质量不良、消毒及无菌操作不严或接种技术（部位、剂量、途径等）错误等引起。

7. 计划免疫禁忌证　由于患有严重疾病的儿童，接种疫苗可能出现不利的后果，WHO 规定下列情况作为常规免疫禁忌证。

（1）免疫异常者：免疫缺陷、恶性疾病（如恶性肿瘤、白血病、淋巴瘤等），以及应用皮质类固醇、烷化剂、抗代谢药物、放射治疗而免疫功能被抑制者，不能使用活疫苗；活疫苗不应用于孕妇。HIV 阳性者可接种活病毒疫苗，如麻疹活疫苗，因为儿童患麻疹的危险性高于疫苗所致的危险。对有症状的 HIV 感染者不应接种卡介苗。

（2）急性疾病：接种时接种对象正患有发热或明显全身不适的急性病时，应推迟接种。因为发热时接种疫苗可加重原有的发热疾病，也有可能把发热等疾病的临床表现当作疫苗的反应，而影响以后的免疫接种。

（3）既往接种疫苗有严重不良反应：需要连续接种的疫苗（如 DPT），如果前 1 次接种后出现严重反应，如变态反应、虚脱、休克、脑炎或出现惊厥等，则不应继续接种。

（4）神经系统疾病患儿：对有进行性神经系统疾病的患儿，如未控制的癫痫、婴儿痉挛和进行性脑病，不应接种含有百日咳的疫苗。

WHO 一直强调 EPI 疫苗（儿童“四苗”基础免疫）不应有很多禁忌证，真正疫苗的禁忌证极少，而有禁忌证个体则更少。常规使用疫苗所获效益大多高于异常反应的危险性。WHO 认为下述情况不应作为疫苗接种的禁忌证：轻微疾病（如体温低于 38.5℃的上呼吸道感染或腹泻）；非严重变态反应、哮喘；惊厥家族史；用抗生素、低剂量皮质类固醇或局部作用的（如外用或吸入）类固醇治疗；皮肤病、湿疹或局部皮肤感染；慢性心、肺、肾或肝脏疾病；稳定的神经系统疾病（如大脑瘫痪）；出生后黄疸史；哺乳婴儿、早产儿和低体重儿；营养不良；母亲妊娠；以前有百日咳、麻疹、流行性腮腺炎史或风疹史；疾病的潜伏期等。

8. 预防接种效果评价

（1）免疫学效果：主要通过测定疫苗接种后人群抗体的阳转率、抗体几何平均滴度和抗体持续时间来评价疫苗的免疫学效果。

(2) 流行病学效果：由于有时抗体的滴度与实标保护效果不平行，在实际工作中还要对疫苗的流行病学效果进行评价，即通过现场流行病学实验的方法进行评价。主要评价指标为保护率和效果指数。其计算公式为：

疫苗保护率（%）=（对照组发病率－接种组发病率）/ 对照组发病率 ×100%

疫苗效果指数＝对照组发病率 / 接种组发病率

第二节　健康管理

健康管理是指一种对个人或人群的健康危险因素进行全面管理的过程。健康危险因素是指机体内外存在的使疾病发生和死亡概率增加的诱发因素，包括个人特征、环境因素、生理参数、症状或亚临床疾病状态等。个人特征包括不良的行为（如吸烟、酗酒、运动不足、膳食不平衡、吸毒、迷信、破坏生物节律等）、疾病家族史、职业等；环境因素包括暴露于不良的生活环境和生产环境因素等；生理参数包括有关实验室检查结果（如血脂紊乱）、体型测量（如超重）和其他资料（如心电图异常）等。

健康管理的宗旨是调动个人及集体的积极性，有效地利用有限的资源来达到最大的健康改善效果。作为一种服务，其具体做法是根据个人的健康状况进行评价和为个人提供有针对性的健康指导，使他们采取行动来改善健康。目前，健康管理主要的应用范畴是慢性病的防治与管理。

一、现代健康观

实现“人人享有卫生保健”是全球的共同理想和目标。我国宪法明确规定，维护全体公民的健康和提高各族人民的健康水平，是社会主义建设的重要任务之一。亘古至今，任何时代和民族无不把健康视为人生的第一需要。然而什么是健康，如何正确理解健康的内涵，这是一个关键问题。由于人们所处时代、环境和条件的不同，对健康的认识也不尽相同。

1. *传统的生物医学模式指导下的健康概念*　健康就是没有疾病。机械地视健康和疾病为单因单果关系无疑是不全面、不确切的。

2. *WHO 在会员国共同认可的《世界卫生组织法》以及宪章上的健康概念*　“健康不仅是没有疾病或虚弱状态，而且应该是身心健全完满和具有良好的社会适应能力。”并指出“健康是基本人权，达到尽可能的健康水平，是世界范围内一项重要的社会性目标”。可见，健康是人类的一项基本需求和权利，也是社会进步的重要标志和潜在动力，要求人们重视健康的价值，树立“人人为健康，健康为人人”的正确概念。应该把健康问题看作是全社会、全民的事业，看作是“人类生存和发展的基本要素”。健康问题绝不可能单纯由卫生部门承诺，而必须得到全社会的支持，所有部门都要把自已的工作和人民的健康联系起来，努力维护和增进人民的健康，促进社会发展。每个人不仅要对自己的健康承担责任，而且还要对他人，对社会承担责任，这不仅是一个道德问题，也是精神文明建设的重要问题。

健康包括四个方面：躯体健康、心理健康、社会适应良好、道德健康。即理想的健康状况不仅仅是免于疾病的困扰，还要充满活力，与他人维持良好的社会关系，处于完全健全、美好的状态。

健康概念的变化给我们的启迪：①健康是动态的概念；②健康关注的应当是一个完整的个体，不仅是生物人，而且是具有复杂心理、行为过程的社会人；③健康的评价和健康的影响因素需要从生物学、心理学、社会学等多重层面加以衡量和探索，使得健康的涉及面从个体扩大为群体；④既然影响健康的因素是多方面的，那么促进健康的对策也应是全方位、多途径的。

二、医学健康目的

1. 传统医学健康　具有很大的局限性，不切合实际，一味追求“消灭疾病”“战胜死亡”，导致不适当地把主要的卫生资源及主要力量用于疾病的治疗和阻止死亡方面，而对于疾病的预防和健康的促进方面重视不够。忽视了对生命质量的追求和不能正确对待死亡，过分强调生命神圣论观念，误认为活着就是目的。在对健康与疾病应采取的措施上片面化，忽视了对人的关心和照料，在心理服务方面软弱无力。

2. 现代医学目的　WHO 在对传统医学目的重新审视后，提出了现代医学的四个目的。

(1) 预防疾病和损伤、促进和维持健康：预防疾病和损伤是医学的基本目的。“预防为主”是我国卫生工作的基本方针。预防的主要措施是改变人们的不良行为，如吸烟、酗酒、热量过剩、运动不足等。促进和维持健康是对传统医学目的的发展，同时对现代医学目的提出更高要求。

(2) 解除由病灾引起的疼痛及疾苦：目前尚未引起足够重视的是，部分患者（如晚期癌症）和临终患者痛苦的解除。“姑息照料医学”“临终关怀医疗”新兴的医疗领域，值得重视。

(3) 照料和治愈有病者、照料不能治愈者：只注重对有病者的“治愈”是传统医学目的的局限性之一，现在慢性病、退行性疾病越来越多，而且部分是难以达到“治愈”目的的，这就需要照料。“带病延年”已成为一种较普遍现象。因此，医学界要摆脱对“治愈”的压力，重视对患者的照料，加强患者的自我保健，发展社区保健，使多数慢性病、老年病患者得到较好的生命质量。

(4) 避免早衰和追求安详死亡：传统医学目的把死亡作为医学的最大敌人，不惜一切代价延长寿命。

现在许多国家已把“脑死亡”作为死亡标准，而我国现在还是以心脏停止搏动作为死亡标准。按目前的医疗技术，多数这样的患者可维持 2 ～ 3 年，如此维持在高干病房每天每人需要花费 3000 ～ 5000 元。一例脑死亡患者 3 年消耗的卫生资源，相当于 1 个贫困县所有老百姓的医疗费用。

避免早衰和追求安详死亡是对传统医学目的的最新突破、修正和发展。用昂贵的医疗费用来阻止生命质量极低的患者的死亡是没有意义的，也是不公正的。现代医学的目的，不能一味追求低生命质量的“延寿”，重要的是要使生命质量有所提高。

三、健康管理特点

1. 以研究为基础，以循证医学及现代信息学为手段。

2. 可定量地进行效果评价，包括疾病控制及费用降低两个方面。

3. 有一套规范的操作过程，为医师与个人交流提供了平台。

4. 能清楚地确定管理的目标人群，因而能有效地利用有限的资源。

四、服务过程

1. 首次访问注册、采集个人健康信息及医学检查、信息录入并提交。

2. 第二次访问解释“疾病危险性评价报告”，制订健康改善行动计划。

3. 跟踪医师与服务对象保持联系，促进健康处方及行动计划实施。

4. 随访（再次评价）再次采集健康信息，进入健康管理系统进行评价，得到各种报告，与上一次评价结果相互比较。

第三节 患者教育

患者教育的目的是为患者提供健康信息，使患者采取有益于健康行为，去除不良的行为和生活方式，加强遵医行为，预防疾病，促进健康。患者教育是预防医学的重要措施，是临床诊疗的不可缺少的环节。

一、概念

全科医师在日常医疗实践中对个别患者进行针对性教育的方式即为患者教育，它是健康教育的一种具体形式，是全科医师日常医疗实践的重要组成部分，也是全科医师与患者进行交流的一种重要方式。由于慢性病的个体差异很大，患者的生活背景和可用资源又千差万别，其疾病又常与各自独特的生活习惯和行为方式有关，健康教育方式方法也不尽相同，往往有不同的需要和要求。因此，全科医师很有必要在门诊医疗实践中根据个别患者的实际情况而采取特殊的健康教育措施。

二、方法

1. 面谈　评估患者需要和兴趣的基本技术，要从面谈这一最直接和基本的方式着手。通过面谈，评估患者生理的和情绪的需要，以及其他激发教育需求的因素。如果是住院患者，可查看患者的病历，以确定诊断和预后，直接决定提供他们所需要的健康教育。

2. 环境和宣传媒介　全科医疗诊所是患者教育的理想环境。无论是候诊还是看病、取药，一例患者至少要在诊所中待 30min 以上，此时其注意力多集中于自己或他人的健康问题。大部分医院门诊部或诊所都将自己的环境布置为健康教育的场所：在墙壁上有色彩鲜艳、内容风趣的壁报，在挂号处的柜台边有各种各样的免费通俗读物，在候诊室的一角有电视播放录像片——内容为一般性健康教育或讨论与当时当地有关的特定健康问题。这种宣传从两个渠道对患者起作用：一是利用患者候诊时的“无意注意”进行某种熏陶；二是为医师的针对性教育提供信息和教材。

三、时机、原则

1. 时机　患者教育的时机根据个体患者的具体情况而确定。每例患者都可能有不同的疾病、不同的背景、不同的经验、不同的程度，这些都会影响教育的方向。全科医师的应诊过程一般都包括有针对性的患者教育（紧急处理除外），特别是慢性病患者的长期监测和康复指导。在选择患者教育的时机时，至少要了解以下几点。

（1）患者对疾病的认识与观念。

（2）患者对教育的内容所能了解的程度。

（3）患者对疾病有利及不利的习惯及行为。

（4）患者想知道些什么。

（5）患者需要知道些什么。

（6）教育内容的优先顺序。

2. 原则　全科医师遵守以下原则，可以获得患者教育较好的效果，促进患者行为改变。

（1）建立良好医患关系：全科医师是帮助患者提供健康咨询的专家，但是掌握自己健康主动权的仍是患者本人。通过建立良好的医患关系，促进患者接受医师的建议而提高咨询的效果，帮助吸烟者、酗酒者、药物滥用者及缺少体育活动者接受咨询并付诸行动，让他们取得必要的知识和技能，才能有决心采取行动。

（2）向全体患者提供咨询：许多患者迫切需要了解健康知识，并不满足于医师仅仅提供药品和一些有限信息。全科医师对积极提问的患者常常给予更多的回答，但是沉默患者往往更加需要了解健康知识。全科医师应该做出巨大努力向自己的服务对象提供适合于他们年龄、性别、种族、社会经济和个人特征的健康教育。

（3）让患者了解行为与健康之间的关系：了解患者对行为危险因素与健康状况之间有什么认识与态度，不要认为患者都已经了解吸烟、营养不良、缺乏体育活动或其他的生活方式对健康有何影响。全科医师采用简明的语言阐述危险因素可能诱发的疾病，多种危险因素联合作用要比单个因素更容易诱发疾病。回答患者提出的各种问题，鼓励患者记下自己的危险因素，可以在下一次就诊时回答全科医师。知识是必要的，但始终是不够的，关键是要行动。

（4）和患者一起估计行为改变的障碍：估计行为改变存在的障碍，可以提高患者咨询的效果。因为患者不能严格遵照医嘱服药或改变生活方式与患者不了解下列三个因素有关。

①不执行医嘱的严重性。

②不遵守医嘱对疾病的易感性。

③执行医嘱可能取得的好处和花费代价，产生副作用与可能产生的危险因素的比较。患者在评价这三个方面的利弊后决定是否坚持或放弃执行医嘱。

其他障碍因素可能还有缺乏技术、资源、社会支持程度，全科医师应积极帮助患者有针对性地克服这些困难。

（5）取得患者对改变行为的承诺：这是患者咨询中的一个关键步骤，因为患者就医是为了治疗疾病，如果患者不认为自己的行为与自己的健康有关，就不可能下决心采取行动降低危险因素。

（6）患者参与选择改变危险因素：不强求患者“毕其功于一役”，同时采取多种行动，降低全部危险因素，全科医师应该和患者一起讨论，首先对一个最重要的危险因素采取行动，降低一个行为危险因素取得了成功，可以鼓励患者再对其他危险因素继续采取行动，如可从劝戒烟入手，进一步鼓励患者参加体育活动，改变饮食习惯，增强体质，提高健康水平。

（7）使用综合措施：咨询可以采取综合措施，除门诊咨询外，还有上课、电化教育、阅读参考材料等，在社区范围内采取多种教育方式要比单一方式的效果更好。根据个人情况灵活使用多种咨询方法，如有人喜欢听课，有人乐于接受个别指导，还有人则喜欢阅读材料接受卫生知识。最重要的是要保证各种途径所取得知识的准确性、连贯性和一致性，避免不同途径来源的知识互相矛盾，使患者无所适从。

（8）设计改变行为的计划：教育患者重要的是促进患者行动来改变行为生活方式，而不仅局限于让患者知道些什么。告诉患者采取何种行动、什么方法改变行为生活方式，以及会遇到什么困难，如何克服、取得成功的可能性等。如果患者过去曾经有过失败的尝试，应询问从失败中取得的教训。全科医师和患者在短时间内对于改变行为生活方式要有一致的观点，特别注意患者的文化程度和信念将对行动的结果产生重要影响。还可以帮助患者制订行动计划，提供指导材料。全科医师要始终如一支持患者采取行动的决心，密切医患关系，增强患者自信心，促使患者做出努力来降低危险因素。

（9）通过随访监督患者的进展：一旦确定了改变危险因素的策略后，即应通过预约门诊或电话询问了解患者情况，实现的目标和取得的进展。如果患者并没有执行医嘱而停止行动，应及时了解其原因，并帮助解决，必要时也可与患者商量适当地修改实施计划，以适应实际情况，一个高不可攀的计划往往不如采用一个低标准而实用的计划。采取的策略包括争取社区的帮助、家庭支持、周围邻居的鼓励等，这些都有助于患者增强行动的信心。

（10）全体医务人员共同努力：全科医师能依靠集体力量，发动各级各类医疗卫生人员参与对患者的教育活动，护士、健康教育者和其他各种医疗卫生人员都有责任参与健康教育。在诊所里应陈列各种宣传材料，供患者自行选择阅读；改造诊疗疾病的环境气氛，有利于潜移默化使患者接受教育，进而着手行动来降低存在的危险因素。

全科医师自己的行为是无声的语言，可以对患者产生榜样的力量。如果全科医师自己存在这些不良习惯，就很难教育患者采用健康生活方式，如戒烟、参加体育活动、改变饮食习惯、减少饮酒量以及避免心理压抑。全科医师的言行不仅对患者起着示范作用，同时自己的行动也会对自己的健康产生重要影响。

第四节　患者遵医的概念与评价

患者的遵医行为指的是患者的行为符合医护人员对其在医疗或健康行为方面的指导。

遵医行为的好坏常是影响疗效和疾病转归的决定性因素，国外曾经有人指出："在一个有效治疗快速发展的时代，有 50% 的患者由于没有恰当地遵从医嘱而没有取得应有的全部效果。"有人对抗高血压治疗的患者进行研究发现，50%以上的患者在 1 年内退出治疗，剩下的 50% 患者中也仅有 66% 服了足量的药物，结果仅有 20% ~ 30%的高血压患者的血压得到了很好的控制。研究指出，只有当患者服药量达到应服药量的 80%以上时，患者的血压才开始下降。因此，遵医行为对患者的康复至关重要。

一、评价

遵医率是评价患者遵医行为的一个客观指标。一般来说，患者既然花费了时间、精力及金钱去求医，医师对他的疾病进行了诊断、提出了治疗方案、开出了处方，对药物用法、用量及注意事项（如药物的毒副作用、可能引起的反应和饮食禁忌等）做了明确的交代，患者就应该密切和医师合作，严格按医嘱进行治疗，积极地争取及早康复。不遵医的行为可以表现在许多方面，包括不按医师要求的用法、用量服药，擅自停药，不执行或不完全执行医师的治疗计划等。既然遵医行为与治疗效果和疾病的转归密切相关，而不遵医嘱的现象又普遍存在，作为一个医师就必须清楚导致患者不遵医行为的原因，促进患者的遵医行为，避免或减少不遵医行为的出现。

二、改善遵医行为的方法

1. 遵医行为的影响因素　美国医师 Jonas 和 Bauer 曾提出四个"M"：misunderstandings（误解）、motivation（动力）、medication（用药）、money（经济因素）作为对遵医行为影响因素的概括。现将此类研究结果归纳如下。

（1）患者知识（误解）：患者不理解慢性疾病需要长期服药或不理解某些感染需要联合使用抗生素，导致用药中断或用药不足。实际上，多数患者都希望得到有关自己疾病的知识（原因、治疗、预后等），不幸的是医师提供的信息在"质"与"量"方面都不令人满意。有调查表明，少于 50% 的患者觉得医师告诉过他"得了什么病"，约 25% 的患者觉得自己的问题获得了解释——这种感觉部分来自对医师常用的医学术语的困惑和误解。如果医师花费一些时间、使用通俗的语言来教育患者，使其真正懂得自己的疾病特点、用药目的、正确方式与持续时间，此类误解就会少得多。

（2）患者健康信念（动力）：根据"健康信念模式"可以解释，为什么在实施抗高血压治疗中，不遵医的患者那么多，高血压通常无症状，对患者的生命质量影响很小；其并发症一般出现在若干年后，所以被患者在心理上忽略不计。同样，也可以解释为什么烟民们不担心自己将会患肺癌。因此，医师需要帮助患者激发其遵守治疗计划的动机，其手段：①与患者共同讨论其健康信念问题；②共同设定短期目标，如通过维持服药和血压监测，让血压保持正常，而不是预防高血压的并发症；③制订副作用少的治疗和简单、方便的养生方法（如锻炼减肥或控制饮食等），与患者讨论药物种类的选择、剂量大小的摸索、劳累和情绪控制等问题，使其意识到自己在治疗计划中的重要作用。

（3）处方的特性（用药）：药物的剂量与副作用是两个经常影响遵医行为的因素。过于复杂、不方便或需要改变患者生活方式（如要求每天夜间22：00服药，而患者习惯于21：00入睡）的处方很难被患者接受。实验表明，对于遵医行为，每日服1～2次的药物剂量组明显高于每日服3～4次的剂量组；同时使用2～3种药物者，有25%的患者出错。因此，医师应避免开非必要的药物，如慢性病需要复杂的治疗方案，最好循序渐进，完成一个目标，再引进下一个目标。不少患者由于害怕药物的副作用而拒绝服药，对此类患者需要精确地说明药物对其的主要好处与副作用的实际发生频率，不使其因噎废食。为了让患者记住服药的时间，可将药物与其日常生活规律中的某些环节联系在一起，如选择在进食、睡眠之前或起床之后用药等；亦可建议使用特制的药盒（共分7栏，每栏4格，指导其每周末将下周用的各种药按格放好，然后每日按次服用），以便提醒患者按时按量用药。

(4) 经济因素和人际支持：患者的经济承受能力必须考虑，不仅药物，还包括看诊和实验室检查的花费是否太多？患者有无可能因无钱而不用或少用药、不看或少看病，这样他将会遭受多大其他方面的经济损失，在此情况下与患者一起算算账，使治疗方案达到符合成本-效益原则，患者了解这一点后，其遵医行为将会增强。对于慢性病的长期管理计划的落实来说，家庭和亲友提供的支持是最具影响力的：①表现在情绪上，家庭的健康信念是否与医师一致，能否鼓励、提醒、监督患者遵医；②在信息上，是否同意医师的处置方法，并能向患者提供相应的健康信息；③在人力、物力上，对患者就医或执行医嘱所需要的经费是否全力保证；④在生活方式或家庭环境改善上，能否配合医疗要求为患者的需要做出某种牺牲。

(5) 医患关系和健康照顾方式：医患之间的沟通和平等互动能够加强患者的参与意识和遵医行为。当医师关心和尊重患者，对其病情和进展提供清楚的资料，恳切地表达自己的同情心并期望患者与自己积极合作，以实现双方的共同目标时，患者就会有较好的合作行为；反之，若医师的兴趣仅仅在于获取疾病诊断的资料，对其他问题漠不关心，对患者的问题没有相应的反馈，患者就会产生反感以致不遵医。同样，医疗机构和医疗过程如能向患者提供更多的支持，并让患者感受到整个医疗环境对他们康复的深切期待，也会有利于患者的合作。这体现在诊所环境的布局与布置是否科学并富有人情味，患者就医整个过程的方便与否、各类医护人员的工作态度和言行举止是否得体、药物的配方剂型是否便于使用等一系列问题上，也包括一些方便患者的医疗、咨询、健康指导项目能否经常化地向患者提供等。中国香港地区有的诊所使用计算机配合发药：当司药将处方输入计算机时，患者所用药物的剂量、用法、可能的副作用和注意事项等就自动打印出来，贴在药袋上。这种小小的改革无疑将有利于患者的遵医行为。

2. *改善遵医行为的方法*　我们知道遵医行为在治疗中的重要作用，也分析了导致不遵医行为的原因，就应该设法提高患者的遵医率。从上述原因来看，虽然患者自身的影响因素不可忽视，但更重要的是应该从医疗保健机构和医务工作者的教育上来着手提高遵医率。

(1) 医务人员应该改变传统的观念，看患病的患者而不仅仅是看病。将患者看作人，看作有心理活动、生活在社会环境中的人，充分了解他们的看法，在尊重他们意愿的基础上给予耐心的解释。改善医患关系，在治疗措施上由患者被动顺从改为医患共同参与、相互合作，这对提高某些长期用药的慢性病患者的遵医行为尤其重要。另外，从各个方面提高医护人员的业务素质和医德修养，增加患者对他们的满意程度，也有利于遵医率的提高。

（2）高度重视患者在执行医嘱方面的偏差，采取必要的方法和手段加深对医嘱的理解和记忆，提高他们执行医嘱的能力。①要提高患者的注意力，明确告诉他们医嘱的内容和严格执行的重要性以及不遵医嘱可能带来的危险后果；②医嘱内容要尽量简单明了，通俗易懂，少用专业术语；③尽量使医嘱内容具体化，把药物名称、作用、服药次数详细地告诉患者；④可以让患者复述医嘱的内容。

（3）医师开处方时要注意主次分明，尽量使用疗效显著、副作用小、容易服用的药物，少开辅助性的一般药物，避免患者服错药或省略服药等不遵医行为的发生。

第10章

全科医疗中的健康档案

第一节　建立健康档案的意义

健康档案是记录居民健康状况的系统性文件，包括个人健康问题记录、健康检查记录、各年龄阶段的保健记录，以及患者个人和家庭一般情况记录等。由于全科医学特有的学科特色，使得全科医疗中所使用的健康档案与其他专科医疗中的健康档案或病历记录有所不同，它除了对患者健康状况及诊疗情况进行记录外，还对患者的家庭、全科医师所服务社区的一般状况及影响健康的相关因素进行记录。

在我国，一般将全科医疗健康档案的内容分成三个部分，即个人健康档案（通常称为个人病历）、家庭健康档案、社区健康档案。在国外，全科医疗的健康档案，主要是指患者的病历记录，但其内容涵盖了患者家庭及其成员的基本资料。

建立健康档案的重要性，已经为广大医务界人士所认同。一个好的健康档案，会在医学的教学、服务、科学研究、医疗质量管理以及法律层面占有十分重要的地位。全科医师在其服务中建立健康档案，其意义主要在于：①全科医疗服务对象的健康问题具有未分化和多重性等特点，一个记录良好的健康档案，可以帮助医师掌握患者个体及其家庭的健康问题及与健康问题相关的背景资料，通过长期管理和照顾患者，医师有机会发现患者现存的健康危险因素和病患，有利于及时为患者及其家庭提供具体规范的预防保健服务；②通过全科医疗健康档案，全科医师可以了解疾病的自然史及评价自己诊治的正确性和效果，不断发展自我经验和学识；③完整而系统的健康档案可以作为医师继续教育的重要资源；④规范化的健康档案是评价全科医师服务质量和医疗技术水平的工具之一，同时，健康档案也是收集基层医疗信息的重要渠道；⑤全科医师利用健康档案可以掌握和利用社区与家庭资源。

第二节　健康档案的记录方式

传统的健康档案（病历记录）是以疾病或医师为导向的记录方式，而目前多采用以问题或患者为导向的记录方式。全科医疗健康档案就是采用了以问题或患者为导向的记录方式。本节将详细讨论以问题或患者为导向的病历记录方式。

一、以疾病或医师为导向的记录方式（disease/doctor oriented system，DOS）

以疾病或医师为导向的记录方式，是传统上最常用的医疗记录方式，这样的记录方式使得病历上所记录的资料是依不同的来源分开记录，造成针对某一个健康问题的资料比较分散，在实际工作中常暴露以下缺点。

1. 病历内容繁杂，不容易迅速掌握患者的病情。

2. 资料分散，不容易集中考虑和判断个别问题。

3. 无一定格式和规范，不同医师间难以相互理解其内容和思维方式，造成同行交流困难。

随着医学的进步和居民对医疗保健需求的不断增加，使得以往较简单的、以生物学问题诊断为主的诊疗思维系统，变得越来越复杂；患者的病情趋向多重性和复杂性，更显露出 以疾病或医师为导向的记录方式所存在的问题。因此，现今已由以问题或患者为导向的记录方式取代了原来的记录方式。

二、以问题或患者为导向的记录方式

以问题或患者为导向的记录方式是由 Weed 于 1969 年首先提出，由于用该记录方式所收集的资料具有简明、条理清楚、重点突出、便于统计和同行间交流等优点，在美国引起了同行的关注和推崇，之后在美国家庭医学住院医师培训中被广泛采用。目前，世界各地的基层医疗和大医院的病历记录广泛使用此种方式。在全科医疗中，它不仅用于个人健康档案，也用于家庭健康档案。

国内自 1986 年引入全科医学概念以来，逐步推行了以问题或患者为导向的病历记录方式，但就目前的实际情况看，仍存在着许多问题和不足。

以问题或患者为导向的记录方式的一般内容：包括患者的基础资料、问题目录、问题描述、病程流程表等项内容。其中问题目录和 SOAP 形式的问题描述是体现以问题为导向记录模式最主要的内容。以下就 POMR 的各项内容做进一步探讨。

1. *患者的基础资料*

（1）人口学资料：如年龄、性别、教育程度、职业、婚姻状况、种族、社会经济状况、家庭状况及家庭重大事件等。

（2）健康行为资料：如吸烟、酗酒、运动、饮食习惯、就医行为等。

（3）临床资料：如患者的主诉、过去史、家族史、个人史（药物过敏史、月经史、生育史等）、各种检查及结果以及心理精神评估资料等。

2. *问题目录*　所谓“问题”是指需要诊断或处理的任何健康问题、患者的任何不适或患者感受到会干扰其生活质量的事情。问题目录常制成表格的形式，将确认后的病症归为不同的问题，并给予编号，问题名称可以是确诊的某疾病的病名，也可以是某种症状、手术、社会或家庭问题、行为问题、异常的体征或化验检查结果等。当然，如果通过最后明确诊断后，应及时更正为确切的诊断名称。

问题目录通常置于健康档案的前面。设立问题目录的目的是为了便于全科医师或其他医师能在短时间内对病历进行快速有效的回顾，迅速知晓患者过去和现在的问题所在，掌握患者总体的健康情况，使医师在照顾患者时不仅要照顾患者某种特定的问题或疾病，而且要照顾患者整体的健康。

问题目录可以按照问题的性质分为主要问题目录、暂时性问题目录和长期用药清单；也有将问题目录分为慢性问题（病）和急性问题（病）两类。目前多采用前一种。

（1）主要问题目录（master problem list）：主要问题目录中所记录的问题一般指过去影响了、现在正在影响或将来还会影响个人健康的异常情况。内容包括已明确诊断的慢性生理或心理疾病、手术、社会或家庭问题、行为问题、异常的体征或化验检查结果、难以解释的症状或反常态度、健康危险因素等（表 10-1）。

（2）暂时性 / 自限性问题目录（temporary or self-limited problem list）：暂时性问题目录，一般指急性或短期问题；对暂时性问题的记录，可帮助全科医师及时发现可能的重要线索(表 10-2)。

表 10-1　主要问题目录范例

问题序号	诊断日期	问题名称	处理及结果	ICPC 编码*
1	2001.09.03	2 型糖尿病	饮食控制、运动指导、定期随访	T90
2	2003.12.10	丧偶		Z15
3				

注：* ICPC 是指基层医疗国际分类，本格内填写问题分类的编码

表 10-2　暂时性问题目录

序号	问题名称	发生日期	就诊日期	处理	现况及转归	ICPC 编码
1	普通感冒	2004.02.03	2004.02.04	休息，多饮水		R74
2						

3. 长期用药清单（list of longterm medications）　在主要问题和暂时性问题目录的后面，常有长期用药清单，如患者长期使用激素替代治疗，应把药物的名称、用量、起止时间等记录下来，以利于提醒医师进行药物副作用的随访和监测（表 10-3）。

表 10-3　长期用药清单

问题序号	开始用药日期	药物名称	剂量	次数	停止/变更日期	备注
1	2002.03.16	格列本脲	2.5mg	Tid		
2						

注：问题序号是指主要问题目录中的问题序号

4. *问题描述*（problem statements）　问题描述，也可称为接诊记录，是指将问题目录里所列的问题或新接诊的问题，依问题的编号逐一针对该问题进行描述，所采用的形式为SOAP。SOAP 中的四个字母分别代表不同的含义：S. 主观资料；O. 客观资料；A. 对健康问题的评价；P. 问题处理计划。这是 POMR 的核心部分，全科医师在每一次接诊的过程中都采用此形式对患者的就诊过程进行记录。

S，即主观资料：主观资料是由就医者所提供的主诉、症状、患者对不适的主观感觉、疾病史等。医师对以上情况的描述要求尽量贴近患者对问题的表述，避免将医疗者的看法加诸其中。

O，即客观资料观察者（一般指医师）用各种方法获得的各种真实的资料。包括体检发现、生理学方面的资料、实验室检查结果、心理行为测量结果，以及医师观察到的患者的态度、行为等。

A，即评价：评估是问题描述中的最重要的一部分，也是最难的部分。一个完整的评估应包括诊断、鉴别、问题的轻重程度及预后等。"评价"不同于以往的以疾病为中心的诊断，其内容可以是生理上的疾病、心理问题、社会问题，未明确原因的症状和（或）主诉。所评价问题的名称须按统一使用的分类系统来命名。由于基层医疗问题涉及生物、心理、社会各方面的问题，使用国际疾病分类系统（ICD）往往难以涵盖，最好采用世界家庭医师学会（WONCA）于 1997 年修订的"基层医疗国际分类（international classification of primary care，ICPC）"系统或"基层医疗中健康问题的国际分类（ICHPPC2）中的问题名称"。

P，即计划：处理计划是针对问题而提出的，体现以患者为中心、预防为导向，以及生物 - 心理 - 社会医学模式的全方位考虑，而不仅限于开出药方。计划内容一般应包括诊断计划、治疗策略（包括用药和治疗方式）、对患者的教育等预防措施。

患者教育是全科医师的基本职责之一，医疗记录中要求全科医师要写明健康教育的计划和内容，如糖尿病患者的饮食控制计划。对于长期接受医疗照顾的慢性患者，健康教育是相当重要的，要让患者知道医师所期望的治疗结果、药物可能发生的副作用及药物的交互作用、在什么情况下必须马上就医等。

5. *病情流程表*（flowsheet）　是对某一健康问题的进展情况进行跟踪的动态记录，多用于慢性病患者的病情记录。它是将患者长期追踪的一个或多个问题、检查结果或治疗指标制成一张表格的形式。因为在一张表上记录，可以方便医师对患者整个跟踪问题的了解及处理。该表格的内容一般事先设定好，可包括症状、体征、实验室检查、用药、转归、转会诊结果等，也可根据医师的意愿进行特定内容设计。在实际工作中，通过使用流程表，可以减少记录重复和潦草的手写字体。若对此类表格进行定期的小结，可以看出所随访问题进展的清晰轮廓，有利于对病情发展和干预效果做出及时的评估。同时，流程表可以当成警告系统，当所追踪的资料有所变化时，能迅速发现即将发生的问题，有利于医师自学并加强临床经验积累，也利于临床教学和科研。

第三节　个人健康档案

在全科医疗健康档案中个人健康档案应用最频繁，使用价值也最高。个人健康档案包括两部分，一是以问题为导向的健康问题记录，二是以预防为导向的记录。

一、以问题为导向的健康问题记录

1. 患者的基础资料　包括人口学资料、健康行为资料、临床资料等，详细论述见本章第二节。表 10-4 是用于收集初诊患者基础资料的范例。

表 10-4　患者基础资料（适用于初诊患者）

建档日期：　　建档医师：
姓名：　　性别：　　出生日期：　　年　　月　　日　　出生地： 民族：　　职业：　　教育程度：　　婚姻状况： 费用类型： 工作单位：　　电话：　　邮政编码： 现住址：　　电话：　　邮政编码：
主观资料（S）
主诉：
现病史：
既往史：
药物过敏史：
月经史：
生育史：孕　　产
家族史：

续表

	关系	高血压	糖尿病	冠心病	脑卒中	肝炎	精神疾病	先天畸形	
	父亲								
	母亲								
	兄弟								
	姐妹								
	配偶								
	子女								
生活习惯：吸烟：　饮酒：　锻炼：　饮食：									
血型：									
客观资料（O）									
身高：　cm　体重：　kg　胸围：　cm　头围：　cm									
体温：　℃　血压：　/ mmHg　脉搏：　/ min									
一般情况：									
皮肤：									
头：									
囟门									
眼：结膜　巩膜									
瞳孔									
眼底									
耳									
鼻									
口腔：舌									
牙齿									
咽									
扁桃体									
颈部：气管	血管								
甲状腺									

续表

淋巴：
胸部：
胸廓：
乳房：
肺部：
心脏：
腹部：
脊柱：
四肢：
神经系统：
生殖系统：
直肠：
实验室检查及结果：
辅助检查及结果：
其他测查及结果：

续表

评估（A）：
处理计划（P）：
诊断计划
治疗计划
患者教育计划

2. *问题目录*　包括主要问题目录和暂时性问题目录。在实际操作中，一般这两个目录同时以列表的形式进行记录。但目前我国大部分地区只记录主要健康问题，而把暂时性问题记录放在 SOAP 日常医疗记录中，并要求医师定期进行小结和随时填写。具体表格及填写详见本章第二节。

3. *SOAP 形式问题描述及问题进展记录（表 10-5）*

表 10-5　SOAP 形式问题描述及问题进展

记录日期	问题及序号	SOAP（主观资料、客观资料、评价、问题处理计划）
2002.01.02	1. 黑粪	S：上腹痛 1 个月余，柏油样便 4d，十二指肠球溃疡病史 3 年，平素喜饮酒
		O：血压 110/70mmHg，脉搏 92 次 / 分，上腹无压痛
		A：十二指肠球溃疡，上消化道出血
		P：诊断性计划，粪隐血检查
		治疗计划：避免刺激性饮食，制酸药物治疗
		教育：戒酒、饮食指导
（继续记录）		

4. *病程流程或随访记录表*　病程流程或随访记录表是健康档案记录中常见的记录形式，由表 10-6 可见此记录方式的优点及方便程度。

表 10-6　2 型糖尿病的症状和体征随访监测记录表

项目	时间				
症状	多饮多食多尿				
	头晕				
	心悸				
	其他				
体征	呼吸（次 / 分）				
	血压（/mmHg）				
	脉搏（次 / 分）				
	意识				
	体重（kg）				
	体重指数				
	水肿				
	肢体皮肤颜色				
	肢体皮肤温度				
	肢体皮肤痛觉				
	肢体皮肤异常感觉				
	肢体皮肤感染				
	足背动脉搏动				
	眼底				
	其他				
转诊	内分泌专家				
	营养师				
	其他				

续表

时间 项目					
用药及建议					
咨询					

5. *化验及辅助检查*　内容根据患者的健康状况而定，也可以设计成表格。

6. *转会诊记录*　患者转诊的去向不尽相同，可以是各专科医师、其他基层医师、护士、理疗师、心理医师、社会工作者等，由家庭医师根据患者的具体情况而定。全科医师做出转诊的决定后，仍然有对转诊后患者追踪其就医情况的责任。因此，全科医疗中的转诊记录是双向的，患者在社区外就医及接受照顾的情况，应记录在健康档案中。一般情况下，全科医师除了接收和保存其他医师或照顾者转回来的患者资料外，还需要自己在患者的健康档案中写出一份患者在社区外就医情况的小结。

目前我国绝大部分全科医疗诊所还未建立双向转诊机制，转诊记录还有待完善。

二、预防为导向的记录

全科医师所提供的预防医学服务，主要是在其与患者及其家庭每一次接触的过程中进行的。每次与患者或其家庭接触，全科医师都要评价患者个体及其家庭的健康状况，包括生理、心理和社会三个方面，然后制订出预防医学服务计划。全科医师常用的预防医学服务方法包括：周期性健康检查、预防接种、儿童生长与发育评价、患者教育、危险因素筛查及评价等。通过预防服务的实施，达到早期发现病患及危险因素，并加以干预的目的。

在预防记录中，还需要特别记录那些需要仔细监测的药物，如甲状腺素、可的松、洋地黄、抗惊厥药、抗高血压药等。医师对应用这些药物的患者应制订定期的随访计划。过去的医疗实践经验提示，在没有医师提示的情况下，患者一般不会去随访或自动停止按照医嘱进行的必要的随访。为了使医师记住提示每一例需要随访的患者按时进行随访，医师可以通过每次查看随访记录表，也可以在患者的病历上贴上不同颜色的不干胶条，以提示该患者有哪项随访内容及其随访时间。这种做法便于护士等在接诊时把该类患者挑出来，并做好相应处理，如预先开好化验单。

在记录形式上，预防医学的记录多以随访表的形式进行记录。如周期性健康检查的表格可设计为纵轴作为预防医学检查项目，横轴为检查的时间或日期，以记录该项目被执行的日期或时间（表 10-7、表 10-8）。

表 10-7　免疫接种记录

疫苗名称	首次接种时间		

表 10-8　周期性健康检查表

项目 \ 时间							
血压	*						
子宫颈涂片							

在我国，目前只有儿童计划免疫接种项目及部分儿保、妇保项目是规范的，其他服务内容尚未达到统一。全科医师可根据其所在社区患者的具体需求情况，尝试设置适合于本社区居民需求的预防医学服务项目。

第四节　家庭健康档案

家庭健康档案（family health record）是全科医疗中居民健康档案的重要组成部分，内容包括家庭的基本资料、家系图、家庭评估资料、家庭主要问题目录、问题描述和家庭各成员的个人健康记录。

家庭健康档案在各国建立和使用的形式不一，但以家庭为单位照顾这一家庭医学专业特色，要求全科医师必须记录和考虑患者家庭的相关资料和因素。家庭健康档案的具体内容讨论如下。

一、家庭基本资料

家庭基本资料通常放在家庭档案的前面，内容包括家庭住址、电话、成员人数和各成员的基本资料（姓名、性别、年龄、职业、教育程度、宗教信仰等）等（表 10-9）。

表 10-9　患者家庭基本资料

户主姓名：　　　　　　　　　　　　居住住址：
邮政编码：　　　　　　　　　　　　联系电话：
首次接触本诊所日期：　　　　　　　填写此表格日期：
建档医师：　　　　　　　　　　　　建档护士：

家庭成员基本资料

姓名	性别	出生日期	与患者关系	婚姻状况	教育程度	职业	工作单位	联系电话

二、家系图

家系图（family genogram）是以绘图的方式表示家庭结构、成员间关系、病患历史等，它可以十分简练地记录家庭的综合资料。是全科医师迅速把握家庭成员健康状况和家庭生活周期等资料的最好工具。绘制家系图可一次完成，也可在照顾患者的过程中逐渐完成（家系图中所用符号、意义及其范例详见第 4 章）。

三、家庭评估资料

家庭评估资料包括家庭结构、家庭生活周期、家庭功能、家庭内外资源、家庭动态等。目前在全科医疗中广泛使用的家庭评估方法和工具有家系图、家庭圈、家庭关怀度指数等（详见本书第 4 章）。

四、家庭主要问题目录及描述

主要记录家庭生活周期各阶段存在或发生的重大生活压力事件及其家庭功能评价的结果等。对家庭问题的诊断需要征得患者的知情同意，对家庭问题的记录，可以参照基层医疗国际分类中对社会问题的分类。对家庭问题的具体描述可依编号以 POMR 中 SOAP 的方式加以描述（表 10-10）。

表 10-10　家庭主要问题目录

序号	问题	发生时间	记录时间	问题描述（SOAP）	备注

五、家庭成员的健康记录

在家庭健康档案中，每一个家庭成员应有一份自己的健康资料记录，主要内容同个人健康档案（详见个人健康档案）。

第五节　社区健康档案

健康档案是记录社区自身特征和居民健康状况的资料库。全科医师可根据社区健康档案中所收集的资料进行社区居民健康需求评价，最终达到以社区为导向进行整体性、协调性医疗保健服务的目的。较完整的社区健康档案一般包括社区基本资料、社区卫生服务资源、社区卫生服务状况、社区居民健康状况等。

一、社区基本资料

1. *社区的自然环境状况*　包括社区所处的地理位置、范围、自然气候及环境状况、卫生设施和卫生条件、水源、交通情况、宗教及传统习俗等。不同社区的自然状况间可能存在着很大区别，影响社区居民的危险因素也会有所不同，导致社区存在的卫生问题不同。社区健康档案中，这部分资料可以用画社区地图的形式来表示。

2. *社区的经济和组织状况*　包括社区居民的人均收入、消费水平，社区的各种组织机构，尤其是与全科医疗服务相关的一些组织和机构，如街道办事处、居委会、健康促进会、志愿者协会等。了解社区的经济和组织状况对全科医师开展社区健康促进和进行慢性病管理等服务会大有帮助。

3. *社区动员潜力*　是指社区内可以被动员起来参与和支持社区居民健康服务活动的人力、物力和财力资源。通常这些资源是要靠全科医师或相关人员来发现或开发的。

社区基本资料的收集，有利于全科医师了解其所服务社区居民健康状况，对全科医师的个体化患者服务或群体服务具有较为重要的意义。

二、社区卫生服务资源

社区的卫生服务资源包括社区的卫生服务机构和卫生人力资源状况两部分。社区卫生服务机构是指社区内现存的、直接或间接服务于社区居民的专业卫生机构。全科医师对这些资料的掌握，有利于患者的协调性服务，也利于全科医师向同行进行业务咨询，充分利用社区内资源。而社区卫生人力资源，则是指在社区中各类医务人员及卫生相关人员的数量、年龄结构、职称结构和专业结构等。以上资料可以用图或表格来反映。

三、社区卫生服务状况

1. 一定时期内的患者就诊原因分类、常见健康问题的种类及构成、门诊量、门诊疾病种类及构成；转会诊病种及转至单位和科室、转会诊率及转会诊的适宜程度分析等。

2. 家庭病床数、家庭访视人次、家访原因、家庭问题分类及处理情况等。

3. 住院情况统计，包括住院率、患病种类及构成、住院的时间等。

四、社区居民的健康状况

社区居民的健康状况包括社区的人口学资料、社区居民健康问题的分布及严重程度、社区居民健康危险因素评估（如饮食习惯、生活压力事件、就医行为、获得卫生服务的障碍等）、社区人群的发病率、患病率及疾病构成、病死率及残疾率、社区疾病谱及死因谱等。

1. *社区人口学资料*　包括社区的总人口数、年龄性别构成、职业、负担人口比例、教育程度、文化构成、婚姻构成、出生率、病死率、人口自然增长率、平均寿命、种族特征等。收集的此类资料可用表格的形式来反映。

（1）人口数量：人口数量是反映社区居民健康状况的重要指标，是社区卫生服务的规划及确定卫生政策的重要依据。国际上统计人口数量的方法有两种：①实际制，只计调查时刻某地实际存在的人数（包括临时在该地的人）。②法定制，只计算某地的常住人数。我国人口普查采用法定制。在非普查年，人口的计算取相邻两年年末（12 月 31 日）人口平均值。全科医师可以在当地村委会、居民委员会或派出所获得本项资料。

（2）人口构成：社区人口构成可以按性别、年龄、文化、职业等进行分类计算，其中最基本的是人口的性别、年龄构成。两者可以结合起来，用人口金字塔表示（塔底为男女人口数或构成比，通常 5 岁为 1 组）。此外，负担人口数也是反映社区人口构成的 1 项指标。

2. *社区患病资料*　社区患病资料包括社区人群的发病率、患病率、社区疾病谱等内容。

3. *社区死亡资料*　常用的死亡指标有病死率、社区死因谱、婴儿死亡率、特殊人群死亡率、社区死因顺位等。全科医师可以根据具体情况统计以上资料。

4. *危险因素调查及评估*　通过问卷调查、个人健康档案资料的积累或其他形式收集社区人群中危险因素的情况，来分析该社区居民健康危险因素评估结果。其目的主要是用客观数据来提示患者，激励其改变不健康的生活方式和行为。

第六节 全科医疗健康档案的管理

2002年9月1日起施行《医疗机构病历管理规定》（详见本书的附录部分），规范了各级医疗机构对病案的管理。2002年9月《医疗事故处理条例》实施以来，规范病历的书写和管理越来越受到重视。但是，基层医疗诊所的健康档案或病历的书写和管理仍缺乏规范，有待于进一步改进。

由于全科医疗的连续性、综合性、协调性服务特点，决定了其健康档案是对患者一生中所有医疗资料的记录。全科医师在健康档案的管理上应注意以下几点。

1. 全科医师书写健康档案时，必须做到书写适当、准确、真实的资料，而且这些记录资料必须能够被其他医师或相关医疗照顾者读懂。

2. 对健康档案中一些内容进行定期的总结和整理，如转会诊、住院、手术、首次诊断的慢性病等。通过阶段性总结，梳理健康问题管理的临床思路，并做出今后一段时间的管理计划。

3. 任何医疗记录必须保证具有法律效力，既往法律中的诉讼案件对严谨规范的医疗记录起了很大的促进作用。因此，在建立全科医疗健康档案时，要考虑法律对记录内容严谨程度的期望。

4. 根据卫生部制定的《医疗机构病历管理规定》，全科医疗健康档案使用完毕之后要保留在全科医疗诊所里，放在诊所安全、可靠的地方，由专人保管。由于健康档案所记录的内容可能会涉及患者的隐私，所以特别强调健康档案保管的可靠性。诊所中需要有专门的档案柜，个人健康档案按照编号放置；如果一个家庭中有两人或以上在本诊所就诊，则可以在个人健康档案前面使用家庭健康档案号，以使一个家庭里的成员的健康档案放置在一起，查找方便。由于我国的医疗付费制度直接影响城市居民的就医地点选择，使得一些家庭中的成员不能在社区得到医疗照顾，因此全科医师应按照当地居民的实际就医情况为居民建立个人和家庭健康档案。

5. 社区健康档案一般需要每年添补或更新1次，整理分析的结果应予以公布，并展示在诊所的墙壁上。持续保存每年的社区健康档案，以利于作逐年评价及研究。

6. 如果使用电子病历系统，必须设置审计跟踪功能，使所有进入和对资料更改的操作者进行记录或认可（没有得到允许的人不应随便进入计算机记录系统，更不能做任何修改）。电子病历易于被修改和泄露，目前仍缺乏法律保障。

总之，对全科、家庭医疗而言，进行健康档案或病历的管理有3个主要目的：①为良好的患者照顾提供患者的相关信息并及时记录新的医疗信息；②满足法律的要求；③负有医疗品质保证的责任。

第七节 基层医疗国际分类在健康档案中的应用

一、基层医疗国际分类概述

基层医疗国际分类（international classification of primary care，ICPC）是一个针对基

层医疗服务进行分类的系统。

在 1970 年以前，收集基层医疗中发病率资料，都是按照“国际疾病分类（international classification of disease, ICD）”系统来进行编码和分类的；而 ICD 的结构是以疾病为基础的，适用于专科医疗。但对于基层医疗中出现的许多症状和非疾病状态，却难于用其编码和分类。1972 年，在世界家庭医师学会（WONCA）分类委员会成立后，即开始研究基层医疗分类的问题。1978 年，阿拉木图宣言发表之后，世界卫生组织（WHO）提出了成立 WHO 工作组，与 WONCA 分类委员会的成员一起，专门来研究和发展适合于基层医疗的国际分类系统。随后，1987 年 ICPC 第 1 版出版，经过其在多个国家的实际应用，在 1997 年经过修订后出版 ICPC-2；从 1998 年起，世界各国开始尝试使用基层医疗国际分类第 2 版。

ICPC 是根据身体系统分类的一个二轴结构。横坐标表示各章，如消化、呼吸等章；纵坐标为每一章所包含的单元。它共有 17 个章组成，每章中又有 7 个单元组成。17 个章分别为：全身性的（以字母表示 A）；血液，血液形成（B）；消化（D）；眼（F）；耳（H）；循环（K）；神经（N）；肌肉骨骼（L）；精神（心理）（P）；呼吸系统（R）；皮肤（S）；代谢、内分泌、营养（T）；泌尿（U）；妊娠，计划生育（W）；女性生殖（X）；男性生殖（Y）；社会的（Z）。除社会一章外，其他所有章均由 7 个单元组成，这 7 个单元分别为：①症状和主诉单元；②诊断，筛查，预防；③治疗，过程，药物；④化验结果；⑤行政管理；⑥其他就诊和转诊过程；⑦诊断，疾病。

二、健康档案中的应用

全科医师在服务于患者的过程中，会接触了患者健康问题的诸多方面，如家庭问题、社会和心理问题等，而且他们所接诊的患者通常不具有明显的症状与体征，对于这类问题，全科医师难于在较短时间内做出明确诊断。如果沿用传统的以疾病为中心的分类系统，则难以收集这些资料。

ICPC 作为标准化的分类工具，主要应用在全科医疗个人健康档案中。在以问题为导向的全科医疗个人健康档案记录中，ICPC 能够对健康档案中 SOAP4 个记录要素中 3 个要素进行分类，即对健康档案中的患者的就诊原因（S）、健康问题（A）和干预过程或措施（P）进行分类。ICPC 在健康档案中的应用，可以人工手动编码也可以由计算机系统自动编码。

ICPC 分类系统的创建，为基层医师和基层医疗管理者提供了一个适宜且简单的分类系统。该系统使得全科医师在日常工作中记录的资料，达到随时被统计和分类的效果，从而为全科医疗服务的管理者和决策者提供社区居民卫生服务需求和健康问题的信息。

（ICPC 详细条目和编码原则请参见《基层医疗国际分类》一书）

第11章

全科医疗中伦理学问题与法律法规

第一节　全科医疗中的医患关系

医疗活动的核心内容就是医患沟通交流，即医患之间的相互作用和相互影响，其目的是解除病痛，维护和促进健康，改善生活质量。通过医患沟通交流建立起来的人际关系就是医患关系，它是医疗活动本质的体现。没有成功的医患沟通交流，就不可能建立良好的医患关系；没有良好的医患关系，就无法取得医疗实践的成功。良好的医患关系是全科医师深入社区、走进家庭最重要的基础工作，由于医患关系的质量对医疗实践的结果产生深刻的影响，这就需要医务人员必须掌握娴熟的医患沟通交流技巧，以便改善医患关系，提高医疗服务的质量。

一、医患关系的定义

医患关系有狭义和广义两种内涵：狭义的医患关系就是指医师与患者之间为维护和促进健康而建立起来的一种人际关系。广义的医患关系是指以医师为中心的群体与以患者为中心的群体之间为维护和促进健康而建立起来的一种人际关系。所谓“医”是指为群众提供医疗卫生保健服务的整个群体，包括医师、护士、医技人员、卫生管理人员等。所谓“患”首先是指来就诊的患者及其相关的人，如家属、亲戚、朋友、监护人、同事或领导等；其次是指未求医的患者，也包括虽然健康但为了预防疾病、促进健康而要求咨询、体检或采取各种预防措施的人。每一种医学行动始终涉及两类当事人：医师和患者，或者更广泛地说，是医学团体和社会医患关系，这两群人之间多方面的关系。”因此，医患关系更社会化的定义应该是指整个医疗保健系统与社会之间的互动关系。

二、医患关系的本质特征

医患关系作为一个历史范围，决定于社会生产力和医学科学技术的发展水平，受社会、经济、文化、伦理道德等因素的制约，其本身也包含社会关系、经济关系、道德关系、法律关系、文化关系等内容。原始社会的医患关系是一种互助互救的关系，奴隶社会上层阶级的医患关系是一种人身依附的特殊关系，医师只是奴隶主控制的一种工具。随着医务工作逐渐成为一种独立的社会职业，医患关系的本质特征才固定下来。

事实上，医学这个行业最早的，也是最根本的存在理由是：一个人在沮丧中和危急中呼吁帮助，另一个怀着关切的心情想来帮助他。求助和提供帮助的愿望促使了这种医患关系。“健康所系，性命相托”，他们之间的这种关系不是“你”和“我”之间的关系，而是两个“我”之间的关系。强调这一点，就是要强调治病者与患病者双方都是主体，这才是医患关系的本质。他们共同的希望与祈求如下。

1. 早期的医患关系特征

（1）医患双方平等性：在政治、经济上的平等性医患双方在政治上是平等的，不分高低、贵贱，医患关系仅表现为一种平等的经济关系，医师以个体劳动者的身份从事医疗活动，靠行医获得报酬谋生。医患之间没有主仆之分，也不存在剥削与被剥削的关系。

（2）医患关系的直接：医疗过程是医患之间的直接交往，其间没有仪器或第三者介入。

（3）医患关系的主动性：患者主动求医，主动提供病史，主动参与治疗过程。医师主动接触、了解和关心患者，对患者全面负责，并主动考虑心理、社会因素对患者的影响。

（4）医患关系的稳定性：患者将自己的健康和生命完全托付给某一医师，而医师也只能单独承担维护患者健康的全部责任，医患关系连续、稳定而密切。

2. 近代医患关系特征　19 世纪末以后，随着医学科学技术的迅速发展，城市大医院的出现打破了个体医疗的传统，医疗服务的分工合作，一系列现代化仪器设备的应用和生物医学片面而成功的发展使医患关系的特征发生了明显的变化，主要表现在以下几个方面。

（1）医患关系失人性化：医师的诊疗活动越来越依赖于仪器设备，医患之间的直接接触明显减少，患者的需要和医患之间的感情交流被忽视，医师也几乎成了一架冷冰冰的仪器。

（2）医患关系多重化：由于分科越来越细，医技科室也越来越多，一个医师往往只负责医疗的某些方面，不再对患者全面负责，患者往往要与多名医师、多个科室的人员接触，医患关系的连续性和稳定性被破坏，也破坏了医疗服务的整体性。

（3）医患关系变成了“医病关系”：专科医师往往只对器官、系统的疾病感兴趣，只见疾病不见患者，只治疗疾病不治疗患者，忽视疾病与患者之间的有机联系，忽视患者作为一个整体的、社会的人的存在，医患关系变成医务人员与疾病之间的关系。

3. 现代医患关系特征　20 世纪 60 年代之后，疾病谱和死因谱发生变化，各种慢性病取代了急性传染病成为影响人类健康的主要因素，生活方式问题、行为问题与健康的关系也日益密切，个人主动去改变生活习惯和行为方式已成为维护和促进健康的重要基础，而医师往往只扮演帮助者、指导者或教育者的角色，维护健康的责任主要由个人来承担，患者在医患关系中的地位也必须从消极、被动转向积极、主动。因此，随着医学模式的转变，医患关系的本质也在转变：①从以医师为中心转向以患者为中心；②从以疾病诊疗为中心转向以满足患者的需要为中心；③从主动与被动的需求关系转向需要互补的积极互动关系；④从缺乏感情色彩的“商业关系”转向朋友式的互助关系。医患关系的这种转变在全科医疗中得到最充分的体现，以下是美国的一家家庭医疗中心专门对其职员或医学生，制定的医患关系十大训令。

(1) 在我们的家庭医疗诊所中，患者是最重要的人。

(2) 患者不依赖于我们，我们依赖于患者。

(3) 患者不是我们工作的障碍，而是我们工作的目标。

(4) 患者求助于我们时也有利于我们，不能认为我们通过为患者服务而使患者受益。

(5) 患者是我们事业的一部分，而不是局外人。

(6) 患者不是一组冷冰冰的统计数字，而是像我们一样有血、有肉、有思想、有感情的人。

(7) 患者不是与我们比智力或争论的人。

(8) 患者是把他们的需要告诉我们的人，而我们的工作就是满足这些需要。

(9) 我们应该以最礼貌、最关心的方式对待患者。

(10) 患者是我们家庭医疗诊所的生命源泉。

第二节　医患关系中患者的基本权利和义务

一、患者的基本权利

1. *患者的基本医疗护理权*　在医患关系中患者所拥有的特定权力是患者有获得为治疗其疾病所必需的、尊重人的、公正的、费用节省的医疗服务的权利。患者有享受平等医疗权，患者不分性别、国籍、民族、信仰、社会地位和病情轻重，都有权受到礼貌周到、耐心细致、合理连续的、安全有效的诊治；凡病情需要，有助于改善健康状况的诊断方法、治疗措施、护理条件，都有权获得；有权要求清洁、安静的医疗环境，并有权知道经管医师及护士的姓名。无论患者是个人付费还是单位付费或是由第三方付费，都有权得到费用节约的而不是铺张的账单。医务人员有义务节约费用，患者及其亲属也有义务在接受医疗过程中节约资源。

2. *患者的自主权*　患者有权决定自己的手术及各种特殊诊治手段。自主权是一个人有关自己的问题做出决定的权利。自主性是一个人自愿的决定和行动，不是在强迫或欺骗下做出的决定。医师有责任告诉患者种种可行的治疗方案及其可能的结果，以及医师所认为的最佳方案和理由。当患者丧失行为能力（如昏迷患者）或不具备行为能力（如婴儿），则应该取得患者的家属或监护人的代理同意。

患者有拒绝治疗的权利。患者在法律允许的范围内（精神疾病、传染病患者的某些情况属不允许范围）可拒绝治疗，也有权拒绝某些实验性治疗。但医师应说明拒绝治疗的危害。在不违反法律规定的范围内有权出院，但必须由医院和医师做出对其出院及后果不负任何责任的签字。如果一例临终的患者再也无法忍受痛苦或不愿意增加痛苦而拒绝治疗，即使这么做可能会导致稍稍提前的死亡，这时也应该优先考虑尊重患者的自主权。患者的自主权不是绝对的。比如由于患者缺乏医学知识而做出对其自身有害的决定，医师可以进行“家长主义”的干涉。当患者由于行使其自主权而与患者的其他权力或利益发生冲突的时候，经过权衡可以不优先考虑患者的自主权，甚至可以放弃患者的自主权。

3. *患者的知情同意权*　患者有权了解有关诊断、治疗、处置及病情预后等确切内容和结果，并有权要求对此做出通俗易懂的解释。从医疗角度不易相告的或当时尚未明确诊断的，应向其家属解释。有关患者的治疗方案未经患者及其家属的理解和同意，医务人员不得私自进行。同时，患者有权了解各种诊治手段的有关情况，如有何副作用、对健康的影响、可能发生的意外及病症预后等。

对患者知情同意权的承认，是正式承认了医患关系的主要形式从“医师决定”的家长主义变为“医师建议，患者决定”的尊重患者自主性。征得患者同意的最好方式是根据医患之间的约定进行有效的私人交谈，不能用仅仅草率的签订同意书的办法。体贴患者的医师是以热情、关怀、坦率的方式与患者交谈，从中体现出自己的信心、诚恳和对患者的尊重，这是一种能够取得患者信任的态度。

4. *患者的保密权和隐私权*　患者有要求保密的权利。患者在医疗过程中，对由于医疗需要而提供的个人的各种秘密或隐私，有要求保密的权利；患者有权对接受检查的环境要求具有合理的声、像的隐蔽性。由异性医务人员进行某些部位的体检治疗时，有权要求第三者在场；在进行涉及其病案的讨论或会诊时，可要求不允许未涉及其医疗的人参加；有权要求其病案只能由直接涉及其治疗或监督病案质量的人阅读。

一般而言，患者的隐私还指患者患有某种特殊疾病或精神、心理处于某种特殊的状态，不宜或不能向外界透露，但患者为了治愈疾病而自愿透露给医师的隐私，这是出于患者对医师的信任，医师应当维护患者的隐私权是不言而喻的。除非是出于临床治疗（如会诊）这样的目的而介绍患者的隐私，不构成对患者隐私权的侵犯；否则就可视为侵犯了患者的隐私权，医师也应受到相应的惩处。由于患者的隐私通常直接关系到患者的社会地位和尊严，一旦将患者的隐私泄露，可能为患者带来巨大的精神和生活压力，甚至更为严重的后果。在临床工作中，医务人员保护患者的隐私和为患者保守秘密，对建立相互尊重和相互信任的健全的医患关系十分重要。唯一能够否定患者这个权利的是，如果继续保护患者的隐私权或为患者保密给患者自己、他人或社会带来的危害超过了放弃隐私或解密给患者带来的损失。如患者告诉医师他要自杀时，为患者保守秘密会给患者带来生命危险，这时应该解密。如果患者的艾滋病抗体阳性，患者的性伴侣不知情就不知道采取必要的防护措施，从而感染 HIV。医务人员应该说服患者告诉其性伴侣，医师有义务告诉患者的性伴侣。

5. *患者有参与评估的权利*　患者在接受治疗的过程中，对施治单位或个人各个环节的工作有权做出客观、恰如其分的评价，无论由谁支付医疗费用，患者都有权审查他的账单，并有权要求解释各项支出的用途。

6. *患者有监督维护自己医疗权利实现的权利*　患者在享有平等的医疗权的同时，也享有维护这种权利实现的权利，在患者的医疗权利受到侵犯，生命受到威胁而又被拒绝治疗时，患者有权直接提出疑问，寻求解释或通过社会舆论提出批评，要求有关医疗单位或人员改正错误，求得解决。

二、医患关系中患者的义务

患者与医师之间是一种合作伙伴的关系，患者履行自己的义务，有利于完成“治疗疾病”这个医师和患者的共同目标。进入医患关系中的患者有哪些义务呢？

1. 患者有义务真实地提供病史。不说谎话，不隐瞒有关信息，否则会影响对疾病的治疗，有时甚至延误时机，危及患者自己的生命。

2. 在疾病确诊后，患者有义务在医师指导下参与治疗，关心自己的疾病对自己以及他人的影响。患传染病的人有义务采取行动防止进一步的传播。

3. 患者有义务在与医师共同制订的目标上进行合作，如改变不良饮食习惯、戒烟等。

4. 患者在同意治疗后有义务遵医嘱，如按时服药。

5. 每个公民都有义务避免使自己成为一个患者。因此，有义务改变其不安全的、不健康的、危险的行为，如不锻炼身体、吸烟、无保护的性行为等。

6. 患者有义务尊重医务人员以及医务人员的劳动。在我国，医务人员的报酬较低，但他们献身于崇高的卫生事业。全社会和患者以及患者家属对医务人员表示应有的尊重是完全应该的。

第三节　医患关系的模式及影响因素

一、医患关系模式

1. *主动—被动型*　医师是完全主动的，而患者则处于被动的地位。医师完全按自己的意志行事，其权威性不容置疑。这种医患关系完全排除患者在医疗过程中的主观能动性，不仅影响疗效，而且还可能产生不应有的医疗差错。患者不能对医师的责任实行有效的监督，患者及其家庭毫无选择余地。这种模式可能仅适用于昏迷、休克、严重创伤、缺乏理智或判断力和不能主动表述意见的患者，它是生物医学模式机械论的具体表现。

2. *指导—合作型*　患者被看作有思想、有权利的人，在医疗过程中有一定的主动性，可以对医师的决定提出疑问并寻求解释，但医师仍处于主导地位，医师仍具有权威性，医患之间的合作是以服从医师的意志为前提的，患者并未完全摆脱被动地位，其主观能动性也未得到充分发挥。

3. *共同参与型*　医患双方具有同等的主动性和权力，互相协商，最后寻找到一种双方都满意的疾病防治措施，并在医师指导下由患者及其家庭主动去执行，维护健康的责任主要由患者自己来承担，而医师只扮演帮助者、教育者或指导者的角色。

4. *医患关系的企业模型*　这种模型把医患关系看成医师和顾客的关系。这种模型认为，医学是一种商品交换。企业模型的伦理学义务是好的企业和好的用户：一方面是提供好的产品，另一方面患者要有足够的知识和技能明智地购买。一个好的医师必须提供“好的产品”，这并不是因为他对患者在道义上应该这么做，而因为对一个企业而言，一个良好的信誉是必要的。这种模型缩小了医患之间的伦理义务。它在有限的情况下可用，但不反映全科医疗医患关系的独特性质。

5. *医患关系的家长主义模型*　家长主义模型是医患关系为父母与子女的关系。医学中的家长主义是由医师决定患者的医疗问题，因为患者对于疾病的了解总是有限的，难以选择对自己最有力的治疗方案。而在医疗决策中，拥有医疗知识的医师最终把患者的利益放在首位。也就是说，在疾病治疗过程中患者的利益应由受过专业训练的医师和良知来保障，医师是决策者。

一般来说，患者的医疗决策能力与医师的医疗决策能力是有很大差别的，而且多数医师能够从患者的利益出发做出医疗决策。尤其是在急诊时，稍有迟疑，患者就可能有生命危险，这时的家长主义是完全合理的。但是，家长主义破坏了对患者自主权的尊重和对患者的价值观的考虑，结果可能是医师可以治愈患者，但患者最珍视的价值，他的生活计划，他所享有的生活种类以及人际关系都遭到了破坏。事实上，在一个开放的和民主的社会中，不仅仅是由于医学和技术的问题，而且由于道德观念和价值取向的多元性，使得把患者包括在整个医疗决策中成为必需。因此，医患关系中的家长主义模型对医学是不完全合适的。

6. 医患关系的契约模型　契约模型通过契约形势把对方的要求明确起来，认为在商品交换中医师和患者都是平等的合伙人。患者是自主的，他能够对自己的想法和行动做出独立判断，并将其付诸实施。这种模型的出发点是医务人员是具有权威力量的人，这种力量培植了医疗中的家长主义作风，为了抵消家长主义，就要把患者看作是一个自主的实体。即以契约模型来缩短医务人员与患者之间的距离。

按照这个模型，医疗保健是医师这个实体与患者这个自主的实体之间进行协商的事情。这个模型强调医患双方平等关系的同时，忽视了一个需要帮助的、担忧焦虑的患者往往不可能与拥有知识和技能的医师处于完全平等地位。这个模型与企业模型一样缩小了医患双方的伦理要求，而只限于用法律来规定医患双方的义务，从而忽视了全科医疗中医患间的“信任”在医患关系中的重要作用。

7. 医患关系的“信托”模型　理想的医患关系模型要求医患双方互相尊重，尊重彼此拥有的权利，并且给予患者较多的决定权。患者“信任”医师，并把自己的健康和生命“托付”给了医师。这样的医患关系模式被称为“信”“托”模型。“信”“托”医患关系模式有以下几个方面的特点。

（1）医患关系是长期的、稳定的、亲友式的：在全科医疗中尤其是慢性病患者，全科医师能够运用适当技术，了解患者及其家庭心理的，与患者保持长期的、稳定的、亲友式关系的。

（2）医师对患者全面负责：信托模型强调“人道”与“医道”更好地结合在一起。强调医学人道主义和人文社会学科，特别是法律、伦理学、交流技能、医学哲学和医学人类学，从而帮助全科医师了解人和文化，了解其职业和学科。使得全科医师注重患者的心理、社会、环境等方面的因素，善于利用患者的各种资源（如家庭资源），重视预防、保健、环境等方面的因素，能够从更广泛的视角，在人类与社会的大背景下，运用科学方法照顾患者。

（3）预防保健、健康促进工作能得以更充分的实现：尽管公共卫生在促进健康中，承担着很大作用，但必须得到那些直接与患者相互作用的、与患者之间有着良好医患关系的家庭医师的积极配合才能成功。

（4）医学的目的得以更好地实现：在信托模式指导下的医疗实践，能够在治疗与照顾之间找到一个好的平衡；在征服疾病和改善生命质量之间找到一个好的平衡；在减少病死率和患病率之间找到一个好的平衡，在社会对增强医疗保健资源投资与人群实际得到的健康改善之间找到一个好的平衡。

（5）符合成本效益原则：通过减少患病的范围，减少慢性病患病率而实现提高健康促进和预防疾病的地位，将给社会和个人带来巨大的利益。

（6）在这样的“信”“托”医患关系模型中，医患之间的信任得到了最充分的体现。这种信托关系有两个基本的性质，即医患关系的“行仁性”和医患关系的契约性。

医师和医院除了为某个患者直接提供医疗服务外还有其他的活动和目标，这些目标可以与向患者提供医疗服务的目标一致，可以与它有些矛盾但可以协调解决。患者一旦进入医疗关系中，患者的利益就应该被放在首位。这可以看作是医学固有的“行仁性”。医患关系是两个具有独立人格的个体自愿发生的关系，这种关系带有契约性质。说医患关系是一种契约关系，是要突出这个关系的特点：①患者和医师双方虽都是具有独立人格的人，但要承认医师和患者的医疗决策能力有很大的差异。②患者和医师双方具有不同的价值和信念。③患者和医师双方的医患关系是自愿建立起来的，这种关系也可随双方的意愿而中断。④契约关系要求双方互相尊重，在自愿建立的关系中尊重彼此拥有的权利，并且给予患者较多的决定权。有关纯粹技术性的决定需要由专门接受医学训练的医师来做出，但涉及个人道德价值或生活方式取向的决定则由患者本人来做出，因为患者自己对这方面比医师知道得更多。因此，医疗决策应该是医患双方之间相互交流信息和协商的过程。

二、影响医患关系的因素

医患关系是建立在一定的社会、文化、经济、伦理道德和宗教信仰的基础之上的，明显受这些因素的影响。除此之外，还受以下因素的影响（图 11-1）。

1. 医务人员方面的影响

（1）医务人员的道德水平和职业志向。

（2）医务人员的人格特征、交际能力、个人品质。

（3）医务人员的医学观念、服务模式、服务态度。

（4）医务人员的心理状态、对事业和生活的满意度、自制能力。

（5）服务能力、医疗过失、纠纷与处理方式。

2. 患者方面的因素

（1）患者的道德价值观。

（2）患者的文化修养、社会地位与自尊程度。

（3）患者的人格特征、个人品质与交际能力。

（4）患者的主观意愿、就医目的、对医疗服务的要求、参与能力。

（5）患者的心理状态、患病体验与就医经验。

（6）治疗的结果与满意度。

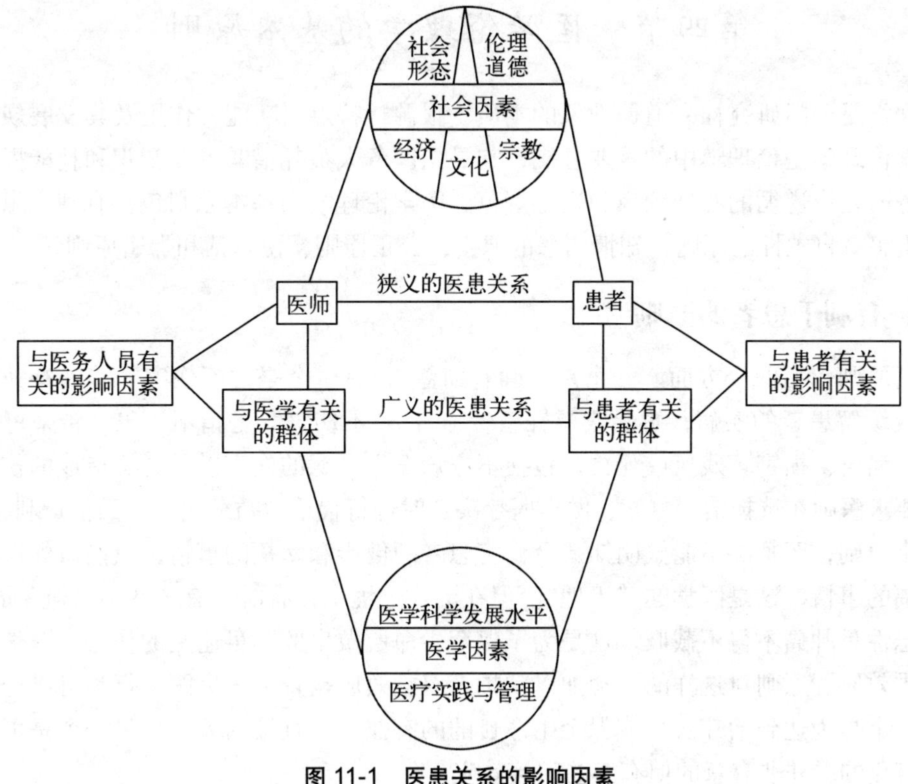

图 11-1　医患关系的影响因素

3. 医疗管理方面的因素

(1) 医疗设置的合理性。

(2) 医疗资源的可用性和可得性。

(3) 医疗机构的服务与管理程序。

(4) 管理制度与监督机制的完善程度。

(5) 收费的合理性与监督机制。

4. 医学科学与技术的发展水平　医学观念、医学方法论、医疗技术水平、仪器设备的应用等。

三、医患关系的作用

良好的医患关系本身就具有治疗的效力，它可以使患者心情愉快、信心倍增，可充分发挥患者的主观能动性，增加患者对医嘱的顺从性和对自身健康问题的了解与责任，从而提高医疗服务的效果。医师只有在建立良好的医患关系的基础上，才能了解到完整、准确的病史资料和背景资料，并有利于减少医疗差错和医疗纠纷，提高医疗服务的质量和患者的满意度。良好的医患关系也可以提高医师对自身生活和事业的满意度，有利于医师调整心态，增强自信心和进取心。全科医师对生活和事业的满意度很大程度上取决于医患关系的质量和自己在社区中的威望。

第四节　医学伦理学的基本原则

伦理学是一门研究社会道德现象的本质、根源、特点、功能、作用及其发展规律的科学。医学伦理学是伦理学中的重要分支，它是指医务人员凭借其专业知识和技能提供医疗卫生服务时，应遵循的心理约束和道德规范。医学伦理学的基本原则包括有利于患者的原则、尊重患者自主性的原则、知情同意的原则、公正原则、说真话和保密原则。

一、有利于患者的原则

有利原则包括两个方面，一个是“确有助益”，另一个是“不伤害”；“确有助益”是指治愈或缓解患者的疾病，解除或减轻患者痛苦；“不伤害”是指不给患者带来可以避免的疼痛、痛苦、损害、残疾或死亡，包括不应该发生有意的伤害以及无意造成的伤害。有利原则要求医师在选择治疗方案、做出医疗决定时进行代价效益分析，全面衡量利害得失。根据这个原则，医师决不能做明知将会伤害患者的健康和幸福的事情，只能做促进患者健康和幸福的事情，这是医学的“天理”。但在治疗过程中，有时会有一些不可避免的伤害，如由于恶性骨肿瘤不得不截肢，这是为了保全生命所做出的不可避免的伤害。医学伦理学用“双重效应”原则对这样的行动加以辩护。双重效应是指：一个医疗行为可以产生两重效应，一个是为达到治疗疾病或保全生命目的的有益的、直接的效应，另一个是可以预料而无法避免的、并非有意的但有害的间接效应。

二、尊重患者自主性原则

医学伦理学理论中的自主性原则是指个人的自我控制权。也就是说我们必须尊重患者的看法和患者的权利，只要其想法和行动没有伤害他人。医师的治疗方案或要求应取得患者的“知情同意”，即应尊重患者的自主决定权。世界卫生组织2000年在进行健康调查时对自主性定义为：患者有权确定本人的治疗方案；在开始治疗或检查前，医务人员应事先征得患者的同意。

三、知情同意原则

知情同意由四个要素构成：信息的告知、信息的理解、同意的能力、自由表示的同意。

在医疗上的所谓知情同意，就是向患者讲明其疾病或伤残的性质，以及医师所建议的治疗措施会有什么样的效果和风险等，从而征得患者的同意，然后方可实施治疗。

四、公正原则

公正的意义是指卫生资源应由患者、家人、社会大众等共同公平地使用，以达到社会性公平。患者根据需要得到应有的医疗卫生服务，而不需考虑其社会地位、经济状况和收入水平。但实际上“公正”遇到了巨大的挑战，如门诊上治疗哮喘患者的时间比治疗感冒患者的时间长，这样公平吗？一例急症患者抢先在等候甚久的门诊患者前接受治疗，公平吗？一例晚期癌症患者在延长无意义的生命，而其巨额费用由健康人分担，如此公平吗？

公正有两个原则："形式上的公正原则"和"实质上的公正原则"。形式上的公正原则是指，同样的情况应当同样地对待。但由于资源有限，不可能对所有的需要都能做到同等分配，这就要求"实质性公正原则"来补充。如并不是每个人都有可能享受到器官移植，对于这类非基本医疗，"实质性公正原则"可能根据支付能力的大小、医学标准和社会标准而确定的。

五、讲真话和保密原则

讲真话原则是指医师有义务说出真相，不欺骗他人。讲真话义务体现了医务人员对患者自主性的尊重。但是，当讲真话义务与其他义务冲突时，如与有利原则冲突时，不说出真相甚至欺骗或说谎也可以在伦理学上证明是正当的。如当说出诊断和预后的真相不利于患者或可能对患者造成伤害的时候，如一个癌症患者知道他的诊断和预后会产生焦虑甚至导致自杀的时候,不告诉患者真相就可以保护患者。因为"你不知道的东西不可能伤害你"。有些患者特别是严重或临终患者并不要求知道关于病情的真相时，也可以不说出真相。这样做是为了保护患者的利益。

为患者保守秘密是医务工作中的最根本的原则。医师对其所了解到的患者的一切信息必须保密，不经患者允许不能泄露任何情况。除非法律要求这么做或如果坚持保守秘密的话，对其他人引起的伤害大于医师对患者所负的责任。

第五节　常见的伦理学问题

一、隐私权和保密性问题（Confidentiality）

维护患者隐私是最早也是最广泛被医疗界认可的最重要的原则。随着医疗环境的变化，医疗照顾方式已由个别医师诊治患者演变成以团队合作方式共同照顾患者，为此患者的有关资料常在公开场合下被讨论，这一方面有助于提高诊疗水平，但另一方面增加了保护患者隐私的难度。另外，医疗保险机构及执法机构的参与，也使保护隐私权的原则受到挑战，即便如此，事先征得患者的同意仍然是最重要的原则。目前医疗实践中经常会遇到以下两难的状况。

1. 在没有征取患者同意的情况下，医师被执法机构要求提供医疗证明，如何处理？如老年人和儿童被虐待的资料、性病及交通事故外伤的证据等。

2. 是否给保险机构提供病历？

3. 是否告知 HIV 携带者的性伴侣？

4. 告知患者家属有关患者的病情？

5. 青少年如要求人工流产、避孕措施、性病治疗或药物滥用等，是否要告知家长？

6. 老年人完全没有自主能力，但又没有完全进入失智状态，此时其家人经常要求知道患者病情，是否触犯隐私权原则？

下列情形是英国医学会对隐私权原则的五种例外情况，目前也为医疗界及法学界所接受。

1. 患者本身自主性同意。

2. 基于患者自身的利益，如罹患癌症患者有自杀倾向，则需要告知其家属加以防范。

3. 医师对社会的责任，如传染性疾病的报告。

4. 核准的医学研究所需要的资料。

5. 合乎法定程序。

二、知情同意（informed consent）

知情的意思为某人被通知，知道事实真相；同意的意思为自愿、同意，应许或许可。知情同意原则的基本要求是：医师必须取得患者自主性的同意，如果患者本身缺乏自主能力，则需取得其代理人（Surro-gate）的同意，在此情况下，才能进行所有的医疗行为。需要提醒的是，知情同意并不仅仅适用于有创伤性的检查或手术，而是所有医疗过程均需要遵循该原则。其目的有两个：①临床利益，由医患双方所做出的医疗决定，能取得患者的信任，治疗过程中患者才能接受并配合；②患者有权利来决定发生在自己身体上的医疗行为，医师应尊重这些权利。但有两种情况需要讨论：①急诊，为了拯救患者的健康及生命，必须进行紧急处理；②治疗上的需要，如果将实情告诉患者，将给患者造成打击甚至伤害。

在执行知情同意的过程中，经常会遇到这样两个难题：①无法准确判断患者的自主能力。②当患者是青少年时该如何处理。

1. *判断患者是否有自主能力*　并非要求能完全处理自己的事务，而只是评估下列内容。

（1）针对特定治疗方案，患者能否接受足够的信息来判断是否同意实施。

（2）能否记住这些信息（治疗的好处与坏处）。

（3）能利用这些信息做决定。

（4）有做决定的能力。

2. *当患者是青少年时该如何处理*　是青少年本身同意即可，还是需要取得其父母的同意？针对这些难题，美国的多数州已通过法律，同意在下列情形下医师可经青少年本身同意即可处理。

（1）治疗性病、妊娠或避孕、药物滥用问题。

（2）远离父母，并实际负责自己的事务。

（3）已结婚。

3. *知情同意的原则*　全科医师在基层医疗服务中虽然主要面对门诊患者，但仍需注意知情同意原则，全科医师实行知情同意的原则如下。

（1）告知疾病的性质及现况，如告诉患者罹患“高血压”，并告知其现况。

（2）说明治疗策略，如使用非药物或药物治疗。

（3）治疗策略的好处，如控制血压可降低心脏疾病等。

（4）治疗策略的危险性，如药物的副作用。

（5）治疗策略的费用。

三、不遵医嘱的患者（non-compliantpatients）

当完全告知患者病情后，患者可自主性的选择不愿意接受医师的建议或处方，而医师应尊重患者拒绝的权利，这符合知情同意的原则，但需注意的是医师不能马上接受患者的拒绝而放弃治疗，应该首先了解患者拒绝的具体原因。研究结构表明，大部分不遵医嘱的原因主要是沟通不良，对医师缺乏信任感及其他心理因素，只有极少数才是因为价值观的不同，这就需要医师去了解这些原因及处理办法（表 11-1)，如医师开出的处方或治疗方案患者由于缺乏经济能力而无法负担，药物的副作用也常常是不遵医嘱的原因，如有的药物可能影响性功能，许多患者又很在意这个副作用，因此医师开处方时需要对药物的副作用及患者的经济承受能力考虑在内，这样才符合伦理学规则。此外，即使是医患之间的价值观不同，在道义上医师也要耐心地确认患者是否获得了充分的信息，同时尽可能再提出另外一个次好的，但双方皆可接受的治疗方案。如一例患者坚持不愿住院治疗，而想回去处理个人事务，这时根据病情可以考虑以门诊方式继续进行治疗。不断寻找医患双方均能接受的治疗方案才是真正尊重患者。

表 11-1　不遵医嘱患者的评估

原因	处理方式
沟通上的问题	应再告知及说明治疗的必要性
缺乏信任感	找出不信任的原因及请受信任的医师出面
心理因素	治疗焦虑、抑郁等
价值观冲突	尊重患者的期望

四、转诊

一旦考虑转诊，患者及其家属可能会相当困扰并产生焦虑，而全科医师也同样面临失去一例患者，另外全科医师与大医院专科医师间的不和谐关系也是转诊时的一大障碍，因此必须提供转诊时的正确引导，才能保证照顾的持续性，转诊间关系的和谐及健康照顾的质量。

决定转诊的首要因素为全科医师本身的专业能力，设备是否足够及当地的医疗资源，但不幸的是，经济收入及医院的政策却常优先被考虑。目前医院内（专）科医师承担着大量的基层医疗服务，而这些服务理应由全科医师来承担。另一方面，社区的全科医师也常顶着极大压力，努力挽留患者，因为他们担心影响收入及转诊时受专科医师的歧视。判定转诊的时机需要勇气及谦虚的心理，全科医师需明智且有信心地医治患者，以免转诊得太早，同时也要充分了解自己的水平和条件，以免转诊太迟，再加上与专科医师建立良好的合作关系，可预防转诊纠纷的发生。

即使已决定将患者转诊，全科医师仍然是患者的照顾医师之一，因为全科医师较清楚患者的病史及家庭背景。实际上家庭医师在患者转诊时仍负有三大任务：①详细向患者及其家属解释转诊的原因及注意事项；②找寻最适合患者医疗及个人需要的优秀专科医师，并提供充分的转诊记录；③转诊后全科医师仍需负责患者的照顾质量，必须与专科医师建立良好关系并得以充分讨论。其实即使转诊到医院，患者也常因医院内各专科间协调不佳，意见不一而需请教全科医师，此时全科医师要能够提供意见。

1. 医疗资源守门人　医疗费用的急剧增加，使政府有关机构不得不制定节省医疗费用的策略。此时基层全科医师常被期待为控制医疗费用的守门人，因此其在医疗体系的角色也备受重视。

各类保险制度都是设定给付最高标准或按件计酬以节省医疗费用支出，同时也鼓励医师减少不必要的浪费，不过这也隐藏着另一个危机，那就是患者得不到最好的照顾，尤其当一例患者需要大量医疗费用时，全科医师就面临着两难的困境。在许多国家，医疗保险制度往往不能保证穷人得到高质量的医疗服务，全科医师照顾患者时要特别分清什么是患者的要求，什么是患者所需要的，如果患者要求提供不需要或缺乏效益的医疗服务，医师应当拒绝。其实费用的控制不应在医疗服务时才决定，应该由保险机构、医师及患者三者共同参与讨论，制订符合三者利益的保险政策，并在控制医疗资源及维护医疗质量间取得平衡。

2. 医师人性化　由于医学界的努力，过去许多严重的疾病都已被控制，甚至绝迹，医师们一直都尽力在维护民众的健康，可是却难于维持自己的健康及安适，年轻医师总是想要尽一切力量去帮助患者，也由于对医学专业及自己能力认识不足，而变成十分在乎成功与失败，因此时常被不安全感及罪恶感所困扰。他们要求自己决不能出现错误，同时自己的知识及技术要时常保持在时代尖端。其实要成为一位有效率的医师需要了解自己的能力所在，并以建设性的态度检讨改正自己的错误，并谨慎地不再犯同样错误。

此外，医师应拿出时间来关心自己及其家人，只有这样医师才更有能力面对专业上的压力。尤其是全科医师更要懂得如何成为患者及其家属的良好健康生活典范。好的全科医师应帮助患者认识、表达及分析情绪，在这之前要正确表达自己的情绪。医师如果忽视情绪的存在，则会使得医患间失去人性化的关怀，但是不适当的表达、滥用自己的情绪也会伤害到医师专业形象。医学科技的发展并不代表对患者的痛苦不再关心，患者需要一位能了解他们的痛苦，同时能体会、帮助、处理他们情绪的医师。一位良好的全科医师要能妥善地表达和处理自己的感觉，进而才能帮助患者及其家属。

第六节　全科医疗服务的相关法律法规

随着卫生法制建设的不断推进和完善，全科医疗服务既应得到相关法律法规的支持和保障，也应受到相关法律法规的约束和调整。全科医疗服务的相关法律和法规，即指全科医疗服务的法律渊源，即卫生法在全科医疗服务中的具体表现形式，它也是发展全科医疗服务的法律依据。全科医疗服务的法律法规在全科医疗服务的法律体系中有着不同的法律地位和效力。因为法律是以宪法为依据，并由国家立法机关制定的法律规范。在我国的法律体系中，法律是除宪法以外效力最高的法律形式。其次是行政法规，法规是由国务院及其所属部委根据宪法和法律制定的规范性文件。

一、全科医疗服务的相关法规

全科医疗服务工作所涉及的卫生法规种类较多，有《医疗机构管理条例》《医疗事故管理条例》《护士管理方法》《病历书写基本规范》《医疗机构病历管理条例》等。因篇幅所限，本章仅就《医疗机构管理条例》《医疗事故管理条例》两个法规加以介绍。

1.《医疗机构管理条例》与全科医疗服务　社区卫生服务机构（community health service institutions）是开展全科医疗服务的基层卫生组织，社区卫生服务机构的设立必须符合《医疗机构管理条例》（以下简称《机构条例》）的规定。《机构条例》对医疗机构的规划布局、设置审批、登记、执业和监督管理等都做了明确规定。具体操作应严格按照《医疗机构管理条例实施细则》（以下简称《机构细则》）《设置原则》《中心设置标准》《站设置标准》的要求进行设置和管理。

（1）社区卫生服务机构的设置审批：《机构条例》规定，医疗机构不分类别、所有制形式、隶属关系、服务对象，其设置必须符合医疗机构设置规划。设置社区卫生服务机构由地市级政府卫生行政部门审批，并取得设置社区卫生服务机构批准书，才能到有关部门办理其他手续。社区卫生服务机构业务用房、床位、基本设施、常用药品和急救药品等基本设施应根据社区卫生服务的功能、居民需求配置，并应符合社区卫生服务机构《设置标准》的要求。地方政府卫生行政部门应当自受理设置申请之日起 30 日内，做出批准或不批准的书面答复；批准设置的，发给设置批准书。

（2）社区卫生服务的登记和执业：社区卫生服务机构执业，必须进行登记，领取《医疗机构执业许可证》。社区卫生服务机构的执业登记，由批准其设置的人民政府卫生行政部门办理。

申请社区卫生服务机构执业登记应当具备一定条件：①有设置医疗机构批准书；②符合社区卫生服务机构的基本标准；③有适合的名称、组织机构和场所；④有与其开展的业务相适应的经费、设施和专业技术人员；⑤有相应的规章制度；⑥能够独立承担民事责任。

（3）社区卫生服务机构的监督管理：县级以上地方人民政府卫生行政部门负责本行政区域内医疗机构包括社区卫生服务机构的监管工作。监管内容主要包括：①执行国家有关法律、法规、规章和标准的情况；②执行医疗机构内部各项规章制度和各级各类人员岗位责任制情况；③医德医风情况；④服务质量和服务水平情况；⑤执行医疗收费标准情况；⑥组织管理情况；⑦人员任用情况；⑧省、自治区、直辖市卫生行政部门规定的其他检查、指导项目。

（4）法律责任：全科医疗人员在提供全科医疗服务活动过程中，如违反《机构条例》的有关规定，会受到相应的处罚，承担相应的法律责任，处罚分别针对社区卫生服务机构和全科医疗服务从业人员。

社区卫生服务机构在执业中违反《机构条例》的规定，如未取得《医疗机构执业许可证》而擅自执业的；逾期不校验《医疗机构执业许可证》却仍从事医疗活动的；出卖、转让、出借《医疗机构执业许可证》的；医疗活动超出登记范围的；使用非卫生技术人员从事医疗卫生技术工作的；出具虚假证明文件等违规行为的；县级以上人民政府卫生行政部门可以分情况给予社区卫生服务机构警告，责令限期改正、罚款、没收违法所得，直至吊销《医疗机构执业许可证》的处罚。

全科医疗服务的从业人员在执业中违反《医疗机构管理条例规定》而出具虚假证明文件的，由县级以上人民政府卫生行政部门予以警告；对造成危害后果的可处以1000元以下的罚款；对直接责任人员由所在单位或上级机关给予行政处分。

2.《医疗事故处理条例》与全科医疗服务　新的《医疗事故处理条例》（以下简称《事故条例》）自2002年9月1日实行以来，已受到社会各方面的普遍关注。

《事故条例》规定，医疗事故是指医疗机构及医务人员在医疗活动中，违反医疗卫生管理法律、行政法规、部门规章和医疗护理规范、常规，过失造成患者人身伤害的事故。根据《事故条例》的规定，医疗事故分为四级：一级医疗事故，造成患者死亡、严重伤残的；二级医疗事故，造成患者中度伤残、器官组织损伤导致严重功能障碍的；三级医疗事故，造成患者轻度伤残、器官组织损伤导致一般功能障碍的；四级医疗事故，造成患者明显人身损害的其他后果的。

全科医疗服务人员还应了解医疗事故的预防与处理、医疗事故的技术鉴定、医疗事故的行政处理与监督、医疗事故的赔偿、出现医疗事故应承担的法律责任等方面的相关规定。

（1）医疗事故的预防与处理：全科医疗服务人员在服务活动中，应严格遵守相关法律、法规的规定，并应接受相关法律、法规、医疗护理规范、常规的培训。社区卫生服务机构配备专职人员，负责监督本单位全科医疗人员的医疗服务工作，检查医务人员执业情况，并应制订防范、处理医疗事故的预案，预防医疗事故的发生。全科医疗人员应按要求书写并妥善保管病历资料。在医疗活动中，应将患者的病情，医疗措施，医疗风险等如实告诉患者，但应当避免对患者产生不利后果。全科医疗人员在卫生服务活动中发生医疗事故或可能引起医疗事故的医疗过失行为的应立即上报。社区卫生服务机构与患者发生医疗事故争议时，医患双方应共同封存相关病历资料，并由社区卫生服务机构保管。社区卫生服务机构发生医疗事故、重大医疗过失行为的，应按规定向当地卫生行政部门报告。患者死亡，医患双方当事人不能确定死因或对死因有异议的，应当在患者死亡后48h内进行尸检；具备尸体冻存条件的，可以延长至7d，尸检应当经死者近亲属同意并签字。

（2）医疗事故的技术鉴定：医疗事故的技术鉴定工作由医学会负责组织，市级地方医学会负责组织首次医疗事故技术鉴定工作，省级地方医学会负责组织再次鉴定工作。卫生行政部门对需鉴定的医疗事故申请，应交由医学会组织；医患双方也可以共同委托医学会组织鉴定。当事人对首次鉴定不服的，可以在接到鉴定报告之日起15d内向社区卫生服务机构所在地卫生行政部门提出再次鉴定申请。

负责组织医疗事故技术鉴定工作的医学会应当自受理医疗事故技术鉴定之日起5d内通知医疗事故争议双方当事人，提交进行医疗事故技术鉴定所需的材料。当事人应当自收到医学会的通知之日起10d内提交有关医疗事故技术鉴定的材料、书面陈述及答辩。负责组织医疗事故技术鉴定工作的医学会应当自接到当事人提交的有关医疗事故技术鉴定的材料、书面陈述之日起45d内组织鉴定并出具医疗事故技术鉴定书。负责组织医疗事故技术鉴定工作的医学会可以向双方当事人调查取证。专家鉴定组应当认真审查双方当事人提交的材料，听取双方当事人的陈述及答辩并进行核实。专家鉴定应在事实清楚、证据确凿定性准确的基础上，综合分析患者的病情和个体差异，做出鉴定结论，并制订医疗事故技术鉴定书。医疗事故技术鉴定，可以收取鉴定费。

《事故条例》第 33 条特别列出不属于医疗事故的六种情况。

①在紧急情况下为抢救垂危患者生命而采取紧急医学措施造成不良后果的。

②在医疗活动中由于患者病情异常或患者体质特殊而发生医疗意外的。

③在现有医学科学技术条件下，发生无法预测或者不能防范的不良后果的。

④无过错输血感染造成不良后果的。

⑤因患方原因延误诊疗导致不良后果的。

⑥因不可抗力造成不良后果的。

(3) 医疗事故的行政处理和监督 :《事故条例》规定，当事人可以申请卫生行政部门处理医疗事故争议，并具体规定了卫生行政部门行政处理的内容和程序。

卫生行政部门处理医疗事故的主要内容 : 受理当事人申请、交由医学会组织鉴定、对鉴定结论进行审核、对发生医疗事故的医疗机构和医务人员进行处理、应当事人的要求进行医疗事故赔偿调解。卫生行政部门对医疗机构的监督主要内容是对重大医疗过失行为进行调查并采取相应措施和对医疗机构报告的医疗事故进行审核并逐级报告。

(4) 医疗事故的赔偿:发生医疗事故的赔偿等民事责任争议,医患双方既可以协商解决,也可以向卫生行政部门申请调解，还可以直接向人民法院提起诉讼。已确定为医疗事故的，卫生行政部门应医疗事故争议双方当事人请求，可以进行医疗事故赔偿调解。调解时应当遵循当事人双方自愿的原则，并应当依据本条例的规定计算赔偿数额。

(5) 法律责任 :《事故条例》对违反有关规定的机构和人员规定了相应的处罚。其中包括违反相关规定的卫生行政部门、医疗机构及其医务人员和参加医疗事故技术鉴定工作的人员，以及部分患方当事人。在此，我们只对社区卫生服务机构及全科医疗人员有关的法律责任做说明。

社区卫生服务机构在开展全科医疗服务活动中，违反《事故条例》规定或发生医疗事故的，首先承担相应的行政责任 : 由卫生行政部门给予警告、责令改正、责令限期停业整顿直至吊销执业许可证 ; 其次，给患方造成损害的，应承担相应的民事责任，给予患方相应的民事赔偿。对负有责任的全科医疗人员,按其违反规定的不同情况,分别承担行政责任、民事责任,直至承担刑事责任。情节轻微的,由卫生行政部门依法给予行政处分或纪律处分,并可责令其暂停执业活动，情节严重的可吊销其执业证书。造成损害后果的，应承担相应的民事责任，由负有责任的医务人员承担相应的民事赔偿责任，构成犯罪的，应按刑法关于医疗事故罪的规定依法追究其刑事责任。

二、社区卫生服务的相关法律

目前，我国卫生方面的法律共有 8 部，每一部都与全科医疗服务有关，本章只对其中与全科医疗服务最密切相关的 3 部做介绍。

1.《执业医师法》与全科医疗服务 《执业医师法》是国家为加强医师队伍的建设，提高医师的职业道德和业务素质，保障医师的合法权益，保护人民健康而制定的专门法律。根据《执业医师法》的规定，《执业医师法》所谓医师（practicingdoc-tor），是指依法取得执业医师资格或执业助理医师资格，经注册在医疗、预防、保健机构中执业的专业医务人员，包括执业医师和执业助理医师。所以，全科医师包括执业医师和执业助理医师都要严格遵守《执业医师法》的相关规定，并熟知执业规则和医师的权利与义务。

（1）医师的考试和注册：国家规定，社区卫生服务机构的专业技术人员必须具有法定的执业资格。这就意味着全科医师必须具有《执业医师法》规定的医师资格，并在卫生行政部门申请注册后，才能在社区卫生服务机构从事全科医疗服务工作。《执业医师法》规定，国家实行医师资格考试制度，医师资格考试分为执业医师资格考试和执业助理医师资格考试。可以参加执业医师资格考试的人包括具有高等学校医学专业本科以上学历，在执业医师指导下，在医疗、预防、保健机构中试用期满 1 年的；取得执业助理医师执业证书后，具有高等学校医学专科学历，在医疗、预防、保健机构工作满 2 年的；具有中等专业学校医学专业学历，在医疗、预防、保健机构中工作满 5 年的。具有高等学校医学专科学历或中等专业学校医学专业学历，在执业医师指导下，在医疗、预防、保健机构中试用期满 1 年的，可以参加执业助理医师资格考试。医师资格考试成绩合格，取得执业医师资格或执业助理医师资格。

以师承方式学习传统医学满 3 年或经多年实践医术确有专长的，经县级以上人民政府卫生行政部门确定的传统医学专业组织或医疗、预防、保健机构考核合格并推荐的，可以参加执业医师资格考试或执业助理医师资格考试。通过医师资格考试后，并非自然而然成为执业医师，还需在卫生行政部门申请注册后才能行医。医师经注册后，可以在医疗、预防、保健机构中按照注册的执业地点、执业类别、执业范围执业，从事相应的业务。取得执业证书而未经注册。不得从事医师执业活动。

医师变更执业地点、执业类别、执业范围等注册事项的，应当到准予注册的卫生行政部门依照申请注册的程序办理变更注册手续。另外，《执业医师法》还针对一些情况，规定了不予注册、重新注册和注销注册的内容。

（2）医师的执业规则：《执业医师法》对医师的权利和义务做出了明确的确定：全社会应当尊重医师，医师在执业活动中人格尊严、人身安全不受侵犯。

《执业医师法》规定医师在执业活动中享有下列权利。

①在注册的执业范围内，进行医学诊察、疾病调查、医学处置、出具相应的医学证明文件，选择合理的医疗、预防、保健方案。

②按照国务院卫生行政部门规定的标准，获得与本人执业活动相当的医疗设备基本条件。

③从事医学研究、学术交流，参加专业学术团体。

④参加专业培训，接受继续医学教育。

⑤在执业活动中，人格尊严、人身安全不受侵犯。

⑥获取工资报酬和津贴，享受国家规定的福利待遇。

⑦对所在机构的医疗、预防、保健工作和卫生行政部门的工作提出意见和建议，依法参与所在机构的民主管理。

医师在执业活动中应履行的义务包括遵守法律、法规，遵守技术操作规范；树立敬业精神，遵守职业道德，履行医师职责，尽职尽责为患者服务；关心、爱护、尊重患者，保护患者的隐私；努力钻研业务，更新知识，提高专业技术水平；宣传卫生保健知识，对患者进行健康教育。

《执业医师法》规定的医师执业规则要求医师做到：医师出具的医学证明文件应真实可信；对急危患者应施行紧急救治；应使用经国家批准的药品和医疗器械；如实向患者介绍病情，但对患者产生不利影响的除外；医师不得利用职务之便索取收受财物；遇有自然灾害、传染病流行和突发重大伤亡情况时，医师应服从调遣；医师发生医疗事故或发现传染病疫情时，应按规定上报。

(3) 医师的考核和培训：根据《执业医师法》的规定，受县级以上人民政府卫生行政部门委托的机构或组织应当按照医师执业标准，对医师的业务水平、工作成绩和职业道德状况进行定期考核。对医师的考核结果，考核机构应当报告准予注册的卫生行政部门备案。对考核不合格的医师，县级以上人民政府卫生行政部门可以责令其暂停执业活动 3 ～ 6 个月，并接受培训和继续医学教育。暂停执业活动期满，再次进行考核，对考核合格的，允许其继续执业；对考核不合格的，由县级以上人民政府卫生行政部门注销注册，收回医师执业证书。

县级以上人民政府卫生行政部门负责指导、检查和监督医师考核工作。

全科医疗人员按有关政策的要求，均应进行上岗培训并接受规范化教育培训，除此之外，还应按法律规定的卫生行政部门制定的医师培训计划，进行各种形式的继续医学教育。社区卫生服务机构应保证本机构全科医师的培训和继续医学教育。

(4) 法律责任：全科医师在全科医疗服务活动中，如有违反《执业医师法》规定的情况，根据其情节轻重，应承担相应的法律责任，即行政责任、民事责任，如果构成犯罪，则需承担刑事责任。

医师如果是以不正当手段取得医师执业证书的，会受到吊销执业证书的行政处罚。另外，医师在执业活动中，违反《执业医师法》的有关规定，会受到警告或责令暂停执业活动的处罚，情节严重的同样会被吊销执业证书。这些行为包括以下内容。

①违反卫生行政规章制度或技术操作规范，造成严重后果的。

②由于不负责任延误急危患者的抢救和诊治，造成严重后果的。

③未经亲自诊察、调查，签署诊断、治疗、流行病学等证明文件或有关出生、死亡等证明文件的。

④隐匿、伪造或者擅自销毁医学文书及有关资料的。

⑤使用未经批准使用的药品、消毒剂和医疗器械的。

⑥不按照规定使用麻醉药品、医疗用毒性药品、精神药品和放射性药品的。

⑦未经患者及其家属同意，对患者进行实验性临床医疗的。

⑧泄露患者隐私，造成严重后果的。

⑨利用职务之便，索取、非法收受患者财物或者牟取其他不正当利益的。

⑩发生自然灾害、传染病流行、突发重大伤亡事故以及其他严重危害人民生命健康的紧急情况，不服从卫生行政部门调遣的。

⑪发生医疗事故或者发现传染病疫情，患者涉嫌伤害事件或非正常死亡，不按照规定报告的。医师在执业活动中，由于违法、违规，给患者造成损害的，依法承担相应的民事责任，应给患者以相应的民事赔偿。

医师在执业活动中，如果其违法行为已构成犯罪的话，应承担相应的刑事责任。《执业医师法》第37条规定了情节严重，构成医疗事故罪的内容。第42条规定了医疗卫生部门的工作人员违反有关法律规定，弄虚作假、玩忽职守、滥用职权、徇私舞弊，构成玩忽职守罪和徇私舞弊罪的内容。

2.《传染病防治法》与全科医疗服务　《传染病防治法》是国家为了预防、控制和消除传染病（infectious disease）的发生与流行，保障人体健康而制定的专门法律。国家对传染病实行预防为主，防治结合，分类管理。按照《传染病防治法》的规定社区卫生服务机构应承担责任范围内的传染病防治管理任务，包括传染病的预防和报告、履行对传染病的监控职责，并接受有关卫生防疫机构的业务指导。

《传染病防治法》根据传染病的危害程度及我国的实际情况，将传染病分为甲、乙、丙三类进行管理。甲类传染病一般指烈性传染病，包括鼠疫、霍乱，国家对甲类传染病实行强制管理。乙类传染病一般指急性传染病，对其中的艾滋病和肺炭疽病患者实行强制管理，对其他的乙类传染病实行严格管理，执行一套常规的、严格的疫情报告方法。国家对丙类传染病实行监测管理，即国家根据该类传染病可能发生和流行的范围，确定疾病监测区和建立实验室，进行监测管理。

国务院有权增加或减少甲类传染病病种，并给予公布；乙类、丙类传染病病种的增加或减少，由卫生部决定并公布。2003年4月卫生部将传染性非典型性肺炎（SARS）纳入法定传染病进行强制管理。

（1）传染病的预防与报告制度《传染病防治法》规定，任何人发现传染病患者或疑似传染病患者时，都应当及时向附近的医疗保健机构或卫生防疫机构报告。全科医疗人员作为法定疫情报告人，发现传染病患者、病原携带者、疑似传染病患者时，必须按照国务院卫生行政部门规定的时限向当地卫生防疫机构报告疫情，填写疫情报告卡，并尽快采取措施，控制疫情传播。如果法定报告人发现疫情，不报告或不及时报告，造成不良后果的，必须承担法律责任。

《传染病防治法》还规定了传染病的疫情公布制度。属于全国性疫情以及某些重大疫情由国务院卫生行政部门如实公布和通报；省、自治区、直辖市政府的卫生行政部门应如实公布本行政区域的疫情；市、地卫生行政部门在工作需要时，可以介绍当地传染病传播、流行的情况。各级政府有关人员和从事传染病的医疗保健、卫生防疫、监督管理人员，不得隐瞒、谎报、授意或胁迫他人隐瞒、谎报疫情。

（2）传染病的监控，传染病暴发、流行时，各级政府、医疗、防疫以及交通等部门应及时切断传染病的传播途径，必须采取坚决、果断、有力的措施，控制疫情。

社区卫生服务机构控制传染病的职责如下。

①发现甲类传染病和乙类传染病中的艾滋病、肺炭疽病患者时，医疗保健和卫生防疫机构应当采取强制性管理措施，对患者进行隔离治疗。

②发现除艾滋病、肺炭疽病以外的乙类、丙类传染病患者，医疗保健、卫生防疫机构应根据病情，对患者实行隔离治疗或留家隔离治疗。对疑似患者也要进行指导治疗或隔离治疗，并在 2 周内明确诊断。

对传染病和病原携带者所污染的场所以及患者的污物要进行严格的消毒处理；对密切接触者，必须采取医学检疫、药物预防、免疫接种等措施。

医疗保健、卫生防疫机构必要时可以对传染病患者尸体或者疑似传染病患者尸体进行解剖查验。

另外，传染病暴发、流行时，当地政府应当立即组织力量进行防治，切断传染病的传播途径，控制流行。必要时，报经上级地方政府决定，可以采取相应措施。医药部门应及时供应预防和治疗传染病的药品和器械及生物制品。铁路、交通、民航部门必须优先运送卫生行政部门批准的处理疫情的人员、防治药品、生物制品和器械。

(3) 法律责任：全科医疗人员，如果违反《传染病防治法》，有造成传染病流行危险或造成传染病传播或流行的行为的，将根据其行为的危害程度，承担相应的行政责任或刑事责任。

①行政责任：行政责任包括罚款、责令限期改正等行政处罚，还包括警告、记过、记大过、降级、降职、开除留用察看，开除等行政处罚。行政处罚由县级以上卫生行政部门作出，行政处分由负责人所在单位作出。

②刑事责任：根据《传染病防治法》的规定，违反《传染病防治法》，对社会造成严重危害的，必须对直接负责人追究刑事责任。a. 违反《传染病防治法》的规定，有引起甲类传染病传播或有传播严重危害的行为将被治以妨碍传染病防治罪。b. 从事实验、保藏、携带、运输传染病菌种、毒种的人员，违反国务院卫生行政部门的有关规定，造成菌种、毒种扩散，就犯有传染病菌种、毒种扩散罪。c. 从事传染病的医疗保健、卫生防疫、监督管理人员和政府有关人员玩忽职守，造成传染病传播或者流行，情节严重、构成犯罪的将被处以传染病防治失职罪。

3.《母婴保健法》与全科医疗服务　《母婴保健法》是国家为保障母亲和婴儿健康，提高出生人口素质而制定的专门法律。母婴保健的内容包括婚前保健、孕产期保健和婴儿保健，这也是社区卫生服务机构和全科医疗服务的基本工作内容之一。开展母婴保健业务的社区卫生服务机构和全科医疗人员，必须取得《母婴保健技术服务执业许可证》才能开展婚前医学检查，结扎和终止妊娠手术以及遗传病诊断和产前诊断等业务，从事母婴保健工作的全科医疗人员，必须参加卫生行政部门组织的《母婴保健法》知识培训和业务培训，并考取卫生行政部门颁发的《母婴保健技术考核合格证书》和《家庭接生员合格证书》，才能开展相关业务。

《母婴保健技术服务执业许可证》《母婴保健技术考核合格证书》《家庭接生员合格证书》有效期为 3 年。有效期满后继续开展母婴保健技术服务的，由原发证机关重新审批认可。

(1) 婚前保健服务的内容如下。

①婚前卫生指导：关于性卫生知识、生育知识和遗传病知识的教育。

②婚前卫生咨询：对有关婚配、生育保健等问题提供医学意见。

③婚前医学检查：对准备结婚的男女双方可能患影响结婚和生育的疾病进行医学检查。

婚前医学检查应包括询问病史、体检及相关检查；对严重遗传性疾病，指定传染病和有关精神病等疾病的检查。经婚前医学检查，医疗保健机构应当出具婚前医学检查证明。

(2) 孕产期保健：孕产期保健服务是指从怀孕开始至生产后42d内为孕产妇及胎儿、婴儿提供的医疗保健服务。符合条件的社区卫生服务机构可以为育龄期妇女和孕产妇提供孕产期保健服务。孕产期保健服务的内容包括母婴保健指导，孕产妇保健，胎儿保健和新生儿保健。全科医师对孕妇进行产前检查，如果发现或怀疑胎儿异常的，应当对孕妇进行产前诊断。

社区卫生服务机构应为产妇提供科学育儿、合理营养和母乳喂养的指导；对婴儿进行体格检查和预防接种，逐步开展新生儿疾病筛查、婴儿多发病和常见病防治等医疗保健服务。

(3) 法律责任：全科医疗的从业人员违反《母婴保健法》的有关规定，应视其违法行为的严重程度，承担相应的行政责任和刑事责任。未取得《母婴保健技术服务执业许可证》《母婴保健技术考核合格证书》《家庭接生员合格证书》，而从事婚前医学检查、遗传病诊断、结扎手术和终止妊娠手术和家庭接生以及出具《母婴保健法》规定的婚前医学证明、新生儿出生医学证明和医学技术鉴定证明的，由县级以上地方人民政府卫生行政部门予以制止，并给予警告或罚款的处罚。

从事母婴保健专项技术工作和医学技术鉴定的人员出具虚假医学证明文件或违反《母婴保健法》规定进行胎儿性别鉴定的，由所在的医疗保健机构或卫生行政部门根据情节给予行政处分。情节严重的，由卫生行政部门取消其执业资格。

违反《母婴保健法》而承担的刑事责任只涉及一个罪名——非法进行节育手术罪。非法进行节育手术罪是指未取得国家颁发有关合格证书，施行终止妊娠手术或采取其他方法终止妊娠，致人死亡、伤残、丧失或基本丧失劳动能力的情况。

第12章

全科医疗中的沟通技巧

第一节　沟通的概念和作用

卫生服务组织内部的有效沟通，是保证服务质量、维持良好人际关系、保证各部门工作目标协调一致和提高组织效率的基本条件。在全科医疗服务过程中，人际关系体现为一种特定的医患关系类型，并且建立良好医患关系的前提是医患沟通。

一、沟通的概念

沟通存在于一切社会活动中，其本意是指开沟使两水相通的过程，可表达为传播、传达、传染、通信、交换、交流、交通、交往、交际等。人际沟通泛指人与人之间的信息传递与交流。如果把人的观念、思想、感情等看作信息，人际沟通就可看作是信息沟通的过程。多数情况下两个人或多人之间面对面的语言或非语言的信息交流和感情交流，是人际交往的起点，也是建立人际关系的基础。

人际关系与人际沟通既有密切的联系，又有一定的区别：①沟通是一切人际关系赖以建立和发展的前提，是形成和发展人际关系的根本途径。任何人际关系的形成，都是人与人之间相互沟通的结果，离开了人际间的沟通行为，人际关系就不能建立和发展。②人际沟通的状况决定人际关系状况。如果人们在思想感情上能保持良好的沟通关系，就意味着他们之间已经存在着较为密切的人际关系；如果在感情上相互对立，行为上疏远，缺乏沟通机制，则表明他们之间关系紧张。③人际关系一旦建立，又会影响和制约人际沟通的频率和沟通态度，俗话说“远亲不如近邻”就是这个道理。④人际关系与人际沟通的研究有着不同的侧重点，人际沟通的重点是人与人之间联系的形成和程序，人际关系研究的重点则是人与人在沟通基础上形成的心理关系。

二、沟通的基本要素

信息是沟通的基本要素，指能够传递并能被接收者感觉器官所接收的刺激，包括人发出的指令、观点、情感、态度等。无论哪一种沟通方式，都离不开信息。信息有发送者、编码、渠道、接收者和解码 5 个基本要素。

1. *发送者* 指发送信息的主体，它可以是个人或团体。信息产生后需由发送者发出，才能启动沟通过程。

2. *编码* 指将所要交流的信息依照一定的码规转换成一定的语言或非语言信息符号的过程。编码的方式受信息发送者的教育程度、生活背景、推理能力等方面的制约。信息发送者选择的代码或符号是否恰当，影响接收者的理解。

3. *渠道* 渠道是信息传递的媒介，经过编码的信息表达传递到达接收者，如信件、电话、报刊、书籍、广播、电视等都是常见的沟通媒介。

4. *接收者* 指接收到信息的主体，也可以是个人或团体。由于信息接收者的受教育程度、抽象思维能力、生活背景的不同，对信息理解的程度也可能不同。

5. *解码* 指依照一定的码规来解释和还原信息发送者所发出的信息的过程，其实质是对所编码的信息符号进行翻译的过程。

6. *反馈* 指接收者把自己的信息加以编码，通过各种渠道回传给信息发送者。是了解信息是否准确传递的过程。

7. *噪声* 这里的噪声指对信息传播过程中各种形式的干扰。泛指任何被接收而又并非信息源所欲传送的信号、信息或是任何使所欲传输的信息不易精确编码、解码的东西。噪声往往干扰了信息发送者的意图（图 12-1）。

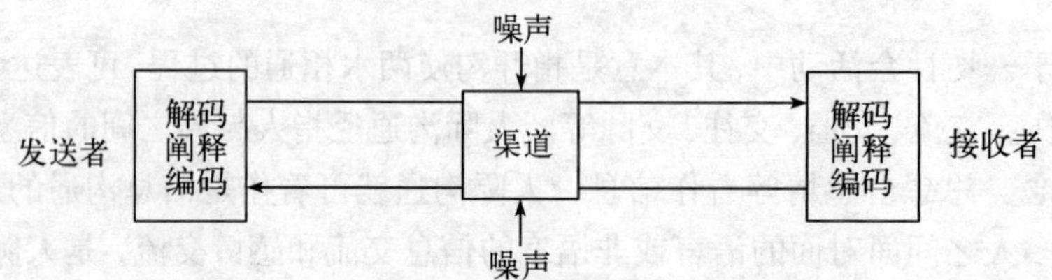

图 12-1 人际沟通基本要素及其沟通模式

三、人际沟通的类型

1. *按照对媒介的依赖程度可分为直接沟通和间接沟通*

（1）直接沟通：就是运用人类自身固有的手段，无须特殊沟通媒介作载体的人际沟通，称为直接沟通。如谈话、演讲、上课等，直接沟通是人际沟通的主要方式。

（2）间接沟通：需要某种媒介作为载体所进行的人际沟通，称为间接沟通。如通过报刊、电话、电报、信件和网络进行沟通。间接沟通在很大程度上改变了人们沟通方式，拓宽了人际沟通的范围，在人际沟通中的比例日益增大。

2. *按照沟通所使用的符号形式分类可分为语言沟通和非语言沟通*

（1）语言沟通：指以自然语言为沟通手段的信息交流。语言沟通可分为书面语言沟通和有声的语言沟通。

①书面语言沟通：主要使用文字形式，如报告、信件、健康教育处方和实验结果报告等。

②有声的语言沟通：通常使用口头语，如谈话、讲课、演讲、咨询等。

（2）非语言沟通：指沟通者通过倾听、表情、举止动作等行为作为沟通手段的信息交流。

面部表情及眼神、身体动作及姿势、个人空间及个人距离、气质、外形、衣着与随身用品、触摸行为等都是非语言符号，它们常常被作为进行非语言沟通工具，也是不可忽视的沟通形式。

3. 按照沟通的组织程度可分为正式沟通与非正式沟通

（1）正式沟通：指在一定的组织机构中通过明文规定的渠道进行信息的传递。如上级向下级下达指示、发送通知，张贴公告，下级向上级呈送材料、汇报工作，定期不定期的会议等。在诊所内的医患沟通应属于正式沟通。

（2）非正式沟通：指在正式沟通渠道以外进行的信息交流，是人们以个人身份进行的人际沟通活动。如人们私下交换意见、议论某人某事、沟通小道消息等，都属非正式沟通。

4. 按照沟通信息有无反馈，可分为单向沟通和双向沟通

（1）单向沟通：指信息单向流动的人际沟通。在沟通时，沟通双方的角色不变，一方只发送信息，另一方只接收信息而不向对方反馈信息，如作报告、大型演讲等。实际工作中，严格意义上的单向沟通是少见的，接收者会以各种形式或多或少地将信息反馈给信息发送者。

（2）双向沟通：指双向信息流动的人际沟通。在沟通时，信息发送者与接收者之间的角色不断变换，信息沟通与信息反馈多次往复，如交谈、协商、谈判等。人际沟通中的绝大多数属于双向沟通。

四、人际沟通的特点与功能

1. 沟通的特点

（1）互动性：沟通是由两人或以上的沟通主体参与，是发送者和接收者相互作用的过程，即参加沟通的每一方都试图影响另一方；每一方都既是发送者又是接收者，各自不断发出信息，期待对方做出某种反应。

（2）动态性：沟通信息的发送者和接收者都在不断地受到来自对方信息的影响，同时，信息本身也具有流动性，它从概念通过编码转换为符号信息，再通过解码、阐释和编码形成新的概念，完成沟通的一次循环过程。

（3）不可逆性：沟通过程一旦完成，所发出的信息即不能收回。①一旦信息发出并被接收者截获就无法收回。如话一说出口，并被他人接收和释义，就再无法追回。②接收者一旦被某一信息影响，其后果也不可能收回。虽然可以发出其他信息修正以前信息的影响，但无法消除已实现的效果。

（4）社会性：人类只有在从事各种社会活动中，才能够运用符号系统来沟通彼此的思想，调节各自的行为，结成一个协调、合作的团队。虽然自然界也存在相互间的沟通，但这种沟通不具有严格意义上的社会性。英文单词中沟通与社区有共同的词根，这并非偶然。所以，没有社区就不会有沟通，没有沟通，社区也难以实现。这从侧面说明了沟通的社会性。

2. 沟通的功能

（1）获取信息：通过沟通可以收集、整理和储存各种资料，如新闻、数据、图片、事实、意见、评论和病史等，以清楚地了解这些信息，并可据此做出反应和决定。

(2) 心理保健:沟通是人最基本的社会需要之一,也是人们同外界保持联系的重要途径,人们可以通过沟通诉说自己的喜怒哀乐，化解忧虑和悲伤，维持正常的心理健康。

(3) 社会化:人们能够通过沟通所获得的知识在社会中按照一定的社会规范从事活动,并增强社会联系和社会意识，积极参加公共生活。沟通可以强化人的意愿和信念，并为实现某种目标而进行有益的活动。

(4) 达成共识:人与人的家庭、社会背景相差悬殊,只有达成一致意见，才能协同配合,完成一 定任务，实现既定的目标。

(5) 自我认识和自我教育:一个人在与他人的沟通中可以不断认识和完善自己，彼此间通过沟通更新知识和观念、获得经验和培养优良品格，并使其在人生各个阶段获得必备技术和能力。

(6) 某些职业工作需要:社会各行各业无论是会计、社会工作者、工程师，还是医师、护士、教师、推销员，沟通的技能都非常重要。整体护理活动的实践表明，护士 70%的时间用于与患者及其家属沟通,剩下 30%左右的时间用于分析问题和处理相关事务。很显然,沟通已成为治疗内容的一部分，甚至是不可替代的那部分。

五、人际沟通能力及其培养

1. *沟通能力的含义*　一般说来，沟通能力指沟通者所具备的能胜任沟通工作的主观条件。简言之，人际沟通能力指一个人与他人有效地进行沟通信息的能力，包括外在技巧和内在动因。其中恰如其分和沟通效益是人们判断沟通能力的基本尺度。恰如其分，指沟通行为符合沟通情境和彼此相互关系的标准或期望;沟通效益，则指沟通活动在功能上达到了预期的目标或满足了沟通者的需要。

2. *沟通能力的培养与提高*　人际沟通是动态的、连续的、不断变化的过程。这提示了沟通双方应被看成是一个有许多变量不断相互作用着的过程。沟通者会因生理的、情感的和社会的情况在沟通时发生变化，都会把每一次沟通过程看作是沟通能力的提高。

(1) 适当自我表露:自我表露是一种人们自愿地、有意地把自己的真实情况告诉他人的行为，它所透露的情况是他人不可能从其他途径取得的，亦称自我暴露或自我显示。其基本特点是主动性、有意性、真实性、独特性。自我表露可以深入了解自己，进一步了解别人,促进人际关系的发展。自我表露采用语言和非语言的手段,表露的程度受对象、情境、关系程度的影响。

自我表露应因人因地因时做一些调整，掌握适度的原则。适当的自我表露，使得沟通容易开展和深入下去，但表露过度，特别是在陌生人面前大谈特谈自己的历史，毫无顾忌地透露内心隐秘，则令人生厌，至少也很难使人发生兴趣。

(2)移情:移情就是用他人的眼光来观察世界。empathy 一词,国内有许多译法,如同情、同感、共感、移情等。尽管有时人们将移情与同情这两个词互用，但它们的含义是完全不同的。同情是对他人的关心、担忧和怜悯，是个人对他人困境的自我感情的表现;而移情是从他人的角度去感受、理解、分享他人的感情，而不是表达自我情感。移情是沟通过程中最重要也是最复杂的变量，是医患之间获得相互理解的共同前提。

语言和非语言都能表明移情。带着孩子的某航班乘客，当飞机起飞时，孩子面色紧张，喊："我怕。""你没有必要害怕，爸爸就在你的旁边，不要担心。"这类说教几乎没有效果，因为没有从一个年龄尚小的孩子的角度理解其心境。相反，这位爸爸应该伸出手，攥住孩子的小手，把身子靠近他，轻声耳语："我明白你现在的心。"

下面的情景是护士甲对护士乙表示的移情。护士甲和护士乙同在一个科室工作，某天上午护士乙在给 5 床患者配制输液时错写了姓名，在核对中被查出，虽未造成严重后果，但仍被认定是护理差错，受到护士长的严厉批评，并要求在次日晨会做书面检讨（此处暂不评论护士长的批评做法）。以下是护士乙受到批评后，护士甲拉着护士乙，来到一个相对安静的角落对话：

护士乙：护士长真够狠的，她的话让我太没面子了。（表露自己的情感）

护士甲：是的，我能理解你。她以前也这样对我凶过。（透露出一个类似的经历，寻找共同点，以此表示出对乙的理解）

护士乙：你这么出色，我真不敢想象你也有过这样的体会？（护士乙从护士甲那里得到证实，她也有如此经历）

护士甲：怎么说呢，我只是不愿让别人知道我的内在情感罢了。其实，在她对我这么叫嚷后，我一回到家就哭了。（护士甲直接予以回答，并且再次寻找出一个共同的经历）

护士乙：真的啊？你这么坚强也会哭啊！（感情上的分忧解愁达到了感情上的平等，从而出现了移情）

护士甲：我事后想想，我们的职责的确重要，工作上任何疏忽都可能引起严重后果，护士长的严格要求，从根本上讲还是爱护我们的。（并在回答中描述了类似的经历，从事件处理者角度去感受和分享）

护士乙：依我现在的心情倒是可以想象当时的情况。（以自己情感推断他人经历，寻找共同点）

护士甲：我觉得，找一位朋友谈谈心，然后再独自一个人想想，你会想通这个道理的，（分享感情和经历过程）

护士乙：我真担心会被受到处分。（护士乙给予自我表露）

护士甲：不会的，她知道你平时总是那么认真，不会因为一时的疏忽而处分你的。（给予肯定回答以示安慰）

护士乙：谢谢你，我现在已经觉得好多了。（显示移情效果）

（3）取得信任：双方的信任程度是人际沟通的重要因素。对同一问题，人们对来自自己信任的人的信息的信任程度，时常超过通过其他渠道得到的信息。决定信任程度的因素对沟通者的信任程度，取决于多种因素，主要的方面如下。

①权威性：指对对方工作能力和资格的认定。患者对医师的权威性，是在医患关系建立初期，对医方多次试探性沟通中，不断地建立起来的。

②信誉：指对对方的信赖程度。只有权威性而没有信誉也会使信任程度打折扣。

③目的一致性：指对对方目的和价值观与自己一致性的估计，目的一致性可增加彼此的信任。

④领导才华：指沟通者感受到的出众的领导才能，特别是应付意外、突发事件的能力。

(4) 信任程度对沟通的影响：信任程度对人际沟通的影响是多方面的，影响的结果可以是有利于沟通和说服，也可以是具有远期意义，一个信任度很高的领导者就是一种文化的象征，如南丁格尔就塑造了护理文化并成为其象征。

(5) 根据性格调整沟通思路：内向性格的人善于独立思考，喜欢一个人单独完成某项任务，与他人沟通的动机和愿望淡薄，一般不善于沟通，在直观上表现为不喜欢与人沟通，但不能否认他们有可能与少数人有着更深厚的沟通。有些人外表上显得不愿意与更多人沟通，但他们也有着不同程度的沟通动机，只是这种动机弱一些。不过一旦遇上了知心人，他们有可能对沟通产生更大的热情，可能把全部沟通精力集中于此，从而与他人建立起更深厚的感情和更持久的友谊。

外向性格的人机敏、好动，愿意表现自已，有能力应付难堪的场面，愿意他别人打交道，一般善于沟通。如果这种性格的人热情而诚实，就会在人们心中享有较高的知名度，会比其他人更快地获得社会信息。因此，在一些公共社交场合，最活跃、影响最大、最引人注目的是那些外向性格的人。但外向性格的人虽然善于沟通，但在沟通程度上有可能受到影响，不能说都有较深的沟通。一般来说，外向性格的人在沟通上要比内向性格的人脉广，但外向性格与沟通程度并没有内在的必然联系。所以性格对健康的影响，主要表现在对就医行为和遵医行为的影响。

(6) 及时处理其他影响沟通的因素

①信息发出者和接收者个人因素

生理因素：任何一方处于疲劳或疼痛状态或有聋哑、失语等语言障碍时均可发生沟通困难。年龄有时对沟通也有影响。

情绪：如在沟通时，双方或一方处于情绪不佳、发怒、焦虑或兴奋状态。

智力因素：双方知识水平、使用语言不同以及对事物的理解程度不同都会影响沟通。

社会因素：不同种族、民族、文化、职业和社会阶层的人可因生活、习俗的不同或习惯用语的不同而产生误解。

感觉和态度因素：传送者和接收者由于各自经历的不同和理解方式的差异，对于同一词语在不同环境中有着不同的看法，当双方就词语的意义发生巨大分歧时，通过交谈进行沟通可能就无法进行。另外，传送者由于保密或缺乏信任对信息有所保留，也可能导致接收者不能准确接收和理解信息。

目标因素：这导致信息内容的不确定，让传递者不知该说些什么，也不知道接收者想听些什么。

②环境因素

物理因素：如噪声、光线不足或环境杂乱、缺乏隐私条件等。

社会因素：周围有其他人或缺乏能帮助有效沟通的条件（如模型、图画、小册子等）。

信息传导错误：传送者知道说什么，可是选择了错误的渠道。如传送一个私人的信息，打个电话或登门造访就比书面的方式更恰当、更有效、更通情达理。如传送者可能希望在一定的时间内尽可能多地将信息传送给接收者，却没有考虑接收者对于这个话题先前已有的知识和理解能力。如传送者说话太快、太慢或滥用术语往往也会导致沟通受阻。

信息传递的环节：环节越多，误解的可能性就越大。一传十、十传百，简单的信息也可能变得面目全非。因此，在人际沟通中减少环节和消除误解更为重要。

第二节　医患沟通技巧

一、医患沟通的目的与特征

1. 医患沟通的目的

(1) 充分了解患者健康危险因素：随着疾病谱改变，慢性非传染性疾病成为当前人类健康的主要敌人，这些疾病的病因、发病机制通常较为复杂，如医患沟通不良，则无法建立有效的疾病管理方案，难以取得满意疗效。

(2) 改变患者健康信念模式：降低生活方式疾病的发病率的关键，是建立健康的生活方式。而医师对患者提出关于健康生活方式的建议能否发生效用，在很大程度上取决于医患沟通。

(3) 改善医患关系：沟通是改善医患关系的基础，因为患者对医师是否满意不仅取决于医师服务技能和疗效，而且取决于医师服务态度和医德。交谈不足往往是患者对医师产生不满的根源。这或许可以解释在一些诊疗量大、技术水平高的医院患者的满意率反而低的现象。相同的疗法不同的医师使用，疗效可能大相径庭。因为疗效并不仅仅在于治疗的手段，还夹杂着感情因素。

(4) 医患之间的沟通不仅是诊断所必需也是治疗中不可缺少的一个方面：医师的关心、对病情的详细解释、让患者了解在治疗康复中应注意的事项对患者来说事实上也是一种疗效，但如果交谈不足，患者不会对医师形成信任感，使诊疗丧失了医师作为疗效的那一部分。

2. 医患沟通的特征

(1) 双向沟通性：医者与患者沟通双方相互依赖，如演讲者离不开听众，听众又离不开演讲者一样，医患沟通过程既不是完全的单方依赖，也不是完全的独立，而是沟通双方参与相互间的沟通行为所构成的有机整体，是双向的互动过程。这可从人际沟通循环模式看出人际沟通的双向性质与沟通参与者的双重角色密切相关。即在一个完整的沟通过程中，沟通参与者几乎在同时充当着沟通者和接受者的双重角色。

(2) 信息传递与情感传递双重性：医患沟通并不限于传递观念、思想和情感的某一方面，而可能同时涉及多个方面。因此，人际沟通具有双重手段的特点。当你告诉患者化验报告要延期 1 周才能出来时，患者恳求你，他希望你尽早完成报告。他表达的内容可能不止这些，他的语调表达了重要内容，他的手势、与你的距离、姿势和表情都是他发出的信息的一部分。

(3) 医患沟通互动性：医患沟通对参与者双方产生影响。也就是说，人际沟通是以改变对方的思想、行为为目的的一种沟通行为。借用社会学的术语，就是产生较强的互动。互动是人们通过接近、接触或手势、语言等信息的沟通而发生的心理交往和行为交往的沟通过程，又称社会互动。如一个护士选择支配患者的方式，这可能是因为护士喜欢控制患者的方式或是因为护士从患者那儿感到患者愿意服从。

(4) 医患沟通情境性：人际沟通是发生在一定场合中的信息沟通行为，总是在特定的时间、地点、参与者、话题等各种因素中进行的，这些构成了沟通的情境。人际沟通方式受情境制约。在通常情况下，人们总是根据时间、空间、双方关系等不同的情形来选择不同的话题，进行适当的沟通。

(5) 医患沟通接近性：人际沟通要求所有的沟通者在空间上接近。医患沟通特别是面对面沟通，不仅借助于语言沟通，在相当大程度上也依赖于非语言的沟通，在诊疗过程中医患之间基本上已无心理戒备存在，患者会尽力配合医师寻求健康问题的危险因素，并愿意承担一定的医疗风险，特别是患者在取得对医师的信任以后。

二、医患沟通技巧

世界卫生组织的一位顾问曾做过一项调查：当患者诉说症状时，平均 19s 就被医师打断了。有些医师很怕和患者多说话，甚至不会问诊。那么，医患如何沟通？医患沟通中医师的态度往往是十分重要的。医师必须诚恳、平易近人，有帮助患者减轻痛苦和促进康复的愿望和动机。沟通能力是医师必不可少的能力。

1. *医患沟通语言技巧* 语言所反映的是一定事物的标志，语言的语法规则反映思维的规律。语言是作为人类最重要的沟通工具而产生和发展的。因此，掌握语言技巧对医患沟通十分必要。

(1) 听的技巧

①倾听：一般患者就诊时主要进行问题陈述，看到许多患者排队等候或医师注意力不够集中，容易造成会谈中断，特别是患者心理和社会层面上的问题不能得到解决时。如果医师能说几句鼓励的话，如:“如果你觉得最近身体状况有什么不对劲，那就说说吧！”“你来看一次病挺不方便的，如果有什么问题都说来听听。”这样就可以使患者大胆去说出整体健康状态了，医师也可以较为全面了解患者更深层次问题。倾听时要全神贯注，倾听是最重要最基本的一项技巧，倾听并不是单纯地将别人的话听到而已，当患者谈话时，医师应集中精力去听，不做无关的动作，让患者感到医师十分重视和他（她）谈话。在倾听过程中，目光应集中在患者的面部，保持眼神的交流，以虚心的态度与对方交谈，不时点头作“嗯、嗯”声或简单地插一句“我听清楚了”等，表示医师正在认真地听。但遗憾的是倾听常被繁忙的医师所忽视。可以说，倾听是发展医患间良好关系最重要的一步。

②不随便打断患者思路：患者在陈述病史时，医师宜保持安静，这样做不仅有利于听清和理解患者说话的内容，而且是对患者表示尊重。即使有些患者谈话时思路不太清晰，也应该无条件地接受患者，不能有任何拒绝、厌恶、嫌弃和不耐烦的表现。如果患者有些急躁，医师就更要心平气和与冷静，努力营造一种使患者感到自在和安全的气氛。如果患者叙述离题太远，医师可以礼貌地提醒患者，请他回到主题上来。医患会谈时，对患者来说，医师多次打断患者的谈话，就往往意味着患者失去对恢复健康的希望和信心。医患沟通时，医师不仅要有良好的倾听技巧，在听的过程中理解患者的感受，而且在患者谈话叙述后，抓住主要问题，及时做出正确反应，针对患者的问题和感受做出概括和总结，并提

出一系列可采取的措施供患者选择。正确反应过程包括倾听、识别感受、理解感受、恰当反应、正视患者提出的问题并提出可供参考的建议。

③应注意避免的不良习惯：作为医务人员在医患沟通时，应有意识做一些自我评价，看看自己的行为是否存在下述不良习惯并尽力避免。不能专心倾听患者谈话内容；患者谈话时医师做其他事情，如写东西、看别的地方、整理桌面；对患者所谈的内容自己感兴趣时才听等。随意打断患者的谈话或因外界干扰而中断谈话或没等患者讲完要表达事情，就已经开出了处方或检查单。不注意患者谈话内容只注重自己的意见表达。

④正确反应识别其感受：通过倾听患者的叙述和观察其非语言表达，识别、理解其感受，医师获得患者感受后，应努力搜集与自己或临床经历中类似的感受，设身处地从思想上接受和承认患者的感受，最后达到理解其感受。医师讲出自己是如何理解患者的感受的，并试图获得患者的反馈信息，取得患者的信任。

以上步骤应逐步进行，因为无论患者来就诊的目的是解除病痛，还是就某一问题咨询，其目的性都很强。只有患者觉得医师认真听取病史并真正理解了他的问题、感受，才可能与医师建立互相信任的医患关系。

(2) 提问技巧：只有通过提问并且善于提问，医师才可以得到更多的信息，发现深层次问题，提出宜某一患者的建议和解决问题的办法。

①启发式提问：医师在概括与正确反应患者的感受以后，应该选择适当的方式鼓励患者进一步反馈信息，启发患者谈出更多的情况。启发式提问时通常使用非语言沟通，如微笑、点头、目光关注和身体前倾等，一般先用未完成句，意在使患者接着说下去，只要医师能够捕捉住患者某些烦恼或顾虑的倾向，便可以用不同的方式鼓励患者表达。

②封闭式提问："封闭式"问题是将答案给予限定，只允许患者回答"是"或"否"或在两三个答案中选择一个。如"你的年龄多大？""你是否结婚了？"等诸如此类。封闭式提问是必要的，一般用在为了弄清楚某个症状的确切部位和性质，但应尽量少用。医师的提问也不宜按照既定的检查表和格式化病史的固定顺序提问，尤其要避免连珠炮式的"审问"方式。这样的提问限制了患者的主动性，容易让患者感觉到自己陷于"受审"境地。

③开放式提问："开放式"问题的回答非常灵活，没有限制，使患者有主动、自由表达的可能。这既体现了医师对患者独立自主精神的尊重，也为全面了解患者的思想情感提供了最大的可能性。患者愈是感到受尊重，感到无拘束，他就愈可能在医师面前说清楚健康问题的深层次背景信息。

医师还常采取"有限开放式"提问，如"昨夜睡得怎么样？""有限"指只限于昨天的睡眠，"开放"意味着患者的回答有很大的自由，可简可繁，侧重点可由患者自由选择，患者自认为无关紧要时可以不谈。

④追问式提问：系指接着患者的叙述进行追问。如当医师了解到孩子的母亲在孩子腹泻时予以禁食，就可以进一步追问"你能不能告诉我，为什么你不给孩子吃饭？"有时适当地追问，还能澄清一些事实。就是弄清楚事情的实际经过，以及事件整个过程中患者的情感体验和情绪反应。尤其是患者感到受了刺激的事情，澄清十分必要，否则，就很难有真正的沟通。

⑤提问的注意事项：医患沟通时的提问一般以封闭式提问开始，特别是初诊患者和彼此不太了解时；会谈开始后，以适当方式提出追问性问题；适当提出开放式问题；提问时注意患者的背景；一次只提出一个问题；避免用“为什么”开头提问；患者对提问尚未理解时，最好不要重复原问话，可变换口气再问同样的问题；在任何情况下都不提诱导性问题，以免使患者处于困境。

⑥释义：是一种帮助患者领悟自己真实情感的会谈技巧。在医患会谈时，患者的表述常有词不达意的现象发生，或者在语言行为或非语言行为中不自觉地流露一些言外之意。医生应设法领悟患者的真实意图，如“那一定让你遭受挫折了”“我能看得出这使你感到很窘”“你对那件事一定感到很厌烦吧”这些句子虽然没有包含判断谈话者情感正确或恰当与否的意思，但通过释义将其言外之意提出来，帮助患者正面地确定自己的情感和思想，从而能顺利地继续会谈。释义是医师与患者表达共鸣和反响的极好方式。陷入困境的患者一旦感受到医护人员对他所流露的情绪有所理解，他会从心底里对此表示感激。释义这一沟通技巧往往可以促进医患之间的沟通。

⑦阐释：是医护人员以患者的表述为依据，提出一些新的看法和解释，以帮助患者更好地面对或处理自己问题的沟通技巧。与重复、澄清和释义等技巧不同，阐释包括了新的提议和解释，对患者来说，既可以接受它，也可以拒绝它。阐释使患者感受到关切和尊重，也对自己如何医疗保健有了知情和选择权。

⑧沉默：是对会谈的内容暂不予答复。在会谈中恰当的运用沉默，也是一种很有用的沟通技巧。沉默既可以表示接受、关注和同情，也可以是表示委婉的否认和拒绝，视其时机、场合以及如何运用沉默而定。

2. 非语言沟通

(1) 表情：表情指人们表现在面部的思想感情。它是凭借眼、眉、嘴以及面部肌肉的变化等体现出来的。人们内心情感常有意无意地通过面部表情显示出来。在医患沟通过程中，会谈时面部表情应该是诚恳坦率、轻松友好的，还应该是落落大方、自然得体、由衷而发的，不矫揉造作的。面部表情在人际沟通过程中是十分重要的。得体的面部表情除了起主导作用的眼神和笑容，还有眉部的紧皱与舒展、口型的变化等。

医师的表情应与患者的感情合拍，当患者讲述他的痛苦时，医师的表情应该庄重、专注，甚至眉头紧锁。当患者讲到兴奋之处时医师的表情应该是面带微笑，表示分享其快乐。当患者诉说原委时医师应以深沉的点头表示理解。当患者述及隐私时医生应将上身前倾，将与患者的距离缩小，以表示倾听和为其保密。这种“支持动作”将使医师的形象和蔼可亲。

不应该摆出一副盛气凌人的架势，也不应该显示自负自矜的面孔。在我国现行医疗服务体系中，医务人员对此认识普遍不足，尽管卫生系统一直推崇微笑服务，但收效甚微。

(2) 眼神：在各种器官对刺激的印象程度中，眼睛对刺激的反应最强烈。各种器官所占的比例分别为视觉 87%、听觉 7%、嗅觉 1%，可见目光接触在人际沟通中有极其重要的作用。

在医患沟通中，医师应使其眼神的变化有一定的目的，表现出一定的内容，一般热情、诚恳的目光表示亲切，平静、坦诚的目光表示稳重，闪耀、俏皮的目光表示幽默，冷淡、虚伪的目光表示不悦，咄咄逼人的目光表示愤怒。

保持目光的接触（eyecontact）有鼓励患者继续倾诉的作用。但需注意目光宜注视患者面颊的下部，不宜一直盯着患者的眼睛看，不然将给人以高高在上的感觉并使患者不安。目光不能斜视患者，斜视表示轻视。目光不能游移，目光游移表示另有所图。如果患者的讲述离题太远，医师可将目光移开，可使其语言简洁。

(3) 手势：在人际沟通中，人们常以手势语符号表情达意。一般说来，手势的运用应该明确精练、自如和谐并体现个性。

(4) 姿态：诊室里医务人员的姿势可以表现为“漠不关心”“无可奈何”“莫名其妙”“漫不经心”“自大傲慢”等，良好的坐姿要端正、舒适、自然、大方。医师的坐姿应体现轻松，上身微微前倾或微微点头可使患者觉得医师在十分专注地听他讲述病情。如患者有紧张不安的表现，医师可用握手、拍肩等表示关怀，可使患者放松一些。

(5) 仪表：系指一个人包括相貌、身材、衣着、装饰等。相貌和身材是与生俱来的身体特征，而衣着、打扮却是按照人们自己的审美观和标准刻意追求的外在美的体现。医师工作服需整洁，如用西装领工作服内着衬衫时，男医师宜戴领带，在夏季宜着长裤，不宜穿风凉鞋、运动鞋等。若非手术操作不必戴帽，但头发应梳理整齐。女医师可淡妆，但不宜浓妆艳抹，珠光宝气。护士的仪表应该整洁、美观、大方、朴实，不应该衣帽不整、不修边幅、蓬头垢面、邋邋遢遢或是袒胸露背、娇里娇气。

(6) 时间控制：任何人际沟通总是在一定时间和空间内进行的，因此时间和空间也就成为医患沟通过程中不可分割的组成部分，在诊室里面对着排队等候的患者，医务人员应显得工作干练，有时间观念和有效率，但具体到某一正在诊疗的过程时，又应显得耐心和细微。在诊疗或交谈的过程中，医师应该专注地倾听和真诚地交谈，不宜频频接听电话或起身暂离使交谈中断。

(7) 空间控制（诊室环境）：霍尔认为在文明社会中，人际沟通的空间范围可分为亲密距离、私人距离、社交距离和公众距离四种。不同情景下，需要的空间距离不同。在诊室里，许多患者发现，随着物理空间的丧失，他们的也失去了自己的隐私，这是他们承受的最大压力之一。医师对患者的距离一般宜一手臂之距，不宜过分接近。若男医师需检查女患者的身体，必须有女护士在场，如若需女患者解开衣扣之类，男医师不宜亲自动手。

诊室的环境：诊室的安静至为重要，应避免闲杂人员进出，通风应该良好，光线应该柔和。如有条件应尽可能地安排一位医师使用一个诊间，以保证患者病情的隐密性和促进沟通。

(8) 身体接触：在医患沟通过程中，身体接触这种无语言的动作也可以引起巨大的心理沟通作用。如在一例受到重伤的患者，生命垂危，疼痛剧烈，遍身都是血迹和污渍，这时医师尽可能不脱离患者视线，轻轻擦去手上污渍，紧紧握住患者的手，并用眼神告诉他：“挺住，会过去的！”这种肌肤接触的信息传递会给患者战胜伤亡起到十分重要的作用。

(9) 副语言：又称辅助语言，指有声而无固定意义的声音符号系统。按照发声系统的各个要素，它可以分为音质、音量、音幅、音调、音色、语速、节奏等不同种类，包括语言沟通中的咳嗽、呻吟、叹息、嬉笑声等。

三、临床会谈程序与接诊技巧

沟通是建立良好医患关系的必由之路，良好的沟通可使患者感觉受到重视、亲切、有信任感。沟通的基础是医师对患者的同情心、关心。良好的沟通在很大程度上取决于医师掌握沟通的技巧和临床接诊的程序。

1. 临床会谈准备阶段　建立医患关系阶段的主要目标是创建一个良好的交谈氛围和使患者产生信任感。交谈是医患沟通的主要形式。交谈准备一般从打招呼开始。患者进入诊室时，医师宜以亲切的笑容打招呼，可直呼其名，对年长者宜用尊称，如老伯伯、老妈妈等，对年幼者可用关爱的口气，如称小王、小李等。这样可使患者觉得受到了尊重，一般不宜以其诊号代替姓名。招呼患者坐下，轻扶或寒暄也可以消除其不安。通常不宜刚一见面就问病情和在尚未很好沟通之时强求获得所需的资料，让患者感到医师关心的是疾病而不是患者本人。

2. 临床会谈实施阶段

（1）察言观色和寻找共同点：通过细心观察，努力寻找共同点。医务人员从患者一进入诊室，就应通过观察患者的步态、服饰、说话用词和举止谈吐等推测出他们的年龄、文化程度、工作性质等情况。有了这些基本估计，在引导患者谈话时就有了方向，就容易找到共同点。

一个人的心态通常可以从眼神、面部表情和一举一动表现出来，医务人员在医患沟通时，应善于发现患者的这些信息，并理解患者的心态，进一步引起感情共鸣，相互吸引，产生信任。

为了顺利实施医患沟通，应避免相异之处。古希腊哲学家苏格拉底有一种方法，现称为“是”的反应技巧。即在会谈时不要触及患者不高兴或不同意的问题，而要让他们一开始就做出肯定的回答：“是的”。当患者叙述的问题有违于客观现象的感受时，应先予以肯定，避免一开始就与患者观点冲突。这里指的是肯定患者感受的真实性，切不可妄加否定。如患者诉述“身体各处神经老在一跳一跳的”。医师首先必须肯定患者这种跳动感的真实性，并且对患者的不适感和担心表示理解。解释是下一步的工作，如告诉患者，跳动感来源于肌肉的活动或动脉的搏动等，因为神经是不会动的。又当眩晕患者诉说：“天花板和地板、桌子和椅子，甚至眼前的一切都在旋转，以至于眼睛不敢睁开。”医师也应先承认患者的感受是真实的，下一步再设法告诉他：“这些东西其实都没有动，你的感觉是错误的和虚幻的。”医师必须承认，时至今日，医学对患者的多种奇异的感受仍然不能做出令人满意的解释和说明。至于患者的想法，即使明显的是病态的，也不可采取否定态度，更不要与患者争论。

（2）调整语调：医患沟通时，由于双方身份、社会地位、职业、经历、性格和心情相差悬殊，会谈的主题和内容不同，其语调也应该随机应变。一般情况下说话时的语调能很清楚地反映人的情绪，同样一句话，即使不看说话者的表情，也可从语调里体会出说话者是高兴、忧伤、厌恶、不耐烦、不赞成、灰心、羡慕等情感色彩。因此，医务人员在医患沟通过程中，不仅要注意如何寻找共同点，而且要重视语调在沟通过程中的作用。

(3) 进入会谈主题

①判断患者的就诊目的：全科医疗采用以健康为中心、以家庭为单位、以社区为基础、以预防为导向的连续性、综合性和可及性原则，医患沟通目的既可以是躯体不适或疾病、心理问题、社会因素与健康关系，也可以是健康咨询、预防保健、疾病管理和康复需求等。

②以健康问题为目标：针对患者就诊目的或需求，运用沟通技巧，采取通过倾听、提问等多种沟通技巧理解患者作为一个患者的感受，然后由医师提出若干处理方案与患者商讨，进一步明确诊断治疗计划，以处理现患问题。全科医师必须时刻牢记解决患者的实际问题，慢性非传染性疾病，特别是暂时不能治愈的疾患，则应建立管理方案，逐步实现患者的最佳健康目标。

③ BATHE 问诊：Stuart 和 Lieberman（1986 年）介绍了以 BATHE 作为广泛采用的医疗记录格式 SOAP 的补充。BATHE 系首字母缩写，它引申出 4 个问题及一个适当的回答。其优点是体现生物 - 心理 - 社会医学模式的病史采集要求，能够迅速有效地抓住患者心理、社会问题的主要内容。

BATHE 记录法可以使对患者进行心理评估时复杂的方法显得简明而有序，有助于将生物医学与心理学结合在一起，对医师和患者都有意义。通过集中地问一些有针对性的问题，可以得到一个简略而综合的回答。在日常诊疗中使用这一策略进行评估及治疗，不会影响医师们在一天之内处理大量患者。

背景（background，B）：一个简单的提问，如“最近你过得怎么样？”就可以引出患者来访的背景。

情感（afection，A）：即情绪状态，一个问题，如“你对那件事的感受如何？”“你心情怎样？”可以使患者说出现在的情绪状态。

烦恼（trouble，T）：“什么事最令你感到烦恼？”这一问题既有助于医师也有助于患者将注意力集中于患者处境的问题上。

处理（handling，H）：医师可以根据患者对“你是如何处理那件事的？”问题的回答，对患者的功能状态做出评估。

移情（empathy，E）：医师在提问结束后，可以用以下一句话来对患者表示关切：“这对您来说一定是很困难的了。”“你可真不容易呀！”“我可以理解您的那种感觉。”

(4) 非语言沟通：医师的话要使患者能接受和理解，除了语言必须简洁、明快、生动明了外。还应注意使用非语言沟通方法，加深医患关系，彼此建立信任关系。

3. 临床会谈结束阶段

(1) 暗示本次会谈结束：会谈结束前，医师应简述或总结本次会谈成果，特别是对患者理解，患者与医师讨论某一问题，其用意显然是要医师理解这一问题。对患者来说，若想完全有把握地知道医师的理解程度，最容易的方法就是听医师说出其所理解的东西。就能展现理解的程度，纠正医师对谈话内容的误解，并暗示本次医患会谈的主要任务已经完成或安排的时间即将结束，若患者尚有提出较多问题的意图，可以另行预约。

（2）整理会谈记录：每次正式安排医患沟通的内容都应做记录，一般是边谈边记，记录后应及时整理并存入居民健康档案内，记录方式按全科医疗 SOAP 格式，体现以问题为导向的健康档案要求。非正式沟通的目的和过程则较为简单，随机性较大，往往没有明确的分段，如一次用药指导的会谈，根据需要决定是否记录。

（3）确认患者清楚医嘱：会谈结束阶段应清晰地指导对问题的处理目标、方法、效果评价、药物副作用、标本的收集、观察日志的正确填写等，对于患者执行的医嘱，最好清清楚楚地记录在患者随身携带的卡上，并要求患者或其陪伴人员复述一遍，以便确认患者已明白医嘱的全部内容。

（4）确定预约：观察随访是全科医疗连续性原则的重要内容，包括随访的地点和联系方式，都应做出具体安排，以便长期维持良好的医患关系。

四、与沟通困难的患者会谈的技巧

1. 儿童

（1）针对不同年龄特征把握儿童心理需求：儿童的心理发展是渐进的，在量变之中又有质变。体现这种质变的标志就是儿童心理的年龄特征。儿童在每个年龄阶段各有其典型的、稳定的心理特征。每个年龄阶段的儿童有其不同于其他年龄阶段的本质的、典型的心理活动特点。逆着儿童的心理需求的诊疗过程，不仅不能取得其配合检查和治疗，而且容易造成对医护人员和医院就诊环境的恐惧和厌恶等心理活动，形成新的伤害。

婴儿期（0～1岁）：医患沟通主要发生在医护人员与患儿家长或其监护人之间，沟通技巧符合一般沟通规律。

幼儿期（2～3岁）：儿童已开始有目地学习和模仿游戏活动，尽管患病后可能失去兴趣，医护人员在其家长的陪伴下，在言语鼓励的同时给予某些玩具（如布娃娃）常能分散患儿注意力，减少对病痛感受，同时注意保持诊室环境安静，特别是远离其他哭闹的儿童，可以减少患儿对诊室环境和诊疗过程的恐惧，取得对体格检查和治疗的配合。

学龄前期（4～7岁）：儿童接受知识能力有了进一步增强，除了好奇的天性外，对漫画、儿童图书和讲故事有特别的兴趣，并能理解故事中的寓意，区分“好人”“坏人”。与此阶段儿童沟通，最好不要直接进入主题，而是循循善诱，医护人员给予卡通画并试着提问，得到回应后及时给予表扬和鼓励，并就其身体不适和心理问题逐一询问，在做进一步检查和处理前，应首先给予解释，必要时由家长或医护人员紧抱怀中，适时耳语，不断鼓励。

童年期（8～12岁）：儿童正处在小学读书期间，通过学习，其知识和技能有了较大幅度提高，思维、认知、语言、情感、意志和个性发育迅速，同时渴望得到尊重，甚至喜欢被看作“小大人”，对医生能帮助患者解除病痛深信不疑，就诊时宜注意儿童的感受，采用诱导启发和鼓励的方式，结合其家长的观察，获得较为准确的病史资料。

（2）构建适合于少年儿童心理特征的就医环境

①在现实当中有两种做法有碍于儿童心理卫生：超越儿童年龄阶段，使儿童对教育内

容及方式都感到力所不及。退化性培养和过度保护，即孩子的心理发展水平已经提高了，父母仍按以往的方式对待孩子，施加过度的保护措施。结果使孩子愿意做的不能做，应当做的不会做，延缓了心理发展，形成了许多不健康的性格特征。

②儿童心理的个性特征表现在二个方面：某个具体儿童的心理特征可能提前也可能落后于他实际所处的年龄阶段。是儿童之间在能力、气质等方面存在差异。给儿童实施教育训练的内容和方式都必须照顾到儿童心理的个别特征，不然就会有碍于儿童心理健康发展。

由于儿童自出生就带来了各自的气质特征基础，所以其父母及指导教师对待孩子的态度和管教方式等都应有所区别，否则，容易给儿童造成身心伤害。国内外的有关研究都指出，自婴幼儿时期开始，就按照气质类型区别对待地进行教育，易于形成良好的性格特征和心理健康；否则，容易给儿童造成心灵创伤，久之形成心理疾病及行为障碍。

沟通中应使用儿童能了解的字眼，多给予安慰和赞扬，启发他们的思维，实施有效的沟通以取得其信任。掌握各年龄组儿童对疾病的心理及情绪的不同反应，注意身心两方面客观征象及主观症状。在整个健康照顾过程中应尊重儿童，做到言而有信，与他们建立平等友好的关系。

2. *青少年患者*　青少年期儿童生理、心理发育向成人过渡，变化复杂，以情绪不稳、易激动、性心理不断成熟为特征。他们多愿意自主，不喜欢父母在旁或代其发言，也不喜欢被当作儿童对待。因此，在与青少年会谈时，应让他们尽量发挥，并征询是否愿意父母陪伴。会谈方式可采用成人对成人的模式。青少年最不耐烦说教式的长篇大论，医师应注意避免。由于青少年心身发展比较快，在发展过程中会遇到各种各样的问题，医师应与少年儿童建立良好的人际关系，为其提供一个没有威胁气氛且富于感情的环境，让其充分表达内心的感受，并鼓励其参与诊断和治疗计划的制定。但青少年成长过程中的身心问题，如逆反心理、家庭管制和交往朋友等，视同为个人秘密，医师除了与他们交朋友来获取这些信息，还应予以保密，并制订随访计划帮助解决这些问题。

3. *老年人*　老年人的特点是各器官生理功能衰退，大脑皮质开始萎缩，思维不够敏捷，认知功能下降，自尊心强，言语啰嗦，对自己的主观健康评价差，且对躯体的不适比较敏感，故医师应表现出尊重、关心、耐心，对交谈的要点宜多重复，设身处地地为老年人着想，解决老年人的问题。

4. *预后不良者*　疾病晚期的预后不良者，其本身承受着身体上巨大的痛苦，有些患者为了不给家人、亲友添麻烦，极力表现出镇静；而有些患者则表现出失望、悲哀和愤怒等。对此，医师应充分表示同情，尽力减轻患者躯体痛苦和给予心理上支持，为患者谋求最佳处置方案。注意通常情况下不宜抑制其悲哀，不应用不实的保证，以免日后因失望而绝望，但可以保证医师将不断地帮助他们。

5. *疑病倾向者*　对于有疑病倾向者，应该认真地倾听他们的陈述并对其疑虑程度及躯体情况做全面细致的评估，认真地为他们排除器质性疾病，对患者要有耐心，注意倾听患者的主诉，允许其哭泣等情绪发泄行为，可采用分散其注意力的方法缓解症状，并给予适度的关心和支持。同时，可通过预约就诊，减轻因频繁就诊带来的压力。

6. 愤怒的患者　愤怒是由于感觉受到人为的不公平对待而出现的一种情绪状态。有时患者因突然遇到不如意的事情或难以接受的事实时，也会以愤怒的方式来发泄自己的不满。对于这类患者，首先应理解患者的处境，关心他的困难和要求，不与患者发生正面冲突，合情合理地帮助患者解决最迫切、最实际的问题。医师还应该以坦诚的态度，表达积极协助的意愿，设法找出患者受挫折的原因或压力的来源，让患者认识到自己的愤怒状态及其危害。

7. 依赖性很强的患者　依赖性很强的患者试图将所有的问题都托付给医师来解决，认为医师可解决所有问题，无限地被动依赖医疗处置。医师在建立此类医患关系的早期一经发现，就应当告知医师能力的限度，鼓励他们主动地解决自己的健康问题，并协助患者利用有效的资源支持，减少对医师的依赖程度。

8. 多重抱怨的患者　这类患者通常主诉有多系统、多器官的症状，可以说从头到脚全身都不适，但这些症状又都很含糊，如头晕、倦怠、酸痛等，有时也抱怨生活、工作和人际关系不良等。就诊频繁，并抱怨医师的治疗无效，使医师感到束手无策。这类患者常有焦虑和不满的心理，又多缺乏家庭和社会资源，因此，医师在与此类患者沟通时不应被患者的感觉牵着走，而是探索引起多重抱怨的真正原因，寻求家庭和社区资源支持，调整其生活方式和行为习惯等。

第三节　全科医疗服务团队的沟通

所谓团队是指由少数有互补技能、为了共同的目的、目标和方法而相互承担责任的人们组成的群体。一般团队规模在 2 ～ 25 人，社区卫生服务机构中大多按部门再分出下级团队，全科医疗服务团队可能就是其中之一，其组成包括全科医师、社区护士、社区医师、康复医师、营养师等。全科医疗服务团队的沟通目的包括实现全科医疗服务的共同目标，发挥团队成员的特长，相互配合、优势互补，有效地利用卫生资源，全方位提高服务质量。

全科医疗服务团队仅仅重视医患沟通是不够的，道理很简单，生产力来自于团队内部，尤其是内部的人。团队内部沟通良好与否关系到团队的气氛、成员的士气，影响着组织效率进而影响生产力和生产效率。为此，团队内部应建立起畅通的沟通和交流渠道，倾听和对话是内部沟通的法宝。

一、全科医疗服务团队群体沟通的策略和方法

1. 倾听内部意见　在团队成员间加强交往并建立相互信任的基础上，领导人应把听取内部意见当作首要任务。倾听内部意见能使第一线的团队和组织建立直接联系，当他们的意见受到重视时，他们的积极性会提高，主动性才能得到充分地发挥。常采用的方法有头脑风暴法和群体列名法。

(1) 头脑风暴法：设计思路是让其他人的想法刺激你的思路，让其他人不断地说出自己的想法而自身不参加不讨论，其他人的想法越多越好，让其他人把奇思妙想说出来并且

不怕离谱，绝不扼杀其他人的思想与表述。

会议主持人应具有一定的素质，善于听取意见。简要步骤：①在头脑风暴法沟通期间只出题目，不谈自己的意见和设想；②鼓励参与者自由地发表自己的看法；③要求与会者只谈自己的方案和设想，不对他人的意见和设想进行评论，以免影响畅所欲言；④鼓励与会者在倾听他人的意见后再次发言，并不断更新自己的方案。

（2）群体列名法：此法要求群体成员在开会时必须出席并各自独立思考。简要步骤：①群体决策会议规模以 7 ～ 10 人为宜，与会者围桌而坐；②明确所要决策的问题；③花 10 ～ 15min 让与会者把自己的决策方案或设想写在纸上；④与会者轮流发言，公开自己的意见和方案，彼此交流；⑤请 1 位记录员将每条意见用简单的解释性语言列出来（不列提出人的姓名），通常列出 18 ～ 25 条；⑥逐条讨论所有意见，并对不明确的问题进行质疑和解释，使与会者明白；⑦经过群体交流后，与会者以自己对于各条意见的赞成和喜欢为序，列出排序清单，然后汇总统计；⑧按各条意见的赞成人数多少排序，排在前面的就可以作为群体决策的推荐方案。此法的优点是群体成员有均等的机会参与决策，能够充分表达自己的意见。

2. *使用多种渠道的内部联系*　全科医疗服务团队领导者常认为利用周会、早会等将任务或通知布置下去，他们的任务就完成了。实际上，这种单向沟通很难达到预期效果，因为团队成员的学历背景、工作性质和服务方式存在很大差异，一种计划很难在所有成员的岗位上采用同一种方式顺利实施。因此，沟通渠道也应该是多种多样的，如小型会议、工作小组讨论、录像和录音设备、内部网络、电视或通告屏幕等。

3. *鼓励双向交流*　全科医疗服务团队工作性质和作业方式不同，团队成员的工作计划完成情况和作业质量有时难以通过一般观察或书面报告方式准确表达，这时最简便的方法就是鼓励大家双向交流，相互之间既可以了解各项计划的完成进度，又可以避免误解，有利于整体目标的实现。

4. *及时反馈*　对于团队成员之间交流的信息，要及时反馈，当员工未能及时得到反馈时，他们往往会向最坏处设想，从而影响他们的工作情绪和积极性。不及时反馈信息有时还会产生谣言，造成人际关系的紧张。

二、团队成员个体间沟通

全科医疗服务团队成员个体间沟通是处理好人际关系的基础，也是形成高效率团队的必要条件。团队成员对自身角色的认知和借助于会议解决角色冲突对良好沟通有重要作用。

角色是涉及他人的社会活动中社会对某一特定个人所期望的一种行为模式。角色反映一个人在社会系统中的地位以及相应的权利、义务、权力和职责。团队中当他人对某人的角色有着不同的认知或期望，这个人就可能面临着“角色冲突”。这是因为他只有否定一个，才可能满足另一个的期望和要求。这种角色冲突现象相当普遍。因此，一个成功的团队需要成员彼此相互合作、支援、扮演不同角色以完成任务，团队成立之初，就应开始分清或指派不同的角色，弄清他们的职责。团队中应包括担任不同角色的人，如果没有核心人物，团队就成一盘散沙；如果没有监督或评估者，团队成员的业绩就无法评定；如果没有实施者，团队就无法完成任务。

对于团队，会议是必不可少的沟通方式。会议是团队成员进行交流的重要场所，也是团队成员间、成员与领导者之间达成共识最佳环境，同时也是解决角色冲突的重要途径。

第13章

全科医疗中循证医学

第一节 循证医学的概念

一、循证医学的定义

循证医学（evidence-based medicine，EBM）即以证据为基础的临床医学，它是近年来国际临床医学领域迅速发展起来的一个新的方法和学说。其核心思想是强调无论制订个体诊疗决策还是重要的卫生决策都应该建立在科学的研究证据之上，循证创始人 Dayid Sackett 教授诠释循证医学“慎重、准确、明智的应用当前最佳证据，结合临床医师的专业知识和经验，并考虑患者自身的价值观，为每例患者做出最佳的诊治决策”。

循证医学要素包括患者、医师和证据。重要是遵循证据。现有最好的证据来自临床相关研究、医学基础研究，如随机对照的临床试验产生的结果，它并不强调根据直觉得到的非系统的临床经验以及疾病的病理生理的基础知识。忽视临床实践经验，即是得到最好的证据也可能用错，因为每例患者的情况不同，必须因人而异，结合临床资料具体分析。所以，循证医学要求临床医师根据科学研究的依据来处理患者，在仔细采集病史和体格检查基础上，通过有效的文献检索，并运用科学的方法评价临床文献，寻找相关的信息和证据，解决患者的临床问题，制订疾病的诊断、治疗和预防措施，使循证医学在医疗实践中有效的防治措施得以实施。

随着临床医学的迅速发展，人们越来越认识到动物实验不能取代对人的研究，因为人体远较动物复杂，而长期以来单纯根据病理生理机制指导临床治疗也发生了疑问，随机对照试验在医学研究中的广泛应用为循证医学的产生奠定了基础。有效利用医疗资源并提高医疗服务质量和效益，促进科学化卫生管理决策。

二、循证医学产生的背景和基础

作为循证医学理论基础的临床流行病学，在20世纪80年代得到了很好的发展，Cochrance 协作网的成立又为制作、传播和不断更新医疗卫生临域中的各种防治措施提供了科学基础。循证医学中的主要证据来自临床随机对照试验，RCT）的 Meta（荟萃）分析结果，在 20 世纪 60 年代临床随机对照研究还十分少见，而现在已被普遍接受，任何一种新药上市都必须通过有效的临床试验。随机对照临床试验是采用随机分组的方法，将患者人为的分为试验组和对照组，试验组采用试验措施，对照组不采用试验措施，经过若干疗程，比较两组的效果（如有效率、病死率等）。在不可以经行随机对照试验或没有随机对照试验结果时，设计良好的非随机对照试验（包括观察性、描述性研究）也可作为证据，但其可靠程度不及随机对照试验。相关资料必须在具有可获得、可供使用、可被接受、可应用和可被评价性 5 个先决条件后，才能开展循证医学。

Meta 分析（Meta-analysis）是指采用特定的统计学方法，将多个独立的、针对同一临床问题的而且可以合成的临床研究结果综合起来进行定量分析。Meta 分析作为一种进行系统分析的方法和手段，已越来越被更多的人所接受。

20 世纪 70 年代末，英国已故流行病学家 ArchieCochrance 首先提出将有关临床专业的所有随机对照试验结果收集起来进行系统评价，为临床实践提供可靠依据。20 世纪 80 年代出现了跨国合作的对某些重要疾病（如癌症、心血管疾病等）的疗法进行系统综述，对当时的临床实践和临床研究方向产生了重大影响。1992 年，首先在英国成立 Cochrane 中心；1993 年，成立 Cochrane 协作网；至今已在 13 个国家（包括我国）成立了 15 个 Cochrane 中心，我国 Cochrane 中心建立在原华西医科大学内。

第二节　全科医疗中循证医学的实施步骤

开展循证医学，首先要提出一个需要解决的临床问题，然后进行有效的文献检索，选择有关的最佳研究资料，并使用科学的方法进行评价，了解其优缺点，分析其结果是否正确合理，最终提取有用的临床信息用于解决患者的问题。在评价时既需要有关的病理生理基础知识，还需要具有相应的行为医学知识。归纳起来，在全科医疗中进行循证医学可分为四个步骤进行：提出全科医疗实践中要解决的问题、收集有关问题的文献、应用临床流行病学方法和评价这些资料的真实性和有用性、在临床上实施这些有用的结果。

一、如何提出全科医疗实践中要解决的问题

全科医疗实践中的问题来源于多个方面，既有诊断、治疗、预后判断、病因推断等临床医师每天会碰到的许多问题，也有预防保健、康复指导以及如何将治疗与预防服务结合、提供综合性服务等问题。有的问题属于临床医师的基本技能，如疾病的诊断和治疗过程中，如何全面正确地收集病史和进行体格检查？如何合理地解释临床表现？如何进行鉴别诊断？应选择什么样的诊断试验作为进一步诊断的依据？如何选择利大于弊、效果好的成本低的最佳治疗方案？如何估计疾病的病程和可能发生的并发症？对已具有某些疾病危险因素的患者，如何采取适当的预防措施，防止疾病的发生？如何提高患者的生活质量？这些问题都是临床医师所关心的，也是患者迫切想知道的。

全科医师在更新知识、提高临床技能、进行有效的临床实践时也会遇到各种问题，这些问题也可以作为循证医学的问题。当然，要想一下子解决所有的问题是不现实的。全科医师应考虑以下因素，选择急需解决的问题：①在患者的诊治或预防过程中最重要的问题；②医师和患者双方最感兴趣的问题；③在现有的时间内，最有可能回答的问题；④在全科医疗实践中最常遇到的问题。全科医师应根据这些因素和自身工作条件，开展循证医学，提高全科医学服务的水平和质量。

二、收集有关问题的资料

随着信息技术的飞速发展，临床医疗服务中可利用的信息资源也越来越丰富，除了图书、杂志，目前还有很多的电子出版物，通过国际互联网，迅速查找最新的信息。在全科医疗的循证医学实践中，以下两家杂志是非常重要的信息来源：《美国内科医师杂志俱乐部》（American College of Physician Club，ACPJC；网址为：https：//www.acponline.org/journals/acpjc/jcrnenu.htm）和《循证医学》（EBM；其网址为：https：//www.bmjpg.com/data/ebm.htm）。上述两家杂志将研究方法科学、结论真实而有临床实用价值的文章以结构摘要的形式作为二次出版物出版，并附有专家评述。结构摘要的选择要经过二个步骤：①由图书管理员和流行病学家，按照事先确定的主题词和方法学标准，采用手检的方法检索临床杂志中发表的有关诊断、治疗、预后、病因、预防、生活质量、卫生经济学分析等方面的文章，并从中筛选出科学性强、结论真实的文章；②将筛选出的文章交给由临床医师组成的评审组，确定具有临床重要性和实用价值的文章。经过上述严格的筛评，将符合标准的医学文献以结构摘要的形式刊出，并以电子出版物的形式，如软盘、光盘或在 Internet 上发表。

三、对文献资料的真实性和有用性进行评价

1. 评价研究结果的正确性

（1）患者是否随机分组？文献中是否提到随机分组？有无随机分组方法的具体描述？

（2）两组患者的一般情况在研究开始时是否相同？所有进入试验的患者是否都归入原先随机化分配的各组中进行分析？

（3）失访率有多少？失访率越高，结果的偏差越大，因为失访者可以有不同的结局，有些可能因好转而不继续求医；有的可能很差、因不良反应或因死亡而离开试验。如失访率较高时，应将上述两种可能的结果都计算一遍，若结论不变，则结果较为可信。

（4）在收集资料时，是否采用“双盲法”（即患者及医师对治疗措施都是“盲”的）？有无盲法设计的具体描述？

（5）样本病例采用什么诊断标准？

2. 对结果进行评价

（1）对治疗作用的评价方法

①绝对危险度（absoluterisk，AR）：治疗后发生某一结局的危险度的减少。假设接受新疗法的治疗组病死率为 10%（IE），对照组为 20%（I0），绝对危险度为 I0 － IE ＝ 0.20 －

0.10 ＝ 0.10。

②相对危险度（relativerisk，RR）：IE/I0 ＝ 0.10/0.20 ＝ 0.50。

③相对危险度的减少程度（relativerisk reduction, RRR）：[1 －（IE/I0）] ×100%＝（1－0.50）×100% ＝ 50%，说明治疗组与对照组相比可减少患者的死亡危险50%，故RRR越大，疗效就越高。

④需要治疗的患者数（NNT）：表示每治疗多少例患者才能防止1例出现不良结局。NNT为AR的倒数，NNT ＝ 1/AR，若AR ＝ 0.1，则NNT ＝ 10，表示每治疗10例患者，能减少1例死亡。NNT越小，治疗对患者越有效。

（2）治疗作用估计的精确程度：实际上，没有人能知道真正（总体）危险度的减少程度（RRR）有多大，只能以样本的RRR去估计，样本RRR为点估计值，常用95%置信区间（CI）来估计总体RRR，计算公式为RRR±1.96SE，SE为RRR的标准误差。

如某临床随机对照试验中，治疗组与对照组各60例，对照组12例死亡，病死率为20%，治疗组7例死亡，病死率为11.7%，计算RRR为41.5%，这是120例患者的研究结果。而研究的目的不仅只是为了观察这120例患者的研究结果，而是通过对样本（120例患者）的研究，了解试验组的疗法对所有该病患者（总体）的疗效。41.5%为点估计值，但是真正（总体）的RRR可能小于或大于40%，经计算95%置信区间（CI）为16%～70%，即患者接受治疗后可能病死率比对照组多16%，也可以比对照组少70%，故结果并不能肯定，有待进一步研究。但如果每组有1000例患者，两组病死率不变，RRR仍为41.5%，则95% CI为14%～65%，表示接受治疗的患者死亡危险比对照组少14%～65%，其波动范围明显小于前者，此时点估计值41.5%有可能代表真正的RRR。这种分析也称为敏感性分析。可以看出，样本越大，真正的RRR与观察的RRR就越接近，95% CI范围越小，其结果越可信。

四、应用证据指导临床决定

1. *估计治疗措施对具体患者的影响*　将您诊治的患者与文献报道中选择患者的标准相比较，包括性别、年龄、并发症、疾病严重程度、生物学差异及社会因素等方面，并应结合考虑所有临床上可能发生的重要结果。有些治疗药物在进行疗效评价时，仅考虑对靶器官及相应系统的效果，而对是否会导致其他系统的严重后果没有考虑，对于这样的研究结果在用于自己的患者时应持慎重态度。如急性心肌梗死后的抗室性心律失常药物虽然可以减少引起死亡的室性心律失常，但它可能增加治疗组患者非室性心律失常的死亡，最后研究人员中断该项试验。

2. *治疗的好处与可能发生的不良反应及费用*　应考虑可能的治疗作用的价值，这可以用NNT来表示。如40岁的男性患者有一次小面积的心肌梗死，心功能正常，无室性心律失常，患者心肌梗死后第一年的病死率若为1%，β受体阻断药可以将病死率降到0.75%，则绝对死亡危险性的减少为0.25%，而NNT1/0.0025 ＝ 400，即治疗400例患者才能挽救1例患者1年的生命，NNT较大，治疗对患者利益不大；而如果1例老年患者心功能较差又有频发的室性期前收缩，其死亡危险性为 10%，治疗作用可以减少 25%的死亡危险性，故绝对死亡危险性差为 2.5%，NNT = 1/0.025 = 40，也就是只要成功治疗 40 例患者就可挽救 1 例生命，其 NNT 较小，治疗对患者有利。

总之，在评价治疗作用的文献时，首先要确立问题，然后用检索手段获得可提供的最佳证据，评价该证据的质量，如果其质量是好的，则可进一步测定该治疗作用的范围，并考虑文献中的患者是否与您自己的患者情况相同，最后还要考虑该治疗的不良反应，测定干预措施的可能结果，综合评价该治疗的好处、不良反应和费用，然后决定是否采用此项治疗措施。

第三节　循证医学的常用方法

在循证医学研究过程中，对于一个相同的问题往往有众多的学者在不同时间、不同地区、不同环境下，选取一定的研究对象分别进行的，他们获得的结果不尽相同，但他们的目的是一样的，都是为了证明相同的问题。因此，为了把零散的研究综合起来更好地说明问题，需要进行综合分析。综合分析就是针对于某一个结论尚不确定的问题，收集那些具有相同研究目的且相互独立的多项研究，运用适当的统计方法进行系统的、定性和定量的合并分析，以提高统计效力，增加结论的可靠性。目前常用的综合分析方法主要有 Meta 分析和 Pooled 分析两种。Meta 分析是对多项独立研究的结果进行综合分析；Pooled 分析则是针对于多项独立研究的原始数据进行综合分析。有关 Meta 分析的研究起步较早，但国内外的文献报道较多，发展相对完善。Pooled 分析是近几年才逐渐发展起来的一种方法，国外已有不少学者将之应用于循证医学，但国内应用者尚少。

一、Meta 分析

1. Meta 分析的概念和应用

（1）Meta 分析的概念：Meta 分析是对多个具有相同目的且相互独立的研究结果进行系统的、综合定量分析的研究方法。Meta 分析是一种对已有的资料进行最佳利用的方法。它与一般的研究方法的不同之处在于，它的研究对象不是直接的实验或调查客体，而是众多文献中有关同一问题的研究成果；但同时，Meta 分析与传统的文献综述（narrative review）也不同，它不是对研究结果的简单概括，而是要在严格设计的基础上，运用适当的统计学方法进行客观的定量分析。

（2）Meta 分析的意义及应用：Meta 分析不只是一种统计方法，它本身是一项研究，属观察研究，因而也需要遵循科学研究的基本原则。Meta 分析过程包括立题、收集资料、统计分析、综合讨论、做出结论等步骤的完整过程。与一般研究的不同点是用第二手材料，收集已经存在的（发表的与未发表的）各独立研究结果资料，而不是用每个观察对象的原始数据。它的意义如下。

①临床结果发生率较低的情况下，为发现两种结果之间的差别，采用此方法可增加统计学上的把握度，即提高统计功效。

②分析各研究结果的不一致性或矛盾，定量综合评价效应大小。

③发现某些单个研究未阐明的问题。

④具有处理大量文献的能力而不受研究样本量限制。

⑤增加对治疗作用大小估计的正确性。

⑥估计成本 - 效果分析中的结果。

⑦确定新的研究问题，并为进一步的研究指明方向。

Meta 分析主要用于临床随机对照研究（RCT）结果的综合分析，因为 RCT 的结果最可信，但 RCT 研究样本一般都太小，以至于不易于发现对照组与治疗组间实际上存在的重要差异。

2. Meta 分析的基本步骤

（1）提出问题及其分析目的：即确定一个清楚的、重点突出的题目，若题目不明确会影响整个评价过程，提出的问题可大可小，视具体情况而定，可为一个问题或仅为其中某一方面。

（2）收集与题目相关的所有文献：检索的方法必须正确、全面，不能遗漏对结果评价有重要影响的文章。方法如下。

①计算机光盘检索，如 Medline 光盘检索等。

②通过 Internet 检索。

③人工检索：包括综述后面的参考文献，有关会议上报告的论文，与该研究领域的主要研究者联系，获得该研究者对这个问题的必要原始材料及研究成果。

（3）质量评定：确定文献的纳入和剔除标准，对列出所用的文献进行评定，剔除不符合条件的文章，并说明删去的理由及对总的结果判定有无影响。评定文献质量的内容应包括有否详细介绍研究方法、有无陈述随机分组的方法、是否用双盲法测定结果、统计方法是否正确、测定结果时有无偏差、是否事先计算了样本的多小、对阳性结果是否计算了把握度。

（4）用资料摘要将每篇入选文章的主要内容简明扼要地列出：如患者特点、疾病严重程度、并发症，可能影响结果的诱因，治疗方法的可比性以及各种结果等。

（5）制订效应量综合分析和评定的计划书：包括比较目的是什么，需比较的主要结果有哪些，每个比较的结果是否相似，效应量的表达方式是什么。效应量是指临床上有意义的终点观察指标改变量，当结果均为分类变量资料时，效应表达主要有调整相关混杂因素后的相对危险度（RR），绝对危险度（AR），比数比（OR），治愈 1 例需治疗的患者数（NNT）等；当结果为连续性变量资料时，效应量表达则用标化均数差值。

（6）对可能存在的偏差予以控制或评价。

（7）资料的合并分析，对来自不同临床试验的结果进行以下分析。

①检验各临床试验的结果是否一致（同质性检验，homogeneity test）。

②计算各临床试验合并后的结果 RR（OR）或率差，并检验结果是否显著。

Meta 分析的结果常包括三个方面：治疗总用的大小（包括治疗组及对照组的均数）、危险比（risk ratio）、生存率之间的差别。

（8）敏感性分析：用不同资料进行分析，看是否影响结论。

①发表的与未发表的文章的比较。

②随机与非随机研究结果的比较。

（9）讨论干预措施的经济影响，干预措施的卫生经济学评价是循证医学研究的要内容，Meta-analysis 常作为经济分析的基础。

3. 评价 Meta 分析文章的标准

（1）研究目的是否明确？在临床上重要性如何？

（2）收集文献的方法是否正确？病例及对照的来源及排除标准是否确切？

（3）研究信息的主要来源是来自随机对照研究，还是非随机对照研究？采用什么抽样方法进行随机分组？

（4）病例的诊断程序和标准是否明确？

（5）调查研究是否在双盲条件下进行？

（6）配比的条件是否齐同？

（7）是否详细描述了治疗措施及研究因素的暴露时间和剂量？

（8）研究者是否采取措施排除可能存在的混杂变量及偏差？

（9）是否运用了合适的统计方法，试验设计的把握度如何？分析中有否测定异质性？合并 OR 值是否提及可信区间，其含义是什么？

（10）Meta 分析是否考虑到干预措施的经济影响。

总之，Meta 分析能提出新疗法联合或相关作用的重要性，从比较不同的治疗措施中，提供最佳的治疗方案，并可测定治疗作用的稳定程度等。但由于分析资料来自不同人群会存有一定偏差；另外 Meta 分析常很难收集到一些尚未发表的会议文章等，而这些文章常对一些治疗方法常有新的见解。

4. 常见资料类型及分析方法　Meta 分析所依据的资料是一系列研究的结果。这些结果可能是假设检验的结果，如 t 值、χ^2 值、P 值等；也可能是研究报告的统计量，如两均数之差、两率之差、OR、RR 等。

（1）合并 P 值的方法：如果各个独立研究的检验假设相同，但所采用的假设检验方法不同，可以将各研究检验结果的概率 P 值按下式合并：

$$\chi^2 = -2\sum \ln\backslash$$

（P），ν=2KPi 是第 i 项研究结果检验的单测概率，K 是研究的个数。

（2）合并 t 值的方法：如果各个独立研究均采用 t 检验，则可以用下式将各个 t 值合并：

$$u = \sum t_i \Bigg/ \sqrt{\sum \frac{\nu_i}{\nu_i - 2}}$$

t_i 为第 i 项研究的检验统计量，ν_i 为相应的自由度，u 为标准正态变量。

（3）合并 u 值的方法：如果每个研究的假设检验方法都用 u 检验时，如配对资料两大样本均数的比较；完全随机设计两大样本均数的比较等，可用下面的公式合并：

$$u = \sum u_i / K$$

u_i 是各个研究的 u 值，K 是研究的个数。

需要说明的是合并假设检验的结果只能得出“有差别”或“无差别”的定性结论。如果要说明差别的大小还需要合并有关的统计量，估计总效应值。这个的计算较为复杂，一般要先进行一致性检验，如果接受了齐性假设，则说明这 K 项研究是一致的，用固定效应模型进行合并统计量；如拒绝这一齐性假设，则认为这 K 项研究的结果不一致，需要考察这 K 项研究中的特大或特小的结果是否可靠，从而确定这些“特殊”的结果是否可以与其他的结果合并，如需合并就要采取随机效应模型。Meta 分析的分析模型主要有三种，即固定效应模式、随机效应模式和阐述效应模式。

5. 文献评分与筛选　参考 Lichtenstein 等拟定的 20 条标准，同时规定选用文章必须有明确的 *RR* 值，且文章发表时间界于 1975—1990 年。采用统一的复习资料摘录表，对每篇文献给予综合评分后选出 9 篇文献为分析所用。具体平分标准：研究设计的类型、报告发表的时间、地点、语种、文献形式、原研究设计是否合理、研究对象的选择、有无对照组及对照组的设置、效应指标及暴露的定义、随访时间的长短、结果的判定、统计分析方法等。

二、系统评价

1. 系统评价的概念　系统评价（systematic review）是近年来发展起来的一种全新的文献综述形式，其基本过程是以某一具体临床问题为基础，系统地、全面地收集全世界所有已经发表或尚未发表的临床研究成果，采用临床流行病学严格评价文献的原则和方法，筛选出符合质量标准的文献，进行定性或定量合成（Meta-analysis），去粗取精，去伪存真，得出综合可靠的结论。同时，随着新的临床研究的出现进行及时更新，随时提供最新的知识和信息作为重要的决策依据，以改进临床医疗实践和指导临床研究的方向，最有效地利用有限的卫生资源为人类健康服务。

2. 叙述性文献综述与系统评价的区别和联系　叙述性文献综述（narrative review），是由作者根据特定的目的、需要或兴趣，围绕某一题目收集相关的医学文献，采用定性分析的方法，对论文的研究目的、方法、结果、结论和观点等进行分析和评价，结合自己的观点和临床经验进行阐述评论，总结成文，供学术交流或发表。它与系统评价存在着一定的联系，叙述性文献综述和系统评价均是对原始研究文献的分析和总结，为回顾性、观察性的研究，因受原始研究质量的制约，而易受系统误差、随机误差的影响。因此，确定一篇综述为叙述性文献综述还是系统评价以及其质量、价值如何，主要取决于进行文献综述时是否采用了科学的方法以减少偏差、混杂因素的影响。因此，叙述性文献综述常常涉及某一问题的诸多方面，如糖尿病的病理、病理生理、流行病学、诊断方法及预防、治疗、康复的措施；而系统评价常集中研究某一具体临床问题的某一方面，如糖尿病的治疗或康复，具有相当的深度。因此，叙述性文献综述有助于了解某一疾病的全貌，而系统评价则有助于某一具体疾病的诊治。两者的主要区别见表 13-1。

表 13-1　叙述性文献综述与系统评价的区别

特征	叙述性文献综述	系统评价
研究的问题	设计的范畴常较广泛	常集中于某一临床问题
原始文献来源	常未说明、不全面	明确,常为多渠道
检索方法	常未说明	有明确的检索策略
原始文献的选择	常未说明、有潜在的偏差	有明确的选择标准
结果的合成	多采用定性方法	多采用定量方法
结论的推断	有时遵循研究依据	多遵循研究依据
结果的更新	未定期更新	定期根据新试验进行更新

第14章

临终关怀

第一节 概 述

一、临终关怀的概念

生老病死是人生的自然规律。我国提倡优生、优育，提高人口素质和生存质量，也逐渐重视优终（优死）事业，因为这也是人类生存质量提高的一种体现。现代临终关怀在我国方兴未艾，得到了社会各界特别是医学界的关注，开展了一系列临终关怀的研究与实践工作。

1. 临终　顾名思义，临终（dying）是一种临近死亡或濒临死亡的人生终极状态或生命活动的最后阶段。尽管临终者意识可能仍然清醒并具有一定语言和肢体活动的能力，然而各种征象已显示其生命即将结束。各个国家关于临终的定义不尽相同，尚无统一标准。美国规定患者患有晚期疾病（terminalil），生命不超过6个月，才适合接受临终关怀；日本以2～6个月存活期为临终阶段；英国则将预期寿命在1年之内视为临终期(terminal phase)。在我国，大部分学者认为，当患者无法治愈，死亡将在2～3个月发生，视为其临终期。

一般认为，经过医师科学判断，人的预期寿命不超过6个月时间即进入临终期，指人的生命接近重危阶段，不可避免地临近死亡并最后归于死亡（死亡不可避免），这样的人就称为临终者（dying people）。如身患绝症（肝癌等）且医学预测死期不超过半年的患者就可认为他进入了临终期，这例患者称为临终患者（dying patient），亦泛称为临终者。随着人类社会、经济、科技和医学的发展，临终者的定义将会发生变化。

2. 临终关怀　临终关怀(hospice，hospice care，terminal care)亦称为善终服务、安宁照顾、安宁医护、临终照顾等，指为临终者及其亲属提供全面的身心照护与支持，包括医疗、护理、心理、精神、社会等方面，使临终者的尊严得以维持，痛苦得以减轻，心理得以安慰，精神得以关怀，社会交往得以继续，宁静、安详、舒适地度过人生最后阶段。同时，也使临终者亲属的失落和悲哀得到减轻，身心健康得到维护。因此，临终关怀是运用医学、护理学、心理学、社会学、伦理学等多学科的理论知识与实践经验，以临终者及其亲属为对象，全方位多层次地研究临终者及其亲属的生理、心理和行为特征及其变化规律，给予临终者及其亲属最适宜照护的一门新兴、交叉、边缘的学科。临终关怀是一种特殊服务，不以延长临终者生存时间为根本目的，而以提高其临终阶段的生命质量为宗旨，需要医师、护士、心理医师以及临终者及其亲属等多方面人员的共同参与。

二、临终关怀的起源与现状

临终关怀的起源可以追溯到中世纪西方的修道院和济贫院。临终关怀源自英文"Hospice"一词，原意为徒步朝圣者、疲劳旅游者、患病流浪者提供临时歇息的场所，并为这些人提供生活照料或为濒死无助者提供护理，使其安息。现代医学上引伸为对临终者关怀照护的场所，具体指制订一套有组织的医护方案，以帮助那些暂停于人生旅途最后一站的人度过他们珍贵而又有限的时光。

现代临终关怀发轫于 20 世纪 60 年代。1967 年，临终关怀创始人——西希里·桑德斯（CicelySaun-ders）博士在英国创办了世界上第一所临终关怀机构——圣·克里斯多弗临终关怀院（St.Christopher's Hospice），其主要宗旨是照护临终的患者，体现临终患者的照料和心理治疗相结合的精神。现代临终关怀在欧美以及其他一些国家和地区得到了推广和发展。20 世纪 70 年代，欧美及世界其他一些国家纷纷建立各种类型的临终关怀机构。一些发达国家（如英国、美国、德国和日本的）临终关怀已趋于制度化、规范化。全世界现已有近百个国家和地区建立了临终关怀服务和科研机构，进行临终关怀研究、教育和培训工作，积极开展临终关怀特别是家庭临终关怀，为临终者及其亲属提供多方面的服务。同时，成立临终关怀学术团体，创办临终关怀杂志，出版了不少临终关怀的学术论著。临终关怀在世界上已发展成为一门新的相对独立的学科，并且得到了国际社会愈来愈广泛的重视和支持。

随着我国物质文明和精神文明的进步，逐步开展了临终关怀的研究与实践。自 1988 年起，天津医学院先后创立了临终关怀研究中心和临终关怀病房。之后，中国心理卫生协会临终关怀委员会和临终关怀基金会也相继成立。它标志着我国现代临终关怀事业的真正兴起。随后，北京、上海、浙江、广州等省、自治区、直辖市也相继建立了临终关怀院、病房（医院或家庭）等，为老年和癌症等患者提供医疗、护理、心理咨询、社会支持等临终服务，引起了社会的关注。在天津医学院临终关怀病房里，由医师、护士、心理学工作者、社会学工作者等多个学科人员组成的临终关怀小组，运用科学的心理辅导方法和床边护理手段，以及姑息、支持疗法，最大限度地减轻临终者的身心痛苦，帮助他们在人生旅途的最后阶段，在充满人间真情的气氛中，没有遗憾地离开人世。天津等地，现代临终关怀研究与实践的兴起，引导着我国的临终关怀事业不断地向前发展。

迄今为止，我国开展了全国性临终关怀研究与培训活动，如举办全国和国际性临终关怀学术研讨会、讲习班、学术报告会或系列讲座等，促进了我国临终关怀专业队伍的逐渐形成和临终关怀事业的发展。同时，积极与国外同行进行学术交流与合作，开展了一系列研究工作，创办专业性杂志，如《临终关怀杂志》，推动了我国临终关怀事业的进一步发展。

总之，我国临终关怀事业已进入一个新发展阶段。目前，我国约有 100 多家临终关怀机构，几千名从业人员。有的医科院校的临床医学专业、护理专业、公共卫生专业、全科医学专业以及在职医师、护士的继续教育系列中亦开设了临终关怀课程。临终关怀事业无论在中国内地、香港地区或是在台湾地区，都取得了较大的进展。

三、临终关怀的意义

临终关怀的兴起与发展，是人类社会物质文明与精神文明发展的必然产物，反映了人类对自身和社会环境认识的提高，体现了生物 - 心理 - 社会医学模式的内涵，标志着人类对生命价值认识的加深，表明人类对生老病死客观规律认识的深化。在我国，随着社会的文明、经济的发展、医学的进步和医学模式的转变、人口数量的控制与质量的提高，以及家庭结构的变化、生活水平提高、主要死因的演变等，带来了新的医护观、生死观、孝道观，更加重视生命的质量与价值。由此，对人们临终关怀的方式和内容也产生了巨大的影响。

自从1967年,英国桑德斯博士创建圣•克里斯多弗临终关怀院以来,临终关怀发展迅速,深受人们的欢迎。其主要原因：临终关怀始终贯穿了热爱生命、尊重科学、顺应人情、善解人意、精心护理、崇尚圆满的宗旨，尽量满足和体现人在生命的最后阶段渴望得到理解和尊重的需要，真正维护人的尊严。因此，它已成为人类医疗卫生保健事业发展的一项重要内容。

在中国，临终关怀作为一种新型医疗卫生照顾服务，弥补了现行医疗卫生保健体系忽视临终者需求的缺陷，符合医学人道主义精神和辩证唯物主义生死观的要求以及人类生命发展的需要，是我国医疗卫生保健体系自我完善的社会系统工程。临终关怀作为一种社会文化现象，适应人的生命发展的客观规律，为人类生存质量的提高做出了积极的、重要的贡献。临终关怀的水平已成为衡量一个国家社会进步、精神文明的重要标志。

自我国开展社区卫生服务以来，临终关怀已逐渐成为一项重要的社区卫生服务内容。社区卫生服务与临终关怀共同发展，相得益彰，既大大提升了社区卫生服务的品质，又促进了临终关怀服务发展，也为在我国开展临终关怀实践提供了广阔的空间和现实的可能性，标志着我国临终关怀事业进入了一个新的发展阶段。

第二节　临终关怀的原则

临终者属于一个特殊的群体，也是我们社会中的一员。死如同生一样，都是每个人人生必须经历的过程。临终关怀是一项复杂的系统工程，涉及多领域、多学科的理论与实践，涉及对临终者及其亲属的全面照顾。因此，必须遵守以下临终关怀原则，才能保证临终关怀各项工作的正常进行，促进临终关怀事业的不断发展与完善。

临终关怀的原则主要包括两大类，即医德原则和医护原则。

一、医德原则

医德原则是其他原则的基础，是医务人员必须遵守的基本原则。医德即医务人员的职业道德，是医务人员应具备的思想品质，也是临终关怀人员如医护人员、心理学工作者等与临终者、临终者亲属、社会之间关系的总和。临终关怀的医德规范是指导临终关怀人员进行临终照护活动的思想和行为的准则。临终关怀的医德原则核心是，实行人道主义，体现人文关怀，尊重和维护临终者的合法权益，提高临终者的生命质量，全心全意为临终者及其亲属服务。

对于临终者，应该注意遵循人道主义与生命质量、卫生资源合理利用三者相结合的观点，即以人道主义为基本出发点，以生命质量为基本尺度，合理利用卫生资源。生命质量分狭义和广义两个方面：①狭义的生命质量概念，主要是指人体自然素质即功能状况，具体包括身体各部位功能状况、行为能力、脑反射和认知功能状况、行为和情绪控制能力等。②广义的生命质量概念则与生活质量基本一致，包括身体自然素质、心理素质、教育水平、社会职责与人际交往等诸多方面。生命质量对不同年龄阶段和不同情况下的人（如儿童与成人、患者与健康人）似应有不同的要求，值得进一步探讨。

临终关怀人员应该切实尊重和维护临终者以下权利，认真履行自己的职责。

1. 基本的医疗护理权

（1）必需的医护服务的权利。如临终者需要镇痛和解除不适的权利。

（2）尊重的医护服务的权利，即在医护工作中，临终者应该受到尊重的权利。这种权利的维护不能仅仅停留在口头上，而必须落实在对临终者的服务理念、态度、行为等方面。

（3）公正的医护服务的权利。在基本临终关怀的层面，即在为缓解症状、解除疼痛而采取的适宜技术和方法的服务上，应该按临终者病情需要一视同仁地提供服务。

（4）考虑过重的经济负担对临终者及其亲属的不利影响。

2. 自主权　自主权是临终者就有关自己的问题作出决定的权利。尊重临终者的自主权（自我决定权），只要他们的想法和行动没有伤害他人。当临终者丧失行为能力（如昏迷）或不具备行为能力（如婴儿），则应该取得临终者监护人的同意。与此同时，医师不能放弃责任，即维护临终者生命质量的责任。

3. 知情同意权　所谓知情同意，就是向临终者讲明拟采取的临终照顾措施的性质、效果和风险等，从而征得临终者或其监护人的同意，然后方可实施相应的照顾措施。临终者或其监护人有权要求医师等临终关怀人员对任何临终关怀措施都给予充分的说明，并且有权同意或拒绝接受任何临终关怀措施。对临终者知情同意权的维护，是保证临终者自主性的前提和条件。

4. 保密权与隐私权　保密权是控制一个人有关自己的信息的权利。临终者的隐私通常直接关系着临终者的尊严等，一旦将临终者的隐私泄露，可能为临终者带来巨大的精神压力，甚至更为严重的后果。因此，尊重临终者的保密权与隐私权，就是尊重临终者的自主性。相反，则不然。

为临终者保守秘密是临终关怀工作中的最根本的原则，对于建立相互尊重和相互信任的关系十分重要。临终关怀人员对其所了解到的临终者的一切信息必须保密，未得到临终者允许，不能泄露任何情况。除非法律要求这么做或如果坚持保守秘密的话，对其他人引起的伤害大于医护等临终关怀人员对临终者所负的责任。例如：如果临终关怀人员从临终者那里获知其将要自杀的信息，为临终者保守秘密会给临终者带来生命危险，这时应该解密。在许多医学伦理学法典中，都有为患者保守秘密的规定。

另外，在尊重临终者保密权与隐私权的同时，也要注意遵循“保护性”医疗原则，积极与临终者的监护人及其亲属保持密切的联系，主动征求意见和建议并取得他们的积极配合，以选择适当的时机与方式，妥善处理有关临终者的恶性信息的告知原则，如救治无望，死亡难免等，尽量避免突如其来的恶性信息给临终者带来的巨大身心影响，以提高临终者的生命质量。

5. 安排自己葬礼的权利　在不违反现有法律和法规的前提下，临终者有按照自己的风俗习惯、宗教信仰和个人意愿选择自己葬礼形式的权利。

二、医护原则

临终医护原则主要包括两个方面内容：①以满腔热情和理解的态度对待临终者，给予他们精神、心理上的抚慰；②努力控制临终者的症状，减轻痛苦，从而提高临终者的生命质量。此外，为临终者提供良好的环境，得到临终者亲属的配合，并积极做好亲属安抚工作，也是临终关怀不可或缺的内容。

为此，在临终关怀工作中，我们应遵循“有利无伤”法则。它包括两个方面内容：①“确有助益”的义务是指缓解临终者的症状，解除或减轻临终者痛苦，在身心上使临终者受益，抚慰临终者亲属，减轻临终者及其亲属的负担，为临终者及其亲属提供便利。②“不伤害”的义务是指不给临终者及其亲属带来可以避免的疼痛、痛苦和损害等。但是在许多情况下，医疗措施的利与弊相伴而来，故应遵循最优化原则，以最小的代价使临终者获取最大的利益。

有利无伤法则要求医护等临终关怀人员在选择照护方案时，必须把临终者利益放在第一，将生理照护和心理照护紧密结合，以减轻临终者身心痛苦为主要目的，提供全方位的、特殊的、优质的照护服务，而不能做明知会损害临终者生命质量和加速死亡的事情。

对临终者照护及其相关服务应集中在临终的需要和价值上，为临终者及其亲属提供期望的服务。因此，应遵循以下医护原则。

1. 照护为主的原则　临终者的治疗与护理相比较而言，不应以延长临终者生命过程的治疗为主，而应以全面的照顾为主，借以提高临终者的生命质量，维护临终者死的尊严。

2. 适度治疗原则　对于临终者所患疾病，即使不能再做治疗，也应继续做好照顾工作，增加他们的舒适和快乐。因此，要求采用姑息疗法，即以控制症状为目标，以减轻痛苦为原则，强调适当治疗，并结合基础护理、心理疏导等方面的照顾，提高临终者生命质量。适度治疗原则既是医学原则，也是伦理原则。

（1）无疼痛原则：疼痛是人类最常见的痛苦之一，也是令临终者备受折磨、最难忍受的症状之一。巨大的痛苦使临终者茶饭不思，情绪抑郁，甚至产生轻生念头。剧烈的痛苦不仅让临终者丧失了生命的尊严，而且也使临终者亲属内心感到十分痛苦。在生命的最后阶段，减轻临终者的疼痛比担心药物上瘾（如哌替啶）更具有人性意义。因此，临终关怀应遵循无疼痛原则，把控制疼痛放在第一位。另一方面，临终者有权在医师的指导下，适当地选用镇痛、麻醉药品，满足自身无痛的要求，从而解除疼痛引起的焦虑、痛苦等，减轻对疼痛死亡的恐惧。在很大程度上，实行无疼痛原则就是一种伦理道德。

（2）对症原则：除了疼痛外，临终者在肉体和精神上的其他痛苦也是常见的。因此，在重点解除临终者疼痛的同时，应关注对临终者其他症状的控制，如呼吸困难、呕吐、便秘、压疮等。症状控制最好能建立在病因学的基础上，所采取的医护等措施应使临终者感到舒适。

3. 注重心理的原则　心理原则即心理抚慰原则，亦称心理照护原则。临终者的心理极其复杂，对精神、心理上的需求—理解、关心、疏导、安抚等极为迫切。心理抚慰原则主要包括以下二个方面。

（1）接纳性原则：亦称为“倾诉”或“倾听”原则，要求对所有的临终者及其亲属一视同仁，真诚相待，耐心倾听，关心和理解他们的疾苦、恐惧、孤独等，单凭这一点就可以使临终者及其亲属在精神、心理上得到较大安慰。

（2）支持性原则：掌握临终者及其亲属心理活动及其原因，运用语言和非语言的交流技巧，予以心理支持和疏导，满足心理需要，包括临终者的社会需要。一方面减少临终者对死亡的紧张和恐惧，克服不良的心理情绪，能安详地面对死亡；另一方面减少临终者亲属将要或已经失去亲人的痛苦，较好地面对今后自己的人生。

4. 整体服务原则　即全方位服务的原则：① 24h、全天候、连续服务；②生理、心理和社会需求的多方面服务；③既要照顾临终者，又要关怀、帮助临终者亲属。

第三节　临终关怀的方法

临终者的痛苦是双重的。一方面是临终者由于疼痛或其他症状造成身体上的痛苦，另一方面也因面临死亡的不安和孤独，以及担心与亲人的永别和不能不丢下自己未竟的事业等，必然承受着巨大的心理压力和精神痛苦。临终者关怀人员的服务理念、服务态度、服务行为和服务质量等，不仅对临终者本人临终前的心理感受有直接影响，对临终者死亡方式有决定性意义，而且对其亲属的精神、工作、学习和生活以及对他人、对社会都会产生直接的和多方面的影响。

因此，我们必须遵循临终关怀的原则，充分体现了生物 - 心理 - 社会医学模式的根本要求，充分体现了以人为本的服务理念，立足为临终者及其亲属提供全面身心照顾与支持，提高临终者的生命质量，舒缓临终者亲属的心理压力。

由于临终关怀对象的复杂性和临终关怀形式的多样性，故应结合具体情况对临终关怀的方法加以综合应用。

一、姑息治疗

控制疼痛，减轻痛苦是姑息治疗（paliative therapy）的重点。随着社会经济和文化的发展以及人类生存质量的改善和提高，人们对疼痛治疗的需求日益增加。疼痛可能只是疾病的一种症状，也可能就是疾病本身。但对临终者而言，缓解疼痛比治疗原发病更重要。疼痛可以影响伤口的愈合、机体的免疫系统，改变应激反应和自主神经系统功能状态，使外周和中枢神经系统产生永久性变化，导致慢性疼痛综合征等。疼痛不仅影响了临终者的睡眠、饮食、情绪和活动，而且使临终者及亲属感到极大痛苦和绝望。因此，必须彻底控制临终者的疼痛，使临终者安详地走完人生最后一站，也使临终者亲属减轻内心的痛苦，在心理上得到安慰。

1. *疼痛控制* 资料表明，约70%以上晚期肿瘤或疾病末期的临终者有疼痛的主诉。临终关怀对躯体疼痛的处理的原则是，以患者无疼痛为目标，基本不控制镇痛药的使用和不考虑依赖性。根据疼痛的程度和原因，采取药物与非药物的方法。非药物疗法具有镇痛或辅助镇痛的疗效，如交谈、鼓励、安慰、松弛术（体位调整或按摩等）、生物反馈法、音乐疗法、针刺疗法、心理疗法等，主要通过分散临终者的注意力，消除疼痛恐惧感，提高疼痛阈值等发挥作用，因而与药物联合应用可以减少麻醉性镇痛药的使用剂量及其副作用。此外，心理学工作者对于改善临终者及其亲属与临终关怀人员之间关系也能起到很好的作用。药物镇痛疗法应依据世界卫生组织（WHO）建议的“三级阶梯药物镇痛方案”，指导和开展镇痛工作。三级镇痛方案如下。

Ⅰ级：轻度痛，即一般可以忍受的疼痛，能正常生活，睡眠基本不受干扰。此时，使用非麻醉性镇痛药（非阿片类抗炎性镇痛药），如水杨酸类药物等。

Ⅱ级：中等疼痛，即常为持续性疼痛，睡眠已受到干扰，食欲有所减退。此时，使用弱麻醉性镇痛药（弱效阿片类药），如可待因等。

Ⅲ级：严重疼痛，即睡眠和饮食受到严重干扰，晚间入睡困难、疼痛加剧。此时，使用强麻醉性镇痛药（强效阿片类药），如哌替啶、吗啡等。

对于顽固性严重疼痛，应考虑选择以神经阻滞为主的所谓“第四阶梯”镇痛方法。

镇痛药物的正确使用还应注意：①根据疼痛的部位和程度，选择不同的给药途径，如口服、肌内注射、静脉滴注、静脉推注、硬膜外腔给药等；②药物选择应注意，药物由非麻醉到麻醉，镇痛效果由弱到强，使用剂量由小到大，并采用多种药物的联合使用和多种给药途径交替应用的方法，以取长补短，降低药物副作用，提高疗效；③掌握临终者疼痛规律，确定给药时间，预防疼痛；④在家中进行临终关怀时，临终者应规则地使用副作用小、使用方便的口服镇痛药为宜，合理用药，避免药物的副作用。对于吞咽困难者，可经舌下含化、直肠给药，也可采用有效、方便的经皮给药（如芬太尼贴敷剂）方法。

为了提高镇痛的效果，有关人员积极研究和开发新型有效的给药途径，其中患者自控镇痛（PCA）的方法正在发挥其独特的作用。目前，人们已研制出几种无创性给予阿片类药的装置和方法，如经皮给药、经口腔、鼻腔和眼球黏膜给药等，具有广泛的应用前景。

2. *对症治疗* 临终者除疼痛外，可能出现各种症状，如咳嗽、呕吐、睡眠障碍、食欲缺乏、呼吸困难、腹泻、便秘、尿潴留、尿失禁、压疮、呼吸困难等。因此，应牢记预防第一的原则，尽早采取措施，防止病症的发生，改善临终者生命质量。一旦出现上述病症，应及时采取针对性医护措施，尽可能采用针对病因的治疗，如抗感染等，同时应用相应的对症和支持疗法，以解除或缓解临终者的症状。

二、满足需要

临终者的需要包括了生理、心理和社会三个方面。

1. 生理需要 临终者的生理需要包括营养、呼吸、睡眠、排泄等。由于临终者在生命的终期往往出现恶病质、全身乏力，呼吸困难、排泄障碍等症状，其生活无法自理，因此应加强基础护理，以满足临终者的生理需要，提高生命质量，增加舒适和尊严感。

（1）满足营养需要：临终者常由于厌食、呕吐、腹泻及慢性消耗等原因，导致营养不良，甚至加速死亡。因此，要充分了解临终者的饮食习惯，提供其喜爱的食谱，增加临终者的食欲，少食多餐，以流质软食为主，必要时给予镇吐药、口腔护理、鼻饲、胃肠外高营养等方法来满足临终者的基本营养需要。

（2）保证休息与睡眠：由于疼痛、各种不适和心理等因素，使临终者的休息与睡眠质量受到严重的影响。①应积极地解除休息与睡眠的影响因素，如合理使用镇痛药以解除疼痛，加强皮肤护理以预防或减轻压疮，进行心理疏导以缓解心理恐惧。②限制探视者人数和频率，合理安排医护操作时间等。

（3）呼吸道护理：呼吸困难是呼吸功能不全的一个重要症状，也是临终者常见的症状。应注意吸痰，保持呼吸道通畅，吸氧，取舒适的体位（如半卧位或坐位等），必要时给予祛痰和支气管扩张药等。

（4）大小便护理：便秘或腹泻、尿潴留或尿失禁给临终者带来不适或痛苦。因此，针对不同的症状，可采用调整饮食，如多吃蔬菜、水果，多饮水；缓泻通便，灌肠；妥善使用器具，局部冲洗，控制感染；留置导尿管，定期开放冲洗等。

（5）皮肤护理：临终者因长期卧床容易引起压疮，因此要注意床铺的干燥、平整，勤翻身，常擦洗与按摩受压处等，尽可能降低压疮的发生及其严重程度。

2. 心理需要 一般来说，由于角色转变、环境变化、活动减少、死亡来临等原因，使临终者的心理发生较大的变化，如焦虑、愤怒、烦躁、紧张、恐惧、抑郁、绝望、痛苦等。这些不良的心理活动可以引起极度不适和诱发心身疾病，恶化病情，直接影响临终者生命的质量，也给临终者亲属带来极大的不安和痛苦。临终者特别需要人间的温暖、社会的尊重和精心的照料。因此，应以心理学理论为指导，运用心理学等方法，关心、体谅、爱护、尊重临终者，密切临终关怀人员与临终者关系，这是做好临终者心理照顾的基本前提。

心理照顾是在与临终者的交往过程中，临终关怀人员通过语言和行为来影响或改变临终者的认识，如对死亡的认识，从而调动临终者的积极情绪来面对死亡。

①心理照护分广义和狭义两个方面：广义的心理照顾包括了环境条件的改善、周围人（临终者亲属、临终关怀人员等）的语言作用、特殊布置和临终关怀人员所实施的专门心理治疗技术等；狭义的心理照顾包括临终关怀人员对临终者所采取的心理治疗技术和医护措施等。

②心理照顾的主要目标：满足临终者的需要；调整临终者的角色；调节临终者的情绪；缓解临终者的心理应激；帮助临终者增强应对能力；处理临终者的不良心理反应。

临终关怀人员应怀着尊重和关怀的心情，鼓励临终者说出内心痛苦、愿望等，理解和掌握临终者的心理症结和心理需要。同时，帮助临终者了解死亡本质、意义、原因及有关影响因素等，以关爱的态度、语言、表情和行为，有针对性地进行心理指导和暗示，唤起临终者的积极情绪，减少或克服临终者对死亡的紧张和恐惧以及不良的心理症状，如抑郁、绝望等，从而提高临终者的生命质量。另外，应主动取得临终者亲属的积极配合，共同参与临终者的心理照顾工作。

心理照顾的方法较多，如支持疗法、催眠疗法、社会 - 心理治疗（Social-Psychotherapy）等。对心理照护方法的选择，取决于临终者个体、疾病和环境等特征因素，如年龄、文化水平、职业、民族、性格、宗教信仰、心理特征、疾病种类、病程进展以及家庭、单位和社会等。由于临终者的心理变化与生物、社会等因素有关，因此应尽可能采取综合性措施，除了良好的护理外，还应积极进行支持性心理治疗、药物治疗、娱乐治疗等，以帮助临终者克服不良的心理状态和情绪。要尊重临终者的宗教信仰，多方面地满足临终者心理需要。

临终者心理反应十分复杂。美国库伯勒·罗斯（Kubler-Ross）把临终者心理特点分为五个连续的阶段，即否认期（denial）、愤怒期（anger）、协议期（bargaining）、抑郁期（depression）和接受期（acceptance）。

因临终者个体差异较大，故各期的持续时间和心理发展进程并不完全相同。针对临终者不同心理阶段及特点，如恐惧、绝望等，给予相应的心理照顾。

（1）恐惧心理：当临终者直接或间接地了解到自己病情恶化，将无法避免死亡时，会出现恐惧感，表现为闷闷不乐、紧皱双眉、唉声叹气、感情脆弱等。此时，要采取保护性措施和心理疏导等方法，防备临终者心理失衡、扭曲和负重感。要经常在临终者身边与他进行亲切的交谈，注意倾听和理解他的述说，取得临终者的信赖，同时树立正确的生死观，帮助临终者克服对死亡的恐惧。

（2）绝望心理：由于病情恶化，临终者逐渐产生焦虑情绪，甚至不堪忍受疾病如疼痛等对身心的折磨而产生轻生念头。此时，应加强心理护理，帮助临终者减轻身体和心理上的痛苦。

（3）愤怒心理：当临终者预感到自己病情严重或确定死亡已成定局时，会产生愤怒、怨恨的心情，表现为爱发脾气并且迁怒于周围的人，如医护人员、亲属，甚至不配合治疗、拒食等，这是一种求生无望的表现。此时，要谅解、宽容、安抚、疏导临终者，让其倾诉内心的忧虑和恐惧，并通过无微不至的临终护理，使临终者获得心理安慰。切勿采取以“怒”制“怒”的极端错误的行为。

（4）抑郁心理：随着病情日益恶化，呈现全身衰竭状态，临终者意识到自己接近死亡时，心情极度伤感，抑郁寡欢，表现为语言少、表情呆板等。临终者可能很关心死后家人的生活，同时急于交代后事。因此，应耐心倾听其哀伤、痛苦，鼓励与支持临终者增强生活信心和勇气，协助处理临终者的愿望。

（5）求生心理：临终者幻想医务工作者能解除病魔，延长其生命，因而会询问各种各样的问题。应认真、耐心地解答，妥善帮助临终者了解自己的病情，分析病程的进展，使其保持积极的态度，主动配合临终照顾，安详地走完人生的旅途。

（6）认可心理：随着病情极度恶化，临终者承认死亡的来临，心情归于平静，可能表现为昏睡、不愿与人交流等。应严密观察临终者病情，积极控制症状，如疼痛等，给临终者以身体上的抚摸和心理上的安慰，尽可能地满足临终者的需要，并使亲属陪伴在临终者的身边使之安宁、平静地度过生命的最后时光。

另外，在临终关怀中，性爱抚是一项很重要的内容，越来越受到人们的关注。它既是一种生理需要，更是一种心理需要。临终者的性爱抚，如拥抱、爱抚、语言和微笑等方式，可使他们暂时忘却死亡的恐惧，得到精神上的欢愉和性心理上的满足。因此，应为临终者创造性爱抚的时间与空间，鼓励临终者的配偶以拥抱、亲吻、抚摸和语言等方式来表达真挚的关爱和眷恋。

3. 社会需要　人具有生物性，也具有社会性。社会需要是一种特殊的心理需要。因此，应尽可能创造条件，加强与社会支持有关的照护，如家庭、单位和社区等，适度保持临终者与社会的交往，特别是与亲属、朋友、同事和邻里等的接触与交流，避免孤独，安抚临终者的心灵，满足临终者对社会生活的需要，从而帮助临终者达成遗愿，使临终者没有遗憾地死去。

在临终者的社会照护中，要特别重视家庭的社会作用。家庭成员要合理安排陪护时间，关心和体贴临终者，并在临终关怀人员的指导下做好临终者的照顾工作，发挥好家庭成员不可替代的作用，尽量满足亲人临终前的需求，使他感受到家庭的温暖和关爱。

另外，善后工作应该从临终者即将告别人世开始。应该遵循预先告知原则，以便临终者有一定的时间与其亲朋好友告别，留下遗言或遗嘱，满足临终者的最后愿望。

三、安抚和帮助亲属

随着临终关怀工作的深入发展，对临终者亲属身心状态的研究和安抚工作越来越受到重视。临终者亲属的照顾已成为临终关怀服务的一个重要组成部分。在临终关怀中，临终者亲属具有特殊的地位和作用，既是关怀的对象，又是临终关怀的重要参与者，在临终者的照护中起着独特的作用。

一方面，亲人的临终和死亡对其亲属是一个极大的打击，会产生巨大的悲痛，带来生理和心理甚至躯体方面的不利影响，对健康造成一定危害。另一方面，临终者亲属身心的负面变化也会极大影响临终者的生理和心理状态，甚至加速临终者的死亡。

因此，加强关怀照顾，安抚临终者家属，是临终关怀十分重要的任务。一方面，通过对临终者在生理、心理及社会需要等各方面关怀和照顾，使亲属尽早对临终者的病情进展及预后有一个正确的了解和认识，使亲属的心理得以安慰。另一方面，通过沟通、理解和同情，与临终者亲属逐渐建立相互信任与合作关系，并借助于心理疏导等方法，给予亲属心理支持，舒缓巨大心理压力和悲痛，消除焦虑和恐惧。这样，才能充分调动临终者亲属的积极性和能动性，使他们主动配合医护等临终关怀人员，全身心地参与对临终者的照顾工作，完成对临终者的最后心愿。

第四节　促进发展与措施

我国临终关怀事业方兴未艾。在开展临终关怀工作时应积极探索，不断总结经验和教训，以推动我国临终关怀事业持续、健康、快速的发展。

当前，传统的医学模式对我国医学卫生领域仍具有一定的影响，特别是在医院系统尤为突出，在一定程度上阻碍了我国临终关怀工作的顺利开展。因此，应该继续推进我国医学模式的根本转变，切实以患者为中心，大力实践生物 - 心理 - 社会医学模式，从而加快我国临终关怀事业的发展。

一、完善临终关怀的配套政策与规范化管理

1. *完善配套政策* 目前，我国医疗卫生政策对临终关怀事业缺少支持。已实施的城镇职工基本医疗保险和大病统筹制度等的定点医院都是针对一般医院而言，许多单位对临终者入住临终关怀院的药费、住院费、检查费等费用不予报销，这就使大批需要临终关怀的患者被拒之门外。另外，临终关怀机构属于非营利性机构，且处在起步阶段，特别需要国家的政策支持。因此，应积极研究和实施有关临终关怀的配套政策与措施。

2. *实行规范化管理* 目前，我国临终关怀机构及其从业人员缺乏专门的资格认证，服务缺少统一、规范的质量标准，临终者的界定不够明确，收费也不尽合理等，这一切都阻碍着我国临终关怀事业的进一步发展。因此，必须遵循临终关怀发展的科学规律，紧密结合我国当前的具体实际，积极研究、制订和实施有关临终关怀的配套政策和措施，明确临终者的定义，制订临终关怀院或病房的设置和服务质量标准，逐步开展临终关怀机构及其人员的资格认证，并按照不同服务级别，规定相应的收费标准等，逐步实行科学化、规范化、法制化的管理，切实维护广大临终者及其亲属的合法权益，也保障临终关怀事业的不断发展与完善。

二、加强临终关怀的宣教工作

临终关怀是一项社会化的系统工程，需要全社会的共同参与。目前，传统观念是临终关怀发展的最大障碍之一。它主要来自三方面：①人们长期存在着谈论死亡的心理障碍。临终者及其亲属难以接受“临终”一词，不愿意正视死亡，甚至包括医务人员都有回避死亡这一严肃现实的现象。②传统孝道观认为，任何时候都不能放弃治疗和抢救，接受临终关怀无疑是对亲人生命的一种放弃，把亲人送到临终关怀院或病房是不道德的。③受传统思想的束缚，一些人宁愿死在家里，也不愿到临终关怀院或病房，甚至存在着“临终关怀院”就是“太平间医院”的错误认识。

发展临终关怀事业必须坚持社会化原则。临终关怀事业离不开临终者及其家属的理解与参与，也离不开社会各界人士的支持与关怀。①坚持临终关怀社会化原则，才能建立坚实的临终关怀思想基础和群众基础。②坚持临终关怀社会化的原则，必须在临终关怀专业人员和专门机构的基础上，广泛动员社会组织和团体等积极参与，才能保证临终关怀事业的发展。③坚持临终关怀社会化原则，必须调动不同领域、不同学科的人员，综合运用各学科知识，从不同角度广泛开展临终关怀的伦理学、社会学、心理学及法学等研究，才能不断提高临终关怀的理论水平。

因此，必须大力开展临终关怀知识的宣传普及和教育工作，让全社会了解、关心、支

持和参与临终关怀事业；必须逐渐转变人们陈旧、落后的思想观念，消除误解，树立正确的生死观、孝道观、医护观。开展全民特别是临终关怀人员、临终者及其亲属的死亡教育与指导，是临终关怀的理念得以实现和临终关怀的事业得以发展的保证，是正确认识死亡和临终关怀真正含义的必要手段和途径，是贯穿临终关怀全过程的重要工作内容之一。

真正的临终关怀机构或病房是为了分担临终者亲属的责任和义务，提供全面，连续、特殊的临终关怀服务，使临终者无痛、安详的离开人世，同时给临终者亲属以支持和关怀，使他们从中获得最大的心理安慰。因此，让自己的亲人在良好的临终关怀下安详地离开人世，是一种真正的“孝举”，应该受到全社会的大力提倡。目前，应该淡化临终概念，突出为危重病患者提供生理和心理等方面的全面服务，让死者无遗憾，让生者得安慰。

应该看到，随着社会精神文明和物质文明的进步，人们对生死观、孝道观和医护观以及临终关怀事业的认识将会不断提高。

三、建立具有中国特色的临终关怀模式

目前，世界上临终关怀机构的组织类型有三种：在医院为患者设立专门病房，独立的临终关怀院、临终关怀或社区卫生服务机构在家中为临终者提供临终照护服务。但是无论哪一种类型，临终关怀服务的宗旨与基本要求都是一致的。虽然我国建立了临终关怀院和临终关怀病房，但为数甚少。大部分临终者还是在综合性医院的病房里走向生命的终点，大都缺乏良好的临终环境和全面、细致的照顾。

由于东西方文化不同而引起的对死亡态度的差异以及各国社会、经济等条件存在的差别，必然要求我国临终关怀事业的发展应该从国情出发，因地制宜、因时制宜、因人制宜，量力而行地开展临终关怀的研究与实践工作，切忌无视主客观条件，一味照搬照抄，一哄而上。只有这样，才能保证我国临终关怀事业沿着正确的轨道持续、健康、快速的发展。

1. *“PDS 模式”和“施氏模式”* 时至今日，具有中国特色临终关怀模式尚在研讨之中。当前，我国已具有两个较为公认模式，即“PDS 模式”“施氏模式”。

(1)“PDS 模式”较全面地构建了“一个中心，三个方位，九个结合”的体系，认为临终关怀应以解除临终者的病痛为中心；在服务层面上，坚持临终关怀院、社区临终关怀服务与家庭临终关怀病房相结合；在服务主体上，坚持国家、集体、民营相结合；在服务费用上，坚持国家、集体和社会投入相结合的模式。

(2)“施氏模式”则主要着眼于乡村，认为 21 世纪中国临终关怀事业必将在乡村大有发展，而家庭临终关怀将成为临终关怀的主要模式。在 1995 年召开的东亚生命伦理学学术研讨会上，多个国家的学者认为：“施氏模式”是解决面广、量大，是老年人临终照顾的最佳办法之一，值得多国效仿。

另外，随着临终关怀的不断发展，临终关怀人员，即由医师、护理人员、心理学工作者、社会工作者、志愿者等组成，面临着极大的工作压力，在一定程度上，自身也需要进行心理等方面的照顾。

2. *大力发展家庭临终病房* 临终者在自己家庭中接受临终照顾，一方面有利于临终者在生命的最后阶段享受到家庭温馨和团聚之乐，减轻对死亡的恐惧；另一方面也有利于获

得临终者所熟悉的社区各方面的支持、关怀和照顾。家庭临终主要由自己亲人照顾，他们除了协助临终关怀服务机构或社区临终关怀服务的医护等人员执行临终照顾措施外，还必须满足临终者日常生活需要，如临终者对饮水、食物、休息及睡眠的需要，还要帮助临终者减轻肉体上的疼痛和心理、精神上的痛苦。与医护人员相比，临终者的亲人更加了解临终者的脾气和性格，对临终者的需要也有更充分的认识，能较好地照护临终者，使临终者不感到孤独，忘却死期到来，安然离开人世。同时，亲属也可以从与临终者最后的亲密相处和精心照顾中，获得心灵上的安慰。

大力开展社区家庭临终关怀服务，不断丰富社区卫生服务内容，进一步完善社区卫生服务体系，是我国临终关怀事业发展的重要方向，应该积极地进行探索，不断加以完善。同时，应逐步构建以临终者为中心，以家庭为单位的临终关怀网络体系，充分运用现代医学科技手段，开展多层次的临终关怀服务。

四、建立临终关怀教育培训体系与深入研究评价工作

建立符合生物 - 心理 - 社会医学模式的临终关怀教育培训体系。在医科院校大力开设临终关怀课程，把生死观、孝道观和临终关怀教育纳入医学教育的范畴，为我国临终关怀事业，大力培养合格的人才。同时，加强对临终关怀从业人员的职业培训，提高临终关怀服务人员的素质，彻底改变目前临终关怀专业人才缺乏、素质不高的局面，不断提高我国临终关怀的水平，为我国临终关怀事业的发展奠定坚实的基础。

研究与评价工作是不断丰富临终关怀理论和实践，提高临终关怀水平的重要手段。为此，应建立和完善临终关怀研究与评价基金，逐步建立一支精干的临终关怀科研队伍，广泛开展国内外交流与合作，大力开展多领域、多层次和多学科的临终关怀研究与评价工作，建立和完善具有中国特色的临终关怀的评价指标体系及其方法，进行深入、细致的临终关怀服务质量，如临终者及其亲属满意度等评价工作，发现问题，及时研究，妥善解决，不断提高临终关怀的理论与评价水平。力争在一个不太长的时期内，把我国临终关怀工作提高到一个新的水平。

生命质量是生命伦理学的一项基本要素，对生命质量进行评价，并将评价结果应用于临终关怀方案的选择，这是生命伦理学在临终关怀实践中的具体应用。然而，对于生命质量，不同的人有不同定义。临终关怀工作需要多方面人员协同配合，共同努力来完成，而各方人员甚至同一类人员对同一位临终者的生命质量会产生不同的评判。因此，全面、科学、客观地评判临终者的生命质量是一个值得深入研究的问题。

总之，临终关怀是一项伟大的事业。我国的临终关怀事业正处在新的发展阶段，总体水平低，发展极不平衡。只要我们上下齐心，共同努力，勇于实践，善于总结，不断丰富具有中国特色的临终关怀理论并坚持实践，就一定能够全面开创我国临终关怀事业的新局面。

第15章

常见问题的处理范例

第一节　高血压的防治

一、高血压防治的重要性

高血压是全球范围内的重大公共卫生问题。血压和心脑血管事件危险性之间有着密切的关系。血压越高，患心肌梗死、心力衰竭、脑卒中及肾病的机会越多。年龄 40 ～ 70 岁，血压从 115/75mmHg 收缩压每增高 20mmHg，舒张压每增高 10mmHg，心脑血管事件的危险性就增加 1 倍。

国外研究资料表明，降压治疗能减少 35% ～ 45% 脑卒中事件，20% ～ 25% 心肌梗死，超过 50% 的心力衰竭。1 期高血压 [收缩压 140 ～ 159mmHg 和（或）舒张压 90 ～ 99mmHg] 的患者持续 10 年收缩压降低 12mmHg，可防止 10% 患者死亡。

20 世纪 80 ～ 90 年代，我国在 7 个城市开展了控制高血压、吸烟、高脂血症和增加运动等危险因素的干预。5 年后干预人群中脑卒中的发病率下降了 50%，病死率下降了 45%。证明以控制高血压为主要手段，配合经常性健康教育，可以改变社区人群行为危险因素水平，从而降低心脑血管病的发病率和病死率。

积极防治高血压是降低心血管疾病病死率的关键。根据国外的经验和我国的国情，防治高血压、降低心血管病的威胁、遏制心血管病上升趋势的主要任务要靠社区的全科医师来完成。

二、测量血压的正确方法

测量血压是高血压诊断及评价其严重程度的主要手段。经常监测血压也是帮助我们调整药物剂量的最好办法。由于血压的特点是有明显的波动性，所以必须要经常测量。

测量血压最好选择使用符合计量标准的水银柱式血压计，也可使用机械气压表或电子血压计。一般推荐用符合国际标准的上臂式全自动或半自动电子血压计，不推荐使用手腕式或指套式电子血压计。无论使用哪种血压计都需要定期校正。

1. 袖带法血压测量　我们常用的方法是在上臂肱动脉部位用袖带法来测量。

（1）被测量者至少安静休息 5min，在测量前 30min 内禁止吸烟和喝咖啡，排空膀胱。

（2）被测量者取坐位，最好坐靠背椅。裸露右上臂，将肘部和心脏放在同一水平。第一次测血压时应分别测量双上臂的血压，以后测血压测较高一侧的上臂。特殊情况下可采取卧位或站立位，如老年人、糖尿病患者及常出现直立性低血压的患者，应测量立位血压。立位血压测量应在卧位改为站立位 2min 后。无论患者的体位如何，血压计均应放在心脏水平。

（3）使用大小合适的袖带，袖带内气囊至少应包裹 80％上臂，规格的袖带为 13 ～ 15cm 宽、30 ～ 35cm 长。将袖带紧贴缚在被测者上臂，袖带下缘应在肘弯上 2.5cm。将听诊器置于肘窝肱动脉处。

在医院或诊所测量的血压称为“诊所血压”，由于患者紧张，测出来的血压往往偏高（有人称之为“白大衣高血压”）。血压还可以由患者自己或其家人来测量血压。自测血压可以提供日常生活状态下有价值的血压信息，对于评价血压的实际水平和指导治疗具有重要的意义。

在家里自测血压使用的血压计可以是水银柱血压计，也可以是电子血压计。

2. 动态血压测量　动态血压测量就是使受测者在日常生活状态下每 15 ～ 30min 测量血压 1 次，连续测量 24h。正常人血压呈明显的昼夜波动性，动态血压曲线呈双峰（分别在 6：00 ～ 10：00 及 16：00 ～ 20：00）。高血压患者的动态血压曲线与正常类似，但总的水平较高，波动幅度较大。靶器官损害明显者昼夜波动消失。用途：诊断白大衣高血压、评估靶器官损害、指导降压、评价降压药物疗效；其他，如观察心绞痛发作前后血压的变化。

三、血压的确定及评估

1. 高血压的确定　高血压是一种无症状性的疾病。很多患者仅在血压波动时有头晕、头痛等症状，而大多数长期高血压的患者并没有明显的不适感觉。所以是否有高血压不能靠感觉去判断，而要靠测量的结果。

是否患有高血压实际上并不困难。在不同的时间里测量 3 次血压，如果平均血压≥ 135/85mmHg 就可以考虑高血压（表 15-1）。

表 15-1　高血压的分类（mmHg）

血压分类	收缩压	舒张压
正常	＜ 120	＜ 80
高血压前期	120 ～ 139	80 ～ 89
1 期高血压	140 ～ 159	90 ～ 99
2 期高血压	≥ 160	≥ 100

2. 高血压患者的评估　对已诊断明确的高血压患者评估有三个方面。

（1）评定生活方式：主要的目的是确定可能影响预后的其他心血管危险因素及合并症并指导治疗。高血压患者合并的心血管危险因素越多，预后就越差（表 15-2）。

表 15-2　心血管危险因素

主要危险因素
高血压
吸烟
肥胖（体重指数≥ $30kg/m^2$）
缺乏体力活动血脂紊乱
糖尿病
微量白蛋白尿或测定 GFR ＜ 60ml/min
年龄（男性＞ 55 岁，女性＞ 65 岁）
早发心血管疾病家族史（男性＜ 55 岁，女性＜ 65 岁）

（2）明确高血压的原因：作为初次发现的高血压来说，最重要的是要决定患者的血压升高是否是由其他疾病引起的。血压升高是一种客观的征象，在血压升高的患者中，一部分没有明确的原因，称之为原发性高血压，又称高血压病；另一部分患者血压升高是由某种疾病引起的，如嗜铬细胞瘤、肾动脉狭窄等。这部分人的高血压称之为继发性高血压。继发性高血压又称为可治性高血压，意思是能够通过手术等方法得到彻底地治疗。因此，对于每一例新发病的患者，都要认真仔细地鉴别（表 15-3）。对于可疑继发性高血压的患者要介绍到大医院做详细的检查，对于排除了继发原因的高血压要坚持长期随访治疗。

表 15-3　继发性高血压的常见原因和特点

病因	概述	特点
肾实质性高血压（是引起高血压的最常见原因）	如慢性肾小球肾炎、糖尿病肾病、慢性肾盂肾炎、其他（结缔组织病、肾移植后等）	有原发病史；蛋白尿，血尿，脓尿，细胞管型，水肿，肾功能减退；B 超：增大，萎缩，结构紊乱，囊性改变
肾血管性高血压	指单侧或双侧肾动脉主干或分支狭窄引起的高血压。在我国主要的原因是：大动脉炎 70%；纤维肌性发育不良 20%；粥样硬化 5%	中青年女性多见，药物不能控制的高血压；局部动脉狭窄或闭塞的表现：搏动减弱或消失；血管杂音；静脉肾盂造影：病肾长径缩短≥ 1.5cm，显影延迟，不显影，显影后消失缓慢
原发性醛固酮增多症	是由肾上腺皮质肿瘤或增生，分泌过多的醛固酮引起的综合征。肿瘤多见，占原发性醛固酮增多症的 60%～90%。醛固酮增多引起排钾潴钠，血压为容量依赖性	低钾血症及其表现：周期性麻痹，甚至咽下或吞咽困难；ECG 示明显 U 波，ST-T 改变，Q -T 延迟；室性期前收缩及其他室性心律失常；肾小管浓缩功能下降，出现多尿，口渴，多饮；血钾降低，尿钾增多，血、尿醛固酮增加，PRA 降低

续表

病因	概述	特点
嗜铬细胞瘤	可发生于肾上腺髓质的成熟嗜铬细胞，交感神经或其他部位的嗜铬组织。持久或间断释放大量儿茶酚胺而引起高血压	多见于 20 ～ 50 岁，男＞女；以阵发性高血压为特征，多有诱因。伴头痛、面色苍白（或潮红）、出汗、心动过速等，持续数分钟至数小时。持续性高血压类型若有多汗、低热、心悸、消瘦等应考虑嗜铬细胞瘤
皮质醇增多症	肾上腺皮质肿瘤或 ACTH 瘤分泌大量 ACTH，导致肾上腺皮质增生→糖皮质激素分泌过多→水钠潴留→高血压	主要临床特点是向心性肥胖，满月脸，水牛肩，多毛，皮肤菲薄而有紫纹，血糖增高
妊娠高血压	主要发生在妊娠后期 3 ～ 4 个月、分娩期或产后 48h 内，孕前无高血压	临床以高血压，水肿，蛋白尿为主要特征。重者可发生抽搐、昏迷
主动脉瓣狭窄	是一种先天性血管畸形	特点是下肢脉搏减弱或消失，肩胛区、腋部等动脉搏动，震颤，杂音（侧支循环），以及左心室肥厚、扩大等

凡发现高血压时年龄小于 30 岁或抗高血压治疗效果不佳，或伴有上述表现者应考虑继发性高血压的可能。

（3）评价是否存在靶器官损害：高血压的主要危害在于对心、脑、肾等靶器官造成难以恢复的损害（表 15-4）。

表 15-4　靶器官损害

靶器官	损害
动脉	是一个从痉挛到硬化的过程。早期可使小动脉痉挛、缺氧、透明样变，中晚期内膜纤维粗和弹性纤维增生、管腔变窄、阻塞，甚至发生主动脉夹层
心脏	心功能：造成心室肥厚，心室扩张，心力衰竭 冠状动脉：促进粥样硬化，引起心绞痛、心肌梗死
脑	可造成短暂性脑缺血发作（TIA）、脑出血、脑梗死及高血压脑病
肾	肾小球动脉硬化→肾单位萎缩→肾衰竭 肾血管病（肾动脉粥样硬化→加重高血压）

四、高血压的临床表现及检查

高血压没有特异性的表现，血压升高且不稳定时可有头晕、头痛、眼花、耳鸣、失眠、乏力等。当出现靶器官损害时可有相应的症状，如胸痛、间歇性跛行、气短、心绞痛、贫血、水肿、偏瘫等。

体格检查包括正确测量血压，检查眼底，测体重指数 [体重 / 身高 ^{2}（kg/m^2）]，颈部及四肢大动脉搏动，颈部、胸部、腹部及四肢血管杂音，全面检查心肺，腹部有无肿块、肾增大、腹主动脉搏动，下肢水肿，神经系统检查。

初始治疗前常规的实验室检查包括血常规、尿常规、血生化（钾、钠、钙、血糖、BUN、Cr 等）、血脂分析。选择性检查包括尿蛋白或白蛋白肌酐比例。除非血压控制不佳，一般不需进行更多明确病因的检查。

五、高血压的治疗

高血压治疗的最终目的是通过有效控制高血压，来最大限度地降低由原发性高血压引起的病残率及病死率。

1. 治疗原则

（1）长期性：治疗高血压要做好打持久战的准备，要终身治疗，不能有任何的侥幸心理。这是高血压治疗的最基本原则。

（2）综合性：药物治疗和改善生活方式相结合，药物治疗要在改善生活方式的基础上，不能只靠药物治疗。

（3）低剂量药物开始：任何一种药物都应从最低的剂量开始以减少不良反应，尽量不要开始就用较大的剂量或多种药物同时合用。以免血压降得过快、过低。

（4）多采取联合用药：目的是增加降压的效果，减少药物大剂量引起的副作用。

（5）适时换药：如果一个药物的疗效反应很差，增加到中等大的剂量时尚无效果或是耐受性差，应及时换用其他药物。

（6）尽可能使用长效药物：优点是提高患者治疗的顺从性，将血压的波动减少到最低的程度，尽可能地保护靶器官，减少发生心血管疾病事件的危险性。

2. 目标　降压治疗的目标是：青年、中年人或糖尿病患者的血压要降到理想（＜ 120/80mmHg）或正常血压（＜ 130/80mmHg），老年人的血压要至少降到正常高值（＜ 140/90mmHg）。多数高血压患者，特别是 50 岁以上者收缩压达标时，舒张压也会达标，治疗重点应放在收缩压达标上。

3. 高血压的非药物治疗　健康的生活方式对预防高血压非常重要，是治疗高血压必不可少的部分。降低血压的生活方式的调整包括减轻体重、合理膳食、减少钠盐摄入、增加体力活动及限制酒精摄入等（表 15-5）。

4. 高血压的药物治疗　理想的降压药物应具备的条件如下。

（1）有效的降压作用，长效（T/P 50%～66%）。

（2）保存良好的器官血液灌注。

（3）预防和逆转由高血压引起的心、脑、肾、大动脉结构改变。

（4）能减少或不增加心血管危险因素，如血脂、血糖及尿酸代谢。

（5）能保持良好的生活质量。

（6）伴有慢性阻塞性肺疾病、糖尿病、高血脂、冠心病、肾功能不全的患者亦可服用。

表 15-5　改变生活方式治疗高血压

生活方式改变	推荐方法	收缩压可降低的范围
减轻体重	保持正常体重（体重指数 18.5 ～ 24.9kg/m^2）	5 ～ 20mmHg/ 下降 10kg 体重
合理膳食	多摄入水果、蔬菜以及低饱和度脂肪和总脂肪含量少的低脂奶产品	8 ～ 14mmHg
限制钠盐摄入	减少每日钠的摄入，不超过 100mEq/L（2.4g 钠或 6g 氯化钠）	2 ～ 8mmHg
体力活动	参加规律的有氧运动如快步走（每周多数天中至少 30min/d）	4 ～ 9mmHg
限制每日酒精摄入量	多数男性，每日饮酒不超过 2 次	2 ～ 4mmHg

5. *治疗高血压的常用药物*　各类降压药物的特点，JNC7 把利尿药、β 受体阻滞药、钙通道阻滞剂（CCB）、血管紧张素转化酶抑制药（ACEI）和血管紧张素受体阻断药列为一线抗高血压治疗药物（表 15-6）。

表 15-6　各类降压药物的特点

药物	作用	优点	缺点
利尿药	降低血容量和细胞外液容量，减少血管壁钠含量，降低血管紧张性及对交感神经的反应性	价格低廉，有一定降压作用，PRA 不高者疗效更好	可引起低钠、低钾、低镁、高钙、尿酸升高、胆固醇增高、糖耐量降低
β 受体阻滞药	减慢心率，抑制心肌收缩力，心排血量下降，改善血管顺应性，外周阻力下降，抑制肾素释放	对交感神经兴奋性过高、高动力循环状态心率快者、高肾素型、伴劳累型心绞痛及心肌梗死者更好	抑制心肌收缩，减慢心率，诱发哮喘，胰岛素敏感性下降，代谢紊乱，血脂升高
钙通道阻滞药（CCB）	阻断钙内流和钙从肌质的释放而有效心肌和血管平滑肌收缩，使心肌收缩性降低，外周血管扩张	对代谢无不良影响，适用于各种高血压	头痛，面红，下肢水肿，心动过速
血管紧张转化酶抑制药(ACEI)	抑制 ACE，使 Ang Ⅱ生成减少；抑制缓激肽酶Ⅱ，使体内缓激肽增加	对所有类型高血压均有降压作用，逆转左心室肥厚和胰岛素抵抗作用优于其他降压药	咳嗽，皮疹，味觉异常，偶可影响肾功能
α_1 受体阻滞药	选择性阻断突触后 α_1 受体	降低血脂和胰岛素抵抗，不引起 反射性心率增加，对肾血管无明显影响	首剂现象，直立性低血压

(1) 降压药物的选择，见表 15-7。

表 15-7　根据合并症及治疗目的选择降压药

合并症	推荐药物					
	利尿药	β 受体阻滞药	ACEI	ARB	CCB	醛固酮拮抗药
心力衰竭	+	+		+		+
心肌梗死后		+				+
冠心病高危因素	+	+			+	
糖尿病	+	+		+	+	
慢性肾病				+		
预防脑卒中复发	+					

①噻嗪类利尿药单独或与其他药物联合应用：应作为多数无并发症高血压患者的治疗药物。

②缺血性心脏病合并高血压、稳定型心绞痛时：首选钙拮抗药，急性冠状动脉综合征时首选钙拮抗药和 ACEI，心肌梗死后首选 ACEI。

③高血压合并无症状的左心室功能不全：首选 ACEI 和钙拮抗药。有症状的左心室功能不全或终末期首选 ACEI、β 受体阻滞药、ARB，联合用袢利尿剂。

④糖尿病高血压：噻嗪类利尿药、β 受体阻滞药、ACEI、ARB 和 CCB 均有益于减少心血管事件和脑卒中的危险。ACEI 或 ARB 为基础的治疗有利于延缓糖尿病肾病进展和减少白蛋白。

⑤慢性肾病的高血压：多数需要用 3 种以上抗高血压药物联合使用。ACEI 和 ARB 有利于延缓糖尿病和非糖尿病肾病的进展。

⑥脑卒中的急性期：病情稳定和改善之前，急性降压的利弊不明，宜将血压控制在 160/100mmHg 左右。病情稳定后，联合应用 ACEI 和噻嗪类利尿药降低脑卒中的复发率。

⑦妊娠高血压：考虑胎儿的安全，应选用甲基多巴、β 受体阻滞药和血管扩张药，不宜使用 ARB 或 ACEI。

(2) 口服降压药用法，见表 15-8。

表 15-8　常用降压药

分类	药物（商品名）	常用剂量范围（mg/d）	用药（次）
噻嗪类利尿药	氯噻嗪（Diuril）	125 ～ 500	1/d
	氯噻酮（generic）	12.5 ～ 25	1/d
	氢氯噻嗪（Microzide，HydroDIURIL）	12.5 ～ 50	1/d
	多噻嗪（Renese）	2 ～ 4	1/d
	吲达帕胺（Lozol）	1.25 ～ 2.5	1v

续表

分类	药物（商品名）	常用剂量范围（mg/d）	用药（次）
	美托拉宗（Mykrox）	0.5 ～ 1.0	1/d
	美托拉宗（Zaroxolyn）	2.5 ～ 5	1/d
袢利尿药	布美他尼（Bumex）	0.5 ～ 2	2/d
	呋塞米（Lasix）	20 ～ 80	2/d
	托尔塞米（Demadex）	2.5 ～ 10	1/d
保钾利尿药	阿米洛利（Midamor）	5 ～ 10	1、2/d
醛固酮拮抗药	氨苯蝶啶（Dyrenium）	50 ～ 100	1、2/d
	依普利酮（inspra）	50 ～ 100	1、2/d
β 受体阻滞药	螺内酯（aldactone）	25 ～ 50	1、2/d
	阿替洛尔（tenormin）	25 ～ 100	1/d
	倍他洛尔（kerlone）	5 ～ 20	1/d
	比索洛尔（zebeta）	2.5 ～ 10	1/d
	美托洛尔（lopressor）	50 ～ 100	1、2/d
	美托洛尔缓释剂（toprolXL）	50 ～ 100	1/d
	纳多洛尔（corgard）	40 ～ 120	1/d
	普萘洛尔（inderal）	40 ～ 160	2/d
	长效普萘洛尔（inderalLA）	60 ～ 180	1/d
	噻吗洛尔（blocadren）	20 ～ 40	2/d
有内在拟交感活性的 β 受体阻滞药	醋丁洛尔（sectral）	200 ～ 800	2/d
	喷布洛尔（levatol）	10 ～ 40	1/d
	吲哚洛尔（generic）	10 ～ 40	2/d
α、β 受体阻滞药	卡维洛尔（coreg）	12.5 ～ 50	2/d
ACEI	拉贝洛尔（normodyne，trandate）	200 ～ 800	2/d
	贝那普利（lotensin）	10 ～ 40	1、2/d
	卡托普利（capoten）	25 ～ 100	2/d
	依那普利（vasotec）	2.5 ～ 40	1、2/d
	福辛普利（monopril）	10 ～ 40	1/d
	赖诺普利（prinivil，zestril）	10 ～ 40	1/d
	莫西普利（univasc）	7.5 ～ 30	1/d
	培多普利（aceon）	4 ～ 8	1、2/d
	奎那普利（accupril）	10 ～ 40	1/d
	雷米普利（altace）	2.5 ～ 20	1/d

续表

分类	药物（商品名）	常用剂量范围（mg/d）	用药（次）
血管紧张素受体拮抗药	群多普利（mavik）,	1 ～ 4	1/d
	坎地沙坦（atacand）	8 ～ 32	1/d
	依普沙坦（tevetan）	400 ～ 800	1、2/d
	依贝沙坦（avapro）	150 ～ 300	1/d
	氯沙坦（cozaar）	25 ～ 100	1、2/d
	奥美沙坦（benicar）	20 ～ 40	1/d
	替米沙坦（micardias）	20 ～ 80	1/d
	缬沙坦（diovan）	80 ～ 320	1/d
钙拮抗药 - 非二氢吡啶类	地尔硫䓬控释片（cardizemCD，dilacorXR，tiazac）	180 ～ 420	1/d
	地尔硫䓬控释片（cardizemLA）	120 ～ 540	1/d
	速效维拉帕米（calan，isoptin）	80 ～ 320	2/d
	长效维拉帕米（calanSR，isoptinSR）	120 ～ 360	1、2/d
	维拉帕米 -coer（coveraHS，verelanPM）	120 ～ 360	1/d
钙拮抗药 - 二氢吡啶类	氨氯地平（norvasc）	2.5 ～ 10	1/d
	非洛地平（plendil）	2.5 ～ 20	1/d
	伊拉地平（dynacircCR）	2.5 ～ 10	2/d
	尼卡地平控释片（cardeneSR）	60 ～ 120	2/d
	硝苯地平缓释剂（adalatCC，procardiaXL）	30 ～ 60	1/d
	尼索地平（sular）	10 ～ 40	1/d
α_1 受体阻滞药	多沙唑嗪（cardura）	1 ～ 16	1/d
	派唑嗪（minipres）	2 ～ 20	2、3/d
	特拉唑嗪（hytrin）	1 ～ 20	1、2/d
中枢 α_2 受体激动剂及其他中枢作用药物	可乐定（catapres）	0.1 ～ 0.8	2/d
	可乐定贴剂（catapresTTS）	0.1 ～ 0.3	1/ 周
	甲基多巴（aldomet）	250 ～ 1000	2/d
	利血平（gneric）	0.05 ～ 0.25	1/d
	胍法辛（generic）	0.5 ～ 2	1/d
血管扩张药	肼屈嗪（apresoline）	25 ～ 100	2/d
	米诺地尔	2.5 ～ 80	1、2/d

（3）联合用药：多数高血压患者需要联合用药才能够把血压控制在正常范围。在多数已发表的研究中，噻嗪类利尿药是基本的抗高血压治疗药物。噻嗪类利尿药应作为多数患者的初始治疗药物，单独或与其他类型的抗高血压药物联合使用的益处已在很多临床试验中得到了证实。JNC7 强调，为了将血压降至 140/90mmHg 以下，尤其将糖尿病或慢性肾

病患者的血压降至 130/80mmHg 以下，多数患者需要联合应用 2 种或更多种抗高血压药物。如果血压高于目标血压水平 20/10mmHg，即可考虑使用 2 种抗高血压药物。

常用联合用药的组合：ACEI + CCB；ACEI + 利尿药；ARB + 利尿药；β 受体阻滞药 + 利尿药；中枢作用药物 + 利尿药；利尿药 + 利尿药，有些联合用药已经做成了固定的复合制剂，如复方降压片、降压 0 号等。这些药物服用方便，降压效果明显，是社区医院控制高血压的良好药物。

(4) 降压药物治疗的时机：正常血压应该小于 120/80mmHg；收缩压 120 ～ 139mmHg、舒张压 80 ～ 89mmHg 者为高血压前状态，这些患者不但未来发展为高血压的危险显著增大，而且未来发生心脑血管事件的危险增加。血压处于这个范围的人群要认真改善自己的生活方式，一般不必使用抗高血压药物。但同时有糖尿病或肾病者，为了将血压降至 130/80mmHg 以下，必要时要使用抗高血压药物。

收缩压≥ 160mmHg 或舒张压≥ 100mmHg 者，要求在积极改善生活方式的基础上，多数患者应 2 种药物合用，控制高血压。

六、血压急症的处理

1. 常见高血压急症的表现　高血压患者可在短期（数小时至数日）内血压急剧增高，并出现心、脑、肾功能障碍。

(1) 恶性高血压：3% ～ 4% 中度、重度高血压可发展成恶性高血压。病理动脉纤维样坏死或增殖性硬化，以肾的病变最突出。临床表现为舒张压＞ 130mmHg（16.9kPa），肾功能不全，可有心脑功能障碍，眼底出血、渗出和乳盘水肿（Ⅳ级）常死于肾衰竭或脑卒中、心力衰竭。

(2) 高血压危象：短期内血压明显升高，收缩压≥ 260mmHg（33.8kPa），舒张压≥ 120mmHg（15.6kPa）。伴有头痛、烦躁、心慌、多汗、恶心、呕吐、面色苍白或潮红、视物模糊等征象。发病机制是交感神经活性亢进和循环儿茶酚胺过多。

(3) 高血压脑病：血压突然短期升高，中枢神经功能障碍（严重头痛、呕吐、神志改变，可抽搐、癫痫样发作，昏迷）。发生机制是脑水肿。

2. 高血压急症的治疗

(1) 原则：迅速、有效地控制血压，处理靶器官损害和功能障碍，静脉滴注降压药为宜。

(2) 用药方法

①硝普钠：直接扩张动、静脉血管，降低心脏的前后负荷。0.3 ～ 1.0μg/（kg・min）。注意小剂量开始，根据血压逐渐增加；新鲜配制，蔽光；避免长期、大量使用。

②硝酸甘油：主要扩张静脉，开始剂量 5 ～ 10μg/min，副作用主要是心动过速、面红、头痛等。

③硝苯地平：10 ～ 20mg，舌下含服，5 ～ 10min 起效，作用持续 4 ～ 6h。

七、社区防控高血压中需要注意及重视的问题

1. 高血压是一个涉及人数众多的公共卫生问题，光靠大医院是不能解决的，主要的工

作要靠社区的医务人员去完成。

2. 高血压不能根治。改善并坚持良好的生活方式，加上长期服用抗高血压药物是防治高血压的有效手段。这是一个长期的任务，要持之以恒才能取得好的效果。

3. 治疗高血压的目的不仅在于降低血压本身，还在于全国降低心血管病的发病率和病死率。

4. 虽然严重高血压造成的病死率和罹患率最高，但人群中轻、中度高血压的影响面最广，故防治应以此为重点。

5. 要对患者进行健康教育，内容主要包括高血压的危害、健康的生活方式、自测血压的技术、坚持服药的重要性等。一定要取得患者的信任和良好的配合。患者的积极参与是取得长期治疗效果的关键。

6. 目前对抗高血压药物的要求不仅要有良好的降压效果，还要有保护靶器官的作用。但具有这种作用的药物往往价格昂贵。如果患者由于经济等原因不能长期服用最理想的药物时，也应该选用有确切降压效果的药物使血压长期得到控制。一些抗高血压的复合制剂价格低廉、服用方便，是社区医院控制高血压的较理想药物。注意：长期、有效地将血压控制在正常范围是降压治疗的最基本目的。

7. 绝大多数高血压患者的长期治疗应该在社区医院进行。社区医师应该对自己辖区内的高血压患者建立档案。当有以下情况可考虑转三级医院处理。

（1）30 岁以下发病或伴有其他症状的患者。目的是排除继发性高血压的可能。

（2）出现高血压急症表现的患者。

（3）出现心、脑、肾等靶器官并发症的患者。

（4）经调整药物但降压治疗效果仍然不好的患者。

第二节　急性胸痛的诊断和处理

胸痛是一种很常见的症状，可分为急性和慢性两种。慢性胸痛的原因很多，对于这些患者首先是要明确诊断。诊断明确的患者除了针对病因的治疗外，主要是镇痛治疗。本节主要讲急性胸痛。作为临床一线的医师，应该对急性胸痛，时刻保持高度的警惕。因为急性胸痛包括了一组致命性的疾病。其特点是起病急、变化快、病死率高。如果不能及时被识别和处理，就可能延误治疗，危及患者的生命。

一、胸痛的主要原因

1. *胸廓或胸壁疾病*　如胸壁肌肉劳损、肋间神经痛、带状疱疹、急性皮炎、皮下蜂窝织炎、流行性胸痛、肌炎、非化脓性软骨炎、肋骨骨折、多发行骨髓瘤等。

2. *心血管系统疾病*　如心绞痛、急性心肌梗死、心肌炎、急性心包炎、二尖瓣或主动脉瓣病变、主动脉瘤、主动脉窦瘤破裂、夹层动脉瘤、肺栓塞、肺动脉高压及心脏神经官能症等。

3. *呼吸系统疾病*　如胸膜炎、胸膜肿瘤、肺炎、急性气管 - 支气管炎、肺癌、自发性气胸等。

4. *纵隔疾病* 如纵隔炎、纵隔脓肿、纵隔肿瘤、食管裂孔疝、食管癌等。

5. *其他* 如膈下脓肿、肝脓肿、脾梗死、胆囊炎、胰腺炎等。

上述部位的各种病变和理化因素，如炎症、缺氧、内脏膨胀、组织坏死、机械压迫、异物、外伤和肿瘤等，刺激了分布在该部位的感觉神经末梢产生痛觉冲动，兴奋传导到大脑皮质的痛觉中枢，便会产生胸痛的感觉。

二、急性胸痛的诊断思维

胸痛众多的原因都可以引起急性胸痛。其中常见且危险性最高的四种疾病是急性冠状动脉综合征、急性肺栓塞、主动脉夹层动脉瘤及自发性气胸。如何从众多的以胸痛为主要表现的疾病中把这四种疾病鉴别出来并给予适当的处理是临床一线医师应该掌握的基本功。

对于这些疾病的诊断主要依赖于胸痛的特点及患者其他的一些临床表现进行合理的综合思维（包括患者的性别、年龄、发病情况、伴随症状、体格检查及实验室检查等）。

1. *诊断及鉴别诊断时需要考虑的因素*

（1）年龄和性别：由于疾病的易感性有着一定的特点，所以年龄和性别往往能够给我们的诊断思路提供某些线索。在上述几种危险的急性胸痛中，急性冠状动脉综合征的发生可随着年龄的增长而逐渐增大。一般妇女在绝经期前发生心肌梗死的可能性很小，但在男性即使是年轻也不能断然排除急性冠状动脉综合征的可能。

90%的肺栓塞主要发生在50岁以上，如果没有其他引起血栓性疾病的病史，则两性的发生率没有显著差别。生育期的妇女如果长期口服避孕药则发生肺栓塞的机会明显增加。

自发性气胸多发生于患有慢性阻塞性肺病的患者，患者一般年龄较大。在年轻人中，男性的发病率明显高于女性。

夹层动脉瘤患者发病的年龄多在40～70岁。男性发病率为女性的3～5倍。

（2）病史及伴随情况：通过详细询问病史和体格检查获取的第一手临床资料对诊断和鉴别诊断最有帮助。仔细地询问病史和物理检查，常能够给我们确定一个下一步思考的正确方向。

在询问病史时，需要注意：既往的病史、胸痛的诱发和加重的因素、胸痛的部位、胸痛的性质、胸痛缓解的因素、胸痛是否放射、伴随症状、其他病史等。

2. *利用辅助检查帮助鉴别诊断* 由于这几种疾病都有发病时间短、病情急的特点，应此尽可能合理安排检查。本着安全、快捷、便利的原则，在最短的时间内完成对患者的检查。

（1）在安排检查时我们要考虑的问题：什么是最需要的检查，应该如何安排检查的先后顺序。

（2）常用的检查：心电图，X线，化验，彩色多普勒超声。

（3）决定检查的顺序时要根据：危险性最大，最需要首先排除的疾病是什么，最能明确诊断的检查是什么，最方便、最及时的检查是什么。

（4）对于胸痛的患者：首先是要进行详细的体格检查，尤其是要注意生命体征；其次才是借助仪器的检查。

（5）对于急性胸痛的患者的辅助检查应该按照以下顺序进行为宜：心电图、CK、CK-MB、TnT、TnI、D-Dimer、血气分析、电解质、放射检查（包括普通 X 线、CT、磁共振检查），彩色超声及多普勒检查。之所以把心电图检查放在第一位是因为心电图检查是一线医师手边最为便利的检查手段，而且心电图检查能够对急性胸痛中最危险的疾病心肌梗死快速做出明确的诊断。在临床突发死亡的原因中最主要是由于心脏的问题。如果能排除心脏原因引起的胸痛（尤其是急性心肌梗死），再去做其他的检查就相对安全了。在做心电图检查的同时，应抽血查 CK、CK-MB、TnT、TnI、D-Dimer、血气分析及电解质。因为这些化验检查需要一定的等待时间，所以应在入院后立即采血。

①心电图检查：心电图检查对急性心肌梗死有特殊的诊断意义。急性心肌梗死的心电图有动态演变的特点，切勿根据一次心电图检查未发现异常就排除心肌梗死的可能。如果第一次心电图检查未见异常，应隔 30min 后再做一次，以避免漏诊。为了避免遗漏后壁及右心室的梗死，第一次心电图检查必须做 18 导联。

a. 急性心肌梗死：典型表现依次为最早期或超急期出现高尖的 T 波，数小时后 ST 段明显抬高，呈弓背向上，与直立的 T 波相连，形成单向曲线，同时 R 波降低。数小时或 1 ～ 2d 出现病理性 Q 波。ST 段抬高持续数日至 2 周再降至基线水平。

有 5% ～ 15% 的急性心肌梗死患者心电图改变不典型，尤其是老年人。有些患者有胸痛、血清酶的系列变化、心电图 ST-T 动态改变，但不出现病理性 Q 波，可诊断为非 Q 波性急性心肌梗死。

b. 肺栓塞：心电图表现多与急性右心负荷过重、右心室扩张有关。典型表现是 SIQⅢTⅢ。即 I 导联出现深的 S 波，Ⅲ导联出现深的 Q 波并伴有 T 波明显倒置。有些患者可能会出现不完全性或完全性右束支传导阻滞的图形。相当一部分急性肺栓塞患者的心电图改变是不典型的。

c. 自发性气胸：一般不出现有特殊意义的心电图变化。

d. 夹层动脉瘤：心电图无特异性改变，但如果夹层累及冠状动脉则可以出现急性心肌梗死的心电图表现。

心电图动态的变化对评估患者的情况更加有益，所以应该尽可能地设法获得患者既往的心电图进行比较。如不完全性右束支传导阻滞是一个十分常见的临床心电图表现，在一般情况下并不表示任何特殊的意义，但如果出现在突发胸痛的患者身上，而且既往的心电图没有这种表现，则此时的不完全性右束支传导阻滞则对该患者的诊断具有特殊的意义。

②化验：检查 CK（肌酸激酶）、CK-MB（肌酸激酶的同工酶）、TnT（肌钙蛋白 T）和 TnI（肌钙蛋白 I）主要用于诊断急性心肌梗死。CK 在起病 6h 内升高，24h 达高峰，3 ～ 4d 恢复正常。CK-MB 在发病 4h 内升高，16 ～ 24h 消失达高峰，3 ～ 4d 恢复正常。TnT 和 TnI 在起病后升高更早，恢复更晚。其他几种胸痛时这些指标常无特异性的改变。

D-Dimer 在急性心肌梗死和急性肺栓塞时均可升高，尤其是对肺栓塞的诊断有一定的帮助。自发性气胸及夹层动脉瘤时 D-Dimer 不升高。

急性肺栓塞时血气分析特征性的表现是低氧血症伴低碳酸血症。其他三种疾病时血气分析没有特异性的改变。

③放射检查：X线检查最有帮助的是自发性气胸，通过普通的X线胸片就可以确诊气胸，并可以确定肺压缩的程度。

急性肺栓塞：普通X线胸片上可出现底部朝向胸壁的三角形阴影，但特异性不高，阳性率也较低。普通X线胸片对急性肺栓塞最大的用途是排除其他的肺部疾病。螺旋CT是急诊诊断肺栓塞的一种较好的方法。肺栓塞时螺旋CT可见一级动脉的栓子，当发生肺梗死时（即伴有出血、渗出、白细胞浸润及坏死）可发现栓塞以下的肺段实变。通气-血流扫描诊断肺栓塞具有较高的特异性和灵敏性。放射性核素标记的蛋白颗粒由于不能越过肺血管中存在的栓子部位，扫描照片就显示出该处灌注缺损。一般肺灌注扫描正常就能排除肺栓塞的诊断。

急性主动脉夹层：普通X线下可见纵隔增宽，且有搏动，其可靠性可达40%～50%。增强CT和磁共振能显示裂口的部位及真、假腔，可为夹层动脉瘤提供诊断意义的依据。主动脉逆行造影是主动脉夹层最为可靠的检查手段。

放射检查对急性心肌梗死的意义不大，可显示心影的大小，以及心力衰竭时观察肺水肿的情况。

④彩色超声及多普勒检查：彩色超声及多普勒检查主要用于急性夹层动脉瘤的诊断。但仅能看到升主动脉和腹部、髂部的血管。可看到主动脉明显增宽，主动脉壁分离形成的真腔与假腔，有时还可见内膜的裂口。

超声还可用于鉴别胆石症、脾梗死、胰腺炎等一些膈下疾病。

急性心肌梗死：二维超声心动图可见梗死的部位室壁运动低下。

当肺动脉的起始部发生大的血栓栓塞时超声检查可能有一定的帮助。超声对自发性气胸的诊断没有帮助。

三、几种急诊常见胸痛的诊断

1. 急性心肌梗死　急性心肌梗死的典型症状是胸痛。常为突发性胸骨后压榨性剧痛，可放射至左肩、左上肢。休息或舌下含硝酸甘油无效，伴有出冷汗、胸闷、气短、胸部紧束感、濒死感及恐惧感。但也有20%～30%的急性心肌梗死患者的症状不典型，如表现为牙痛、肩背疼痛、猝死等。

一般来讲，年轻人发生的急性心肌梗死往往临床表现比较典型，而且在急性期猝死的发生率很高，老年人的急性心肌梗死症状往往不典型，同时并发心力衰竭者多见。既往有心绞痛的患者如果此次发作较以往持续的时间长、症状重、伴有出冷汗、含硝酸甘油不缓解则应考虑急性心肌梗死。

急性心肌梗死的患者常无特异性的体征。大多数患者心尖部第一心音低钝。患者如果出现各种心律失常、心功能不全、心包炎、乳头肌功能不全或断裂、心脏破裂、室间隔穿孔、血栓栓塞及心源性休克时，可有相应的症状和体征。

诊断要点：①男性多见，40岁以上多发，有糖尿病、高血压及既往有冠心病者多发。②胸部压榨性疼痛，服硝酸甘油不缓解，伴烦躁、出冷汗、濒死感。③心电图有相关导联

T 波高尖、ST 段抬高、Q 波形成的动态变化；4CK、CK-MB、TnT、TnI 明显升高。

2. 肺栓塞　肺栓塞最易发生于心房纤颤伴心力衰竭、肿瘤、创伤（尤其是骨盆骨折）、妊娠和分娩、肥胖、静脉曲张、长时间坐飞机及口服避孕药者。除了胸痛外，这类患者还伴有呼吸困难、咳嗽、咯血、晕厥及惊惧或濒死感。较大面积的肺栓塞患者常伴有突然晕厥，有些患者甚至以晕厥为首发表现。

（1）主要症状：胸痛及呼吸困难（80%～90%）。一般呼吸频率都＞30 次 / 分。有人提出小于 16 次 / 分患者可排除肺栓塞的可能，焦虑不安（60%），咳嗽（60%），咯血（30%），多汗和虚脱（10%～20%）。

（2）主要体征：呼吸频率快＞18 次 / 分（90%）；肺部啰音（60%）；第二心音亢进（50%）脉搏＞100 次 / 分（50%）；发热 38℃（40%）；静脉炎（30%）；下肢水肿（20%）；血压下降，甚至休克及伴有组织灌注不良的征象，发绀；急性肺动脉高压和右心功能不全的征象：胸骨左缘第二、三肋间收缩期搏动、肺动脉瓣区喷射性收缩期杂音、P2 增强、奔马律、肝大及下肢水肿等。

在病史及体格检查中有以上特点的患者应考虑肺栓塞的可能性。

（3）诊断要点

①病史有长期卧床、下肢静脉曲张、风湿性心脏病伴心房纤颤、新近手术、外伤后及长期口服避孕药者多发。

②突然胸痛、咳嗽、咯血、呼吸困难、发绀、躁动、肺部啰音。

③血气分析示低氧血症伴低碳酸血症。

④胸部 X 线片见基底朝向胸壁的三角形阴影，螺旋 CT 增强后可看到肺动脉分支内的血栓及相应区域梗死后的楔形实变阴影，肺通气 - 血流扫描见肺组织放射性充盈缺损。

3. 急性夹层动脉瘤　急性夹层动脉瘤是指主动脉壁中膜内血肿，故又称夹层血肿。75%～87%发生于长期高血压的患者。其后果是夹层破裂导致大出血或影响所累及器官的供血。

（1）疾病的特点：突然发作的撕裂样或刀割样胸骨后疼痛（疼痛也可以发生在腰背部）是本病最重要、最突出的特点。疼痛可向前胸、后背及上腹放射，常难以忍受。

（2）体格检查的特点：①血压在疼痛发作初期常下降，甚至休克，但以后又可上升，且可达较高的水平。血压变化的特点是疼痛时血压降低，缓解后血压又上升。②疼痛发作后心底部出现收缩期和（或）舒张期杂音，有些患者在大动脉分支处出现收缩期杂音。③胸锁关节搏动。④血肿压迫的表现，如夹层累及动脉侧的脉搏减弱或消失、皮温降低，以及心电图出现急性心肌梗死的表现、血压正常但出现无尿等。

另外，患者还由于神经中枢受压引起呼吸困难、喉反神经受压引起声嘶、支气管受压出现咳嗽或哮喘、食管受压出现吞咽困难、颈动脉受压出现脑缺血等。

（3）诊断要点：既往高血压及动脉粥样硬化病史；突然出现剧烈撕裂样疼痛，休克；脉搏不对称、血管杂音、心脏杂音及其他脏器缺血的症状和体征；X 线下纵隔增宽，且有搏动。磁共振、彩色多普勒超声及主动脉逆行造影显示裂口的部位及真、假腔。

4. 自发性气胸　自发性气胸容易发生于患有慢性阻塞性肺病的患者或既往有肺大疱病

史的年轻人，还有一部分年轻人的气胸找不到明确的病因，称之为特发性气胸。自发性气胸的特点为突然用力、憋气或咳嗽后出现剧烈刀割、针刺样的胸痛，有时可放射到肩、臂、颈、心前区及上腹部。胸痛多伴有呼吸困难、胸闷、憋气。

（1）分类：自发性气胸根据裂口的状态和胸腔内的压力分为闭合型气胸、开放性气胸和张力性气胸。其中最危险的是张力性气胸；此时肺表面的破裂口形成单向活瓣，气体只能经破裂口进入胸腔，而胸腔内气体不能逸出，使胸腔内压力越来越高，造成纵隔移位、大血管受压而出现严重后果。这三种气胸主要靠动态观察来确定。患者症状越来越重或动态胸部 X 线检查肺脏被压缩的情况越来越严重则提示张力性气胸。

典型的自发性气胸可发现患侧胸部饱满，叩诊音增强，呼吸动度减弱或消失，呼吸音、语颤减弱或消失，气管向腱侧移位。

（2）诊断要点

①既往有慢性阻塞性肺病或肺大疱病史。

②负重或憋气时突然发生胸痛、呼吸困难。

③发绀，患侧胸廓饱满，呼吸音减弱或消失。

④ X 线胸片可患侧肺纹理消失，透亮度增加，肺压缩，纵隔移位。

四、常见急性胸痛的处理原则及程序

1. *急性心肌梗死*　急性心肌梗死急诊处理的程序：吸氧、心电监护、建立静脉通道、准备除颤仪；为再灌注治疗做准备；急查血常规、尿常规、BT、CT、DIC 全套、血气分析、电解质；再灌注治疗静脉溶栓；急诊 PTCA；静脉溶栓＋急诊 PTCA；治疗心律失常、心力衰竭、心源性休克等。

（1）基本处理：急性胸痛的患者一旦被怀疑是急性心肌梗死应该立即限制其活动。同时给予心电监护、吸氧、开放静脉通道，准备好除颤仪。这是因为急性心肌梗死的患者在急性期极其容易发生各种恶性心律失常并导致猝死。限制活动、保持镇静可减少心律失常和心力衰竭的发生；心电监护可随时发现心律失常及其类型；建立一个可靠的静脉通道有利于在发生危急情况时随时静脉给药。除颤仪要接好电源，设置在非同步 200J，随时准备除颤。

①激化液疗法：10%葡萄糖＋硝酸甘油 10mg ＋ 10%氯化钾＋普通胰岛素 8U 静脉滴注。上述药物的种类和剂量要根据患者的具体情况调整。如血糖较高者避免用葡萄糖。滴速根据血糖调节。

②镇痛、镇静疗法：吗啡 5 ～ 10mg 或哌替啶 50 ～ 100mg 或罂粟碱 30 ～ 60mg，肌内注射。疼痛严重者可给予硫酸吗啡 5 ～ 10mg+ 生理盐水 5 ～ 10ml，以 1mg/min 的速度，缓慢静脉滴注，必要时 6 ～ 8h 后重复使用，直至疼痛缓解。患者烦躁者可给予地西泮 10 ～ 20mg，肌内注射。

（2）心律失常的处理

①心房扑动或心房纤颤：毛花苷 C 0.4mg，缓慢静脉注射。

②频发室性期前收缩或阵发性室性心动过速：乙胺碘呋酮 150mg 静脉注射或利多卡因 50 ～ 100mg 缓慢静脉注射，随后 2 ～ 4mg/min 静脉滴注维持；或普罗帕酮 70mg 缓慢静

脉注射，随后 140mg 静脉滴注。如因室性心动过速而出现低血压、休克等临床征象时，应立即用直流同步电转复（100J）。

③心室扑动或心室纤颤：立即直流非同步电除颤 200J。如一次除颤后心电图仍表现为心室纤颤，可连续除颤。同时静脉注射乙胺碘呋酮 150mg 或肾上腺素。

④缓慢心律失常：如窦性心动过缓、窦房阻滞、窦性停搏、房室传导阻滞等，可用阿托平、山莨菪碱或异丙肾上腺素；前壁心肌梗死伴有高度房室传导阻滞者常需安置临时心脏起搏器。

（3）心源性休克：低血容量、心律失常、剧痛等所致的低血压状态，则应对症处理。若血压不升则在此基础上用多巴胺或多巴酚丁胺治疗［5 ～ 10μg/（kg·min）］。如效果不好应尽早做主动脉内球囊反搏，并在其保护下做紧急冠状动脉旁路移植术。

（4）左心功能不全：坐位，吗啡 5 ～ 10mg 皮下注射，呋塞米 20 ～ 40mg 静脉注射，硝普钠静脉滴注，维持血压在 100/60mmHg。血压偏低者多巴胺＋乌拉地尔静脉滴注。

（5）再灌注治疗

①静脉溶栓：适用于胸痛发作 12h 以内，ST 段抬高，年龄 75 岁以内者。常用的溶栓剂有链激酶（SK）、尿激酶（UK）和重组组织型纤溶酶原激活物（rt-PA）。

②急诊经皮冠状动脉成型术（PTCA）：即对急性心肌梗死患者进行直接冠状动脉成型术。可明显提高冠状动脉的再通率。

③急诊静脉溶栓＋ PTCA：可尽量缩短干预的时间，提高再通率。

2. **急性大动脉夹层** 急性大动脉夹层的急诊处理原则是尽量减少动脉夹层的发展，一般不主张在急性期手术。

处理：镇静、镇痛、吸氧、建立静脉通道，控制血压主要是静脉用药（如硝普钠、乌拉地尔等），步处理介入（支架），外科手术。

急性期：主要是镇静、减少心排血量及控制血压。要尽可能地将患者的血压控制在较低的水平（一般在 110/70mmHg 以下）。但当患者发生主动脉关闭不全、休克及心脏压塞时，则应慎重。

（1）内科治疗

①镇静：吗啡 5 ～ 10mg，皮下注射；哌替啶 50 ～ 100mg，肌内注射。

②用 β 受体阻滞药：控制心率、降低心肌收缩力、降低心脏向主动脉内的射血速度；阿替洛尔 25mg，每日 3 次；美托洛尔 50mg，每日 2 次；静脉用美托洛尔或阿司洛尔。

③降压：硝普钠 50mg 加入 500ml 生理盐水中静脉滴注；乌拉地尔 100 ～ 200mg，加入 500mg 生理盐水中静脉滴注。滴注速度根据血压情况调整。

（2）手术治疗

①指征：夹层动脉瘤波及升主动脉时；夹层动脉瘤造成主动脉瓣关闭不全，而致心力衰竭者；血肿局限性的或即将发生破裂时；接受最大剂量药物治疗后，血肿仍继续发展者；主动脉某一分支已被血肿压迫或闭塞；胸腔或心包内有积血；发病 4h 以内，血压及心肌收缩力不能得到理想控制时。

②主要方法：主动脉内膜“开窗”术，即在夹层远端的内膜上开口疏通血流，减少动

脉内膜的继续剥离；人工血管移植术；介入性治疗（置入支架）。

3. 肺栓塞　急性肺栓塞的处理，首先是稳定由于肺动脉阻塞引起的循环障碍，其次是再灌注治疗。

（1）一般治疗

①高浓度吸氧（> 3L/min）或高频吸氧。

②抗休克治疗：多巴胺 20 ～ 60mg 或阿拉明 10 ～ 20mg 静脉滴注。如血管活性药物无效，可短期使用糖皮质激素。

③纠正急性右心衰竭：静脉用毛花苷 C、氨茶碱、硝普钠或乌拉地尔。

（2）溶栓治疗：链激酶，首剂于 30min 内静脉注射 20 万 U，以后 10 万 U/h，连续静脉滴注 12 ～ 24h。尿激酶 50 万 U + 100ml 生理盐水于半小时内静脉滴注，每日 1 次，共 1 周。溶栓药物应尽早使用。应该在 12 ～ 24h 给予溶栓药物，一般认为在 5d 内进行溶栓治疗有一定效果。

（3）抗凝治疗：肝素 5000U，皮下注射，每 4h1 次；或 1 万 U，8h 1 次。1 ～ 2 周后改服华法林。低分子肝素 0.3ml 或 0.4ml，12h 1 次皮下注射，通常 7 ～ 10d。肝素开始应用 48h 后，加用口服抗凝药，主要预防静脉系统的血栓形成和发展，如华法林，使凝血酶原时间延长到正常的 1.5 ～ 2.5 倍，口服抗凝药的疗程为 3 ～ 6 个月；并发肺动脉高压和肺源性心脏病者疗程延长。

（4）介入性治疗

①取栓：对血栓栓塞较大肺动脉分支者应积极用外科或介入方法取栓。

②下腔静脉滤网：放置下腔静脉滤网的目的是防止发生再次栓塞，如果考虑患者有下肢深静脉血栓则应首先安置下腔静脉滤网，然后再实施溶栓治疗。以免施以溶栓药物后深静脉内的血栓松动脱落造成再一次肺栓塞。

4. 自发性气胸　少量、非张力性的气胸可经吸氧、休息后逐渐吸收，但较大量的气胸，尤其是张力性气胸应该积极排气并持续引流治疗。吸氧，建立静脉通道；紧急排气；负压引流，抗感染。

（1）排气：胸部穿刺部位通常在前胸第 2 或第 3 肋间，肋骨上缘，锁骨中线外 1.0cm 处。紧急情况下可用注射器连续抽气，迅速减压以保全患者的生命，每次抽 800 ～ 1000ml。随后行胸腔插管和水下封闭引流。

（2）预防感染：可酌情使用青霉素等抗革兰阳性细菌的抗生素预防感染。

急性胸痛，可能由很多种疾病引起，以上所讲的是急诊遇到最多的，也是最为危险的四种疾病。作为临床一线医师一定要对这 4 种以胸痛为主要表现的疾病提高警惕，很好地掌握这 4 种疾病的临床表现、诊断和急诊处理的正确思维方式。

第三节　2 型糖尿病

糖尿病（diabetes melitus）是由多种病因引起以慢性高血糖为特征的代谢紊乱，包括糖类、脂肪、蛋白质的代谢紊乱。高血糖是由于胰岛素分泌或作用的缺陷或两者同时存在而造成的。

久病可以造成多组织器官功能障碍，可涉及心、脑、肾、骨骼、血管、神经、皮肤、眼、耳、口腔、足等各种组织器官。病情严重或应激时可发生急性代谢紊乱，如高渗性昏迷等。

糖尿病是常见病、多发病，到目前为止，其病因尚未完全阐明。糖尿病的患病例数正随着人们生活水平的提高、生活方式的改变、人口老龄化以及诊断技术的进步迅速增加。1980 年，我国糖尿病协作组调查研究组，按当时我国的诊断标准对 14 个省市 30 万人口进行调查，结果发现其患病率为 0.67%。1996 年，按 1985 年 WHO 诊断标准，采用自然人群、分层整群抽样的方法，对全国 11 省市年龄 20 ～ 75 岁的 42 751 人口进行流行病学调查，结果发现糖尿病患病率为 3.2%。短短 15 年，糖尿病的患病率已较 1980 年上升了 4.8 倍。WHO1997 年报告，全世界约有 1.35 亿糖尿病患者，预测到 2025 年将上升为 3 亿。由此可见，糖尿病已经成为严重威胁人类健康的公共卫生问题。目前，糖尿病在我国已经成为非传染性慢性病中的第三位主要疾病（心血管、肿瘤、糖尿病），是严重危害我国人民健康的多发病，是工作在社区的全科医师必须经常面对和处理的常见病之一。

2 型糖尿病多发于 40 岁以上成人，发病率高。近年来，我国儿童中 2 型糖尿病的发病率显著增高，2 型糖尿病患儿已达到糖尿病患儿的 33.3% 左右。此病有较强的家族遗传倾向，且与肥胖有关。

一、诊断标准

1980 年以来，国际上通用 1985 年建议的诊断标准，1997 年美国糖尿病协会（ADA）提出了关于修改糖尿病诊断标准的新建议。目前国际上与我国均已正式采用该诊断标准。具体见表 15-9。

表 15-9　糖尿病及其他类型高血糖的诊断标准（1998 年，WHO 咨询委员会临时性报告）

	血糖浓度（mmol/L）		
	全血		血浆
	静脉	毛细血管	静脉
糖尿病			
空腹	≥ 6.1	≥ 6.1	≥ 7.0
服糖后 2h	≥ 10.0	≥ 11.1	≥ 11.1
糖耐量减低			
空腹	< 6.1	< 6.1	< 7.0
服糖后 2h	6.7 ～ 10.0	7.8 ～ 11.1	7.8 ～ 11.1
空腹血糖过高	5.6 ～ 6.1	5.6 ～ 6.1	6.1 ～ 7.0

注：下限包括在该范围内，上限不包括

1998 年 WHO 咨询委员会临时性报告指出，临床医师在做糖尿病的诊断时，应充分肯定其依据的准确性，注意将有明显症状和高血糖者与无症状而血糖仅稍高于正常值上限者区分。在急性感染和其他应激情况时，严重高血糖可能是暂时的，不能作为诊断糖尿病的依据。对无症状者，应注意血糖化验的重复性。对于确诊证据不足者，应嘱患者定期复查。

二、治疗

糖尿病治疗的目的是减轻症状，通过使血糖尽可能地保持在正常水平而延缓并发症的发生，延长寿命，提高生命质量。社区医院中对糖尿病患者的管理是一个综合的措施，包括多个方面，但以饮食治疗和合适的体育锻炼为基础，根据具体情况给予药物治疗。具体措施如下。

1. *糖尿病患者及其家属的教育*　对糖尿病患者及其家属的教育是重要的基本治疗措施之一，是一个有针对性的渐进的教育过程。通常，全科医学医师在对患者的健康教育需求作出评估之后，对患者做一个健康教育的计划，然后实施。全科医师在照顾患者的整个过程中，都应做到不断地评估患者健康教育的需求和改进教育的策略。教育的内容和方式因人而异，一般情况下全科医师应同患者讨论以下每一项内容，必要时以书面的方式加以强调。

（1）认识到糖尿病是一种终身性疾病，目前不能根治，需要长期配合治疗。

（2）了解糖尿病治疗目的和治疗方案，强调饮食调节的重要性。

（3）强调家庭支持对糖尿病控制的重要性。

（4）血糖控制与并发症发病率及程度的关系。

（5）血糖或尿糖的自我监测。

（6）超重患者减肥至标准体重。

（7）了解低血糖的症状及其处理方法。

（8）鞋子的选择和日常的足部护理。

（9）经常锻炼。

（10）戒酒和戒烟。

（11）糖尿病控制程度的标准（表 15-10）。

表 15-10　糖尿病控制血糖类监测项目及其控制标准

监测项目	控制良好	控制尚可	控制不良
空腹血糖（mmol/L）	＜ 8	8 ～ 10	＞ 10
餐后 2h 血糖（mmol/L）	＜ 11	11 ～ 13	＞ 13
HbA1c（%）	＜ 6	6 ～ 8	＞ 8

2. *饮食*　所有的糖尿病患者都应采用饮食疗法，它是一项重要的基础治疗措施，应该严格和长期地坚持下去。如果 3 个月后仍无任何令人满意的改善，才开始药物治疗；如果患者有症状出现，药物治疗应该提前开始。饮食治疗是治疗最重要的部分，而且应该个体化。在饮食治疗的过程中患者应接受营养医师的辅导，而且医师应给患者提供明确的可食用和

不可食用的食物的种类及分量等信息，甚至可以给患者列出饮食选择范围的清单给患者做参考。饮食治疗包括制订总热量、合理分配能量的来源。

（1）制订总热量：首先按照患者性别、年龄和身高算出其理想体重 [理想体重（kg）= 身高（cm）－ 105]，然后根据理想体重和工作性质，参照原来的生活习惯等因素，计算每日所需总热量。成人休息状态下，每日每千克体重需要热量 105 ～ 125.5kJ(25 ～ 30kcal)，轻体力劳动者 125.5 ～ 146kJ（30 ～ 35kcal），中等体力劳动者 146 ～ 167kJ（35 ～ 40kcal），重体力劳动者 167kJ（40kcal）。儿童、乳母、孕妇、消瘦和营养不良以及伴有消耗性疾病的患者应酌情增加，肥胖者酌减。

（2）合理分配能量的来源

①糖类：是人们每日所需能量的主要来源，其主要存在于水果、蔬菜、豆类、奶制品和谷类中。其中复合型糖类主要存在于米、面、谷类、土豆等，简单型糖类主要存在于糖、含糖饮料、蜂蜜、水果等。糖类摄入量应以它提供的热能占每日总热量的 50%～ 60%为宜。

②蛋白质和脂肪的比例：比较理想的膳食模式中应有 12%～ 15%的能量来自蛋白质，如禽、鱼、牛奶、蛋类及豆类。成人每日每千克体重 0.8 ～ 1.2g，儿童、孕妇、乳母、营养不良或伴有消耗性疾病（如明显的肾病），也应降低蛋白质摄入量。理想的脂肪摄入量应是总热量的 25%以下。

③膳食纤维：各种富含可溶性食用纤维的食品可以延缓食物吸收，降低餐后血糖高峰，有利于改善血糖、脂代谢紊乱的情况，并促进胃肠蠕动。每日饮食中纤维素的含量以不少于 40g 为宜。

④限制食盐：每日食盐摄入最应限制在 10g 以下。合并糖尿病肾病的高血压患者每日应在 2g 以下。

3. *体育锻炼* 根据年龄、性别、体力、病情及有无并发症等不同条件，循序渐进和长期坚持规律性的运动。条件允许时可做 30min 的有氧锻炼，达到每天出汗的水平。

4. *口服药治疗* 当患者的血糖极高（如空腹血糖＞ 15mmol/L）或单独限制饮食情况无改善时，则应该考虑使用药物治疗。但药物治疗必须与饮食、锻炼同时进行。

（1）磺脲类：该类药物能够促进胰岛素释放和增强靶组织细胞对胰岛素的敏感性。磺脲类降糖药有许多种，目前还没有更好的证据表明哪一种磺脲类药物更优越，其趋势是较多选用第二代药物，如格列齐特等。老年患者应尽量服用短、中效药物，以减少低血糖的发生。表 15-11 列出了磺脲类药物的使用剂量和作用时间。

第二代磺脲类降糖药中，格列齐特（达美康），因为较少产生低血糖而用于老年患者。对肾衰竭患者也较安全；格列本脲（优降糖）在使用时应警惕午餐前低血糖；氯磺丙脲为长效药，老年患者应避免使用，以防低血糖。

（2）双胍类：可以增加外周组织对葡萄糖的摄取和利用；通过抑制肝脏糖原异生及糖原分解，可以降低糖尿病时的高肝糖生成率。双胍类药可改善糖代谢、降低体重，但影响血清胰岛素水平，对血糖正常者无降糖作用。因此，它可用于长途汽车司机或机器操作工人等类患者。该类药是肥胖患者的一线药物或作为二线药物与磺脲类药物同时使用。

双胍类药物主要有甲福明（二甲双胍），应餐后服用，以避免胃肠不适。服用时从小

表 15-11　磺脲类剂量和作用时间

药物	一般剂量（mg/d）	剂量范围（mg/d）	每日服药（次）	生物半衰期（h）		作用时间（h）	
				开始	最强	开始	持续
第一代							
甲苯磺丁脲	1500	500 ～ 3000	2 ～ 3	4 ～ 8	0.5	4 ～ 6	6 ～ 12
氯磺丙脲	250	100 ～ 500	1	36	4	10	60
第二代							
格列本脲	5	2.5 ～ 20	1 ～ 2	10 ～ 16	0.5	2 ～ 6	16 ～ 24
格列吡嗪	5	2.5 ～ 30	1 ～ 2	3 ～ 6	1	1.5 ～ 2	12 ～ 24
格列波脲	25	12.5 ～ 100	1 ～ 2	6 ～ 12			12 ～ 24
格列齐特	80	80 ～ 240	1 ～ 2	12		5	12 ～ 24
格列喹酮	30	30 ～ 180	1 ～ 2				

剂量开始。可从 250mg，每日 2 次开始，每次增加 250mg；最大剂量 2g/d。其禁忌证为肾衰竭和严重肝病。

(3) α - 葡萄糖苷酶抑制药：阿卡波糖，通过抑制小肠黏膜上皮细胞表面的 α - 葡萄糖苷酶，延缓糖类的吸收，有助于降低餐后血糖。可作为一线药物使用或同其他口服降糖药合并使用。开始剂量 25mg，每日 3 次，最大剂量可用至 100mg，每日 3 次，通过调节剂量可以减少胃肠胀气和腹泻等主要副作用。

三、糖尿病的随访与自我监测

在社区糖尿病患者的管理中，根据糖尿病患者的具体情况，对个人制订有针对性的随访计划十分必要。一般情况下，全科医师在每次接诊时，应对患者饮食的建议和对患者健康教育的内容进行适当的回顾和加强。

1. 患者每次就诊时都应检查以下症状和体征：糖尿病的所有症状（特别是与心脏、眼和足部有关的症状）；基本的生命体征，肢体皮肤的颜色、温度、痛觉、皮肤异常感觉；肢体皮肤感染；足背动脉搏动和跟腱反射等。

2. 检查尿糖、尿酮体、尿蛋白和血糖。

3. 糖化血红蛋白（HbA1c）测定：需要胰岛素治疗的患者每 3 ～ 6 个月复查 1 次；不需胰岛素治疗的患者每 6 ～ 12 个月复查 1 次。

4. 血脂（总胆固醇、三酰甘油和 HDL 胆固醇）和肾功能检查，每 6 ～ 12 个月复查 1 次。

5. 每年做 1 次尿微量白蛋白检查。

6. 视力、眼晶体和眼底每年检查 1 次。可考虑由眼科医师检查。

四、转诊指征

糖尿病患者被转诊的指征在各国全科医疗中不尽相同，转诊指标的确定与多个因素有关，但最根本的原则，应是以患者为中心，对患者负责。以下几种情况常使得全科医师做出转诊的决定。

1. 患者被怀疑患有胰岛素依赖型糖尿病。

2. 糖尿病患者妊娠。

3. 口服用药达最大量仍控制不佳。

4. 怀疑 / 发现任何形式的视网膜病变。

5. 无法控制的其他合并症，如顽固性腿部溃疡、不断恶化的蛋白尿症或肾衰竭。

6. HbA1c ≥ 8%可以考虑转诊给营养师或内分泌科医师；如果持续 HbA1c ≥ 8%，则必须转诊给在糖尿病诊疗学方面经过训练的内分泌科医师。

参 考 文 献

陈晓菲, 2001. 医学人文社会科的学理论与应用 . 成都 : 四川科学技术出版社

丁焱, 2000. 临终关怀发展中的伦理问题 . 中华护理杂志, 35(10): 42-45

董先雨, 2000. 社区卫生服务与管理 . 北京 : 华夏出版社

杜金香, 王晓燕, 1998. 医学论理学教程 . 北京 : 科学出版社

杜治政, 2000. 医学伦理学探新 . 郑州 : 河南医科大学出版社

阀晓贤, 2001. 21 世纪中国临终关怀事业展望 . 浙江中医学院学报, 25(6): 73-74

范世良, 张子明, 2021. 绝症患者的临终关怀 . 中国民政医学杂志, 13(4): 234-235

顾秀英, 胡一河, 2003. 慢性非传染性疾病预防与控制 . 北京 : 中国协和医科大学出版社

顾媛, 2001. 全科医学概论 . 北京 : 人民卫生出版社

黄敬亨, 1998. 健康教育学 (第 2 版). 上海 : 上海医科大学出版社

金燕芳, 1994. 护理人员在健康教育中的作用 . 中国健康教育, 10(8): 38-40

李孟智, 2003. 家庭医学与全民保健医业管理 . 中国台湾 : 合记图书出版社

李树贞, 2000. 现代护理学 . 北京 : 人民军医出版社

李义庭, 刘芳, 付丽, 2000. 临终关怀模式的实践与探索 . 中国医学伦理学, 32(5):45-47

梁万年, 2001. 全科医疗服务管理 . 北京 : 科学出版社

梁万年, 2001. 社区卫生服务管理 . 北京 : 人民卫生出版社

刘玉锦, 王艳秋, 李玉华, 2002. 人际关系与沟通 . 北京 : 人民卫生出版社

施卫星, 1998. 生物医学伦理学 . 杭州 : 浙江教育出版社

施卫星, 1995. 走出认识的误区———对生命末期医疗有关问题的再认识 . 中国医学伦理学, 8(5): 26-28

泰勒, 2000. 全科医学实习教程 (第 2 版). 北京 : 华夏出版社

卫生部科教司, 2009. 社区护士岗位培训教材 . 北京 : 中国协和医科大学出版社

吴春容, 李春昌, 1999. 全科医学导论 . 长春 : 吉林科学技术出版社

吴春容, 林晓嵩, 2000. 全科医学概论 . 北京 : 华夏出版社

徐勤, 2000. 美国临终关怀的发展及启示 . 人口学刊, 3:52-54

杨秉辉, 2001. 全科医学概论 . 北京 : 人民卫生出版社

余海, 李俊伟, 王勤荣, 2001. 全科医学导论 . 成都 : 四川科学技术出版社

张华, 2002. 社区卫生服务 . 贵阳 : 贵州科技出版社

张玥, 高德彰, 吴光煜, 等, 2000. 病人教育的起源、现状及发展方向 . 中华护理杂志, 6(35): 3

赵俊, 李树人, 宋文阁, 1999. 疼痛诊断治疗学 . 郑州 : 河南医科大学出版社

Divid Field, 1998. Specialnotdiferent: Generalpractitioners’ accountsoftheircareofdyingpeople. Soc. Sci. Med, 46(9): 1111-1120

Ellen J, 1999. Belzer, Melzer, MPA Improving Patient Communicationin No Time. Family Practice Management

JoanM Teno, VirginiaA Caseyand, LisaC Welch, et al, 2001. Patient-focused, family-centeredend-of-life medical care: View ofguidelinesandbereavedfamilymembers Journalof Painand Symptom Management, 22(3): 738-751

JohnW. Saultz, 舒尔茨 JW, 梁万年 , 2003. 家庭医学教程 . 北京 : 高等教育出版社 , 17-133

KaiNg, Charles F, Gunten, 1998. Symptoms and attitudes of 100 consecutive patients admited to anacute hospice/palliative careunit. Journalof Painand Symptom Management, 16(5): 307-315

MarkH. Beers, 王卫平 , 2000. 默克诊疗手册 . 北京 : 人民卫生出版社 , 2946-2955

Robert Lowes, 1998. Patient-Centered Carefor Beter Patient Adherence. Family Practice Management

附录

医疗机构病历管理规定

第一条　为了加强医疗机构病历管理，保证病历资料客观、真实、完整，根据《医疗机构管理条例》和《医疗事故处理条例》等法规，制定本规定。

第二条　病历是指医务人员在医疗活动过程中形成的文字、符号、图表、影像、切片等资料的总和，包括门（急）诊病历和住院病历。

第三条　医疗机构应当建立病历管理制度，设置专门部门或者配备专（兼）职人员，具体负责本机构病历和病案的保存与管理工作。

第四条　在医疗机构建有门(急)诊病历档案的,其门(急)诊病历由医疗机构负责保管；没有在医疗机构建立门（急）诊病历档案的，其门（急）诊病历由患者负责保管。

住院病历由医疗机构负责保管。

第五条　医疗机构应当严格病历管理，严禁任何人涂改、伪造、隐匿、销毁、抢夺、窃取病历。

第六条　除涉及对患者实施医疗活动的医务人员及医疗服务质量监控人员外，其他任何机构和个人不得擅自查阅该患者的病历。因科研、教学需要查阅病历的，需经患者就诊的医疗机构有关部门同意后查阅。阅后应当立即归还，不得泄露患者隐私。

第七条　医疗机构应当建立门（急）诊病历和住院病历编号制度。门（急）诊病历和住院病历应当标注页码。

第八条　在医疗机构建有门（急）诊病历档案患者的门（急）诊病历，应当由医疗机构指定专人送达患者就诊科室；患者同时在多科室就诊的，应当由医疗机构指定专人送达后续就诊科室。在患者每次诊疗活动结束后24h内，其门（急）诊病历应当收回。

第九条　医疗机构应当将门（急）诊患者的化验单（检验报告）、医学影像检查资料等在检查结果出具后24h内归入门（急）诊病历档案。

第十条　在患者住院期间，其住院病历由所在病区负责集中、统一保管。病区应当在收到住院患者的化验单（检验报告）、医学影像检查资料等检查结果后24h内归入住院病历。住院病历在患者出院后由设置的专门部门或者专（兼）职人员负责集中、统一保存与管理。

第十一条　住院病历因医疗活动或复印、复制等需要带离病区时，应当由病区指定专门人员负责携带和保管。

第十二条　医疗机构应当受理下列人员和机构复印或者复制病历资料的申请

（一）患者本人或其代理人。

（二）死亡患者近亲属或其代理人。

（三）保险机构。

第十三条　医疗机构应当由负责医疗服务质量监控的部门或者专（兼）职人员负责受理复印或者复制病历资料的申请。受理申请时，应当要求申请人按照下列要求提供有关证明材料。

（一）申请人为患者本人的，应当提供其有效身份证明。

（二）申请人为患者代理人的，应当提供患者及其代理人的有效身份证明、申请人与患者代理关系的法定证明材料。

（三）申请人为死亡患者近亲属的,应当提供患者死亡证明及其近亲属的有效身份证明、申请人是死亡患者近亲属的法定证明材料。

（四）申请人为死亡患者近亲属代理人的，应当提供患者死亡证明、死亡患者近亲属及其代理人的有效身份证明，死亡患者与其近亲属关系的法定证明材料，申请人与死亡患者近亲属代理关系的法定证明材料。

（五）申请人为保险机构的，应当提供保险合同复印件，承办人员的有效身份证明，患者本人或者其代理人同意的法定证明材料；患者死亡的，应当提供保险合同复印件，承办人员的有效身份证明，死亡患者近亲属或者其代理人同意的法定证明材料。合同或者法律另有规定的除外。

第十四条　公安、司法机关因办理案件，需要查阅、复印或者复制病历资料的，医疗机构应当在公安、司法机关出具采集证据的法定证明及执行公务人员的有效身份证明后予以协助。

第十五条　医疗机构可以为申请人复印或者复制的病历资料包括门（急）诊病历和住院病历中的住院志（即入院记录）、体温单、医嘱单、化验单（检验报告）、医学影像检查资料、特殊检查（治疗）同意书、手术同意书、手术及麻醉记录单、病理报告、护理记录、出院记录。

第十六条　医疗机构受理复印或者复制病历资料申请后，应当在医务人员按规定时限完成病历后予以提供。

第十七条　医疗机构受理复印或者复制病历资料申请后，由负责医疗服务质量监控的部门或者专（兼）职人员通知负责保管门（急）诊病历档案的部门（人员）或者病区，将需要复印或者复制的病历资料在规定时间内送至指定地点，并在申请人在场的情况下复印或者复制。复印或者复制的病历资料经申请人核对无误后，医疗机构应当加盖证明印记。

第十八条　医疗机构复印或者复制病历资料，可以按照规定收取工本费。

第十九条　发生医疗事故争议时，医疗机构负责医疗服务质量监控的部门或者专（兼）职人员应当在患者或者其代理人在场的情况下封存死亡病例讨论记录、疑难病例讨论记录、上级医师查房记录、会诊意见、病程记录等。封存的病历由医疗机构负责医疗服务质量监控的部门或者专（兼）职人员保管。封存的病历可以是复印件。

第二十条　门（急）诊病历档案的保存时间自患者最后1次就诊之日起不少于15年。

第二十一条　病案的查阅、复印或者复制参照本规定执行。

第二十二条　本规定由卫生部负责解释。

第二十三条　本规定自2002年9月1日起施行。